肠造口学

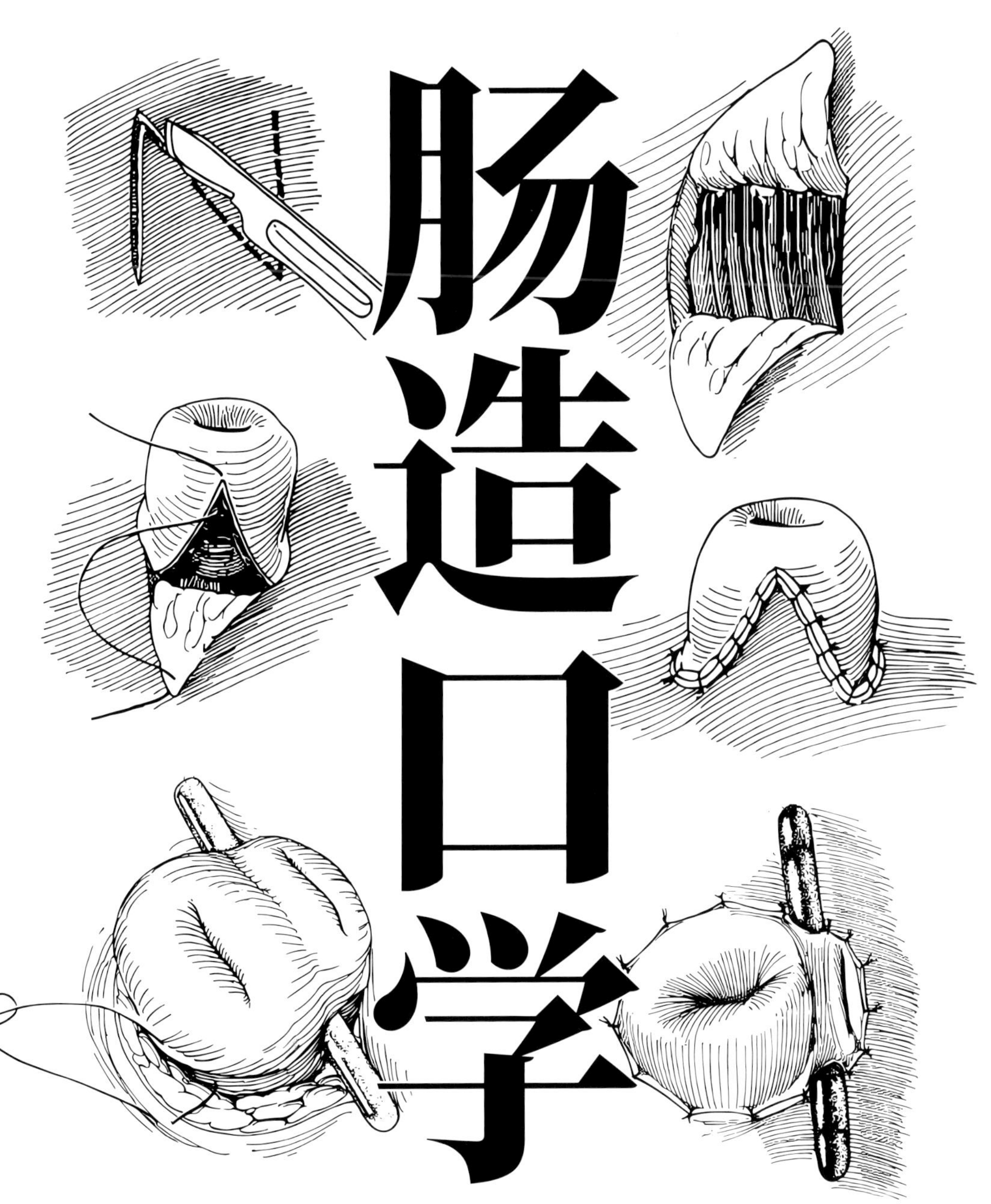

白月奎　张海增　主编

清華大學出版社
北　京

内 容 简 介

肠造口手术在临床是最为常见的一种手术方式。手术方案正确与否对于患者来说至关重要。不恰当的造口手术不仅会影响患者的生活质量，甚至会给患者带来灾难性后果。本书汇集了国内众多专家的思想及经验，详细描述了各种造口术方案的制订策略、适应证、手术技巧和围手术期处理方法，同时增加了特殊情况肠造口手术，儿童造口术，造口旁疝等多个章节。造口护理作为造口重要组成部分也给与详细介绍。本书融合了一些先进的观点和理念，内容丰富、新颖，结构严谨、图文并茂，注重科学性、全面性、实用性。适合普外科、肛肠外科相关专业的医师、研究生、医学生和护士阅读和使用。

图书在版编目（CIP）数据

肠造口学 / 白月奎，张海增主编 .— 北京：清华大学出版社，2023.11
ISBN 978-7-302-64900-7

Ⅰ . ①肠…　Ⅱ . ①白…　②张…　Ⅲ . ①肠肿瘤—造口术　Ⅳ . ① R735.3

中国国家版本馆 CIP 数据核字（2023）第 222900 号

责任编辑：肖　军
封面设计：钟　达
责任校对：李建庄
责任印制：杨　艳

出版发行：清华大学出版社
网　　址：https: //www.tup.com.cn, https: //www. wqxuetang. com
地　　址：北京清华大学学研大厦A座　　**邮　　编：**100084
社 总 机：010-83470000　　**邮　　购：**010-62786544
投稿与读者服务：010-62776969, c-service@tup.tsinghua.edu.cn
质量反馈：010-62772015, zhiliang@tup.tsinghua.edu.cn
印 装 者：三河市龙大印装有限公司
经　　销：全国新华书店
开　　本：185mm×260mm　　**印　张：**15　　**字　数：**250千字
版　　次：2023年11月第1版　　**印　次：**2023年11月第1次印刷
定　　价：198.00元

产品编号：101421–01

《肠造口学》编委会

主　审　邵永孚

主　编　白月奎　张海增

副主编　刘海义　刘　超　李菁菁　周海涛

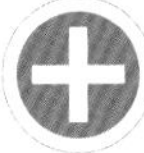

编　委（按姓氏笔画排名）

王　栋　中国医学科学院北京协和医院
白月奎　北京市海淀医院
包满都拉　中国医学科学院肿瘤医院
向仁伸　中国医学科学院肿瘤医院
刘　超　四川省肿瘤医院
刘　铭　北京市海淀医院
刘凯东　北京市海淀医院
刘海义　山西省肿瘤医院
刘一博　首都医科大学附属北京中医医院
祁柳倩　四川省肿瘤医院
孙志刚　中国医学科学院肿瘤医院
李文斌　山西医科大学附属第八医院运城市中心医院
李　宁　北京大学第三医院
李化新　北大医疗淄博医院
李智飞　北京大学第三医院
李菁菁　北京市海淀医院
杨　慧　四川省肿瘤医院
吴　凯　北京市海淀医院
辛前有　北大医疗潞安医院
宋丽娟　山西省肿瘤医院
张　乐　北京市海淀医院
张学斌　中国医学科学院北京协和医院
张岳阳　中国医学科学院肿瘤医院
张寅生　中国医学科学院北京协和医院
张海增　中国医学科学院肿瘤医院
张毅勋　山西省肿瘤医院
陈　新　四川省肿瘤医院
罗　寿　中国医学科学院肿瘤医院深圳医院
周玉洁　北京大学第三医院
周海涛　中国医学科学院肿瘤医院
庞文博　首都医科大学附属北京儿童医院
赵　芬　北大医疗潞安医院
胡　海　四川省肿瘤医院
姜慧员　山西省肿瘤医院
徐　正　中国医学科学院肿瘤医院
陶　明　北京大学第三医院
黄厚锋　中国医学科学院北京协和医院
路夷平　首都医科大学附属北京中医医院
谭桂兴　北大医疗淄博医院
潘　涛　四川省肿瘤医院

主编简介

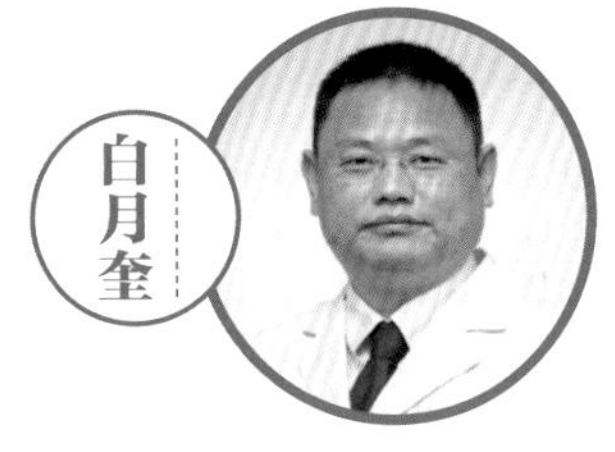

主任医师，医学博士，北京市海淀医院（北京大学第三医院海淀院区）普通外科主任；北京市卫生“十百千”人才，海淀卫生学科带头人。2011年带领团队获得海淀区属卫生系统十大品牌学科，2017年带领团队获批海淀卫生重点学科，2018年带领团队获批北京市临床重点学科。

主要学术任职

中国医师协会肿瘤医师分会委员，中国医疗保健国际交流促进会神经内分泌肿瘤学分会委员，北京肿瘤学会胃癌专业委员会常务委员，北京医学会外科学胃肠学组委员，北京肿瘤防治研究会消化肿瘤分委会委员，北京中西医结合学会第六届大肠肛门病专业委员会委员，中国老年保健医学研究会老年胃肠外科分会委员，中国老年保健医学研究会老年肝胆胰外科分会委员，北京整合医学学会盆底分会委员，北京整合医学学会结直肠癌委员会常委，北京整合医学学会NOSES委员会常务委员，北京医师协会减重与代谢专科医师分会理事，北京医师协会临床营养专业委员会委员，北京市乳腺疾病防治委员会第三届理事会外科专业委员会委员，北京医学会乳腺疾病分会委员，北京市乳腺疾病防治委员会委员，北京市乳腺保健委员会常务委员，北京市中西医结合学会普外科分会委员，北京市肠内肠外营养学会委员，《中国疼痛医学杂志》编委等。

主编简介

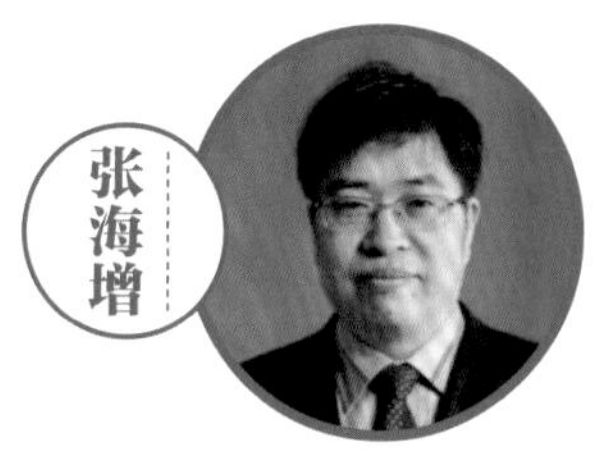

张海增

主任医师，博士生导师，协和特聘教授。现任中国医学科学院肿瘤医院结直肠外科病区主任，从事结直肠肿瘤外科治疗和临床研究二十余年，经验丰富，特别是在结直肠癌根治性手术治疗、保留肛门和性功能的直肠癌功能性根治术、新辅助治疗后结直肠癌的手术治疗、结直肠癌肝转移的多学科综合治疗等方面有深入研究。在肿瘤诊治过程既最大程度地根治肿瘤，提高病人的远期疗效，又最大程度地保护功能，提高病人的生活质量，特别注重将肿瘤的规范化治疗、多学科综合治疗、个体化治疗和病人的全程化管理有机结合。曾获:北京市先进工作者，北京市科技新星称号，国之名医－优秀风范。

主要学术任职

任中国医师协会肿瘤医师分会委员，中国抗癌协会结直肠癌专业委员会委员，承担国家自然科学基金、973等多项国家和省部级课题，担任《中华医学杂志英文版》等多部国际、国内学术期刊编委，以通讯作者或第一作者在*Jounal of Clinical Oncology, Science Translational Medicine, Nature Communication, Clinical Cancer Research*等专业杂志发表多篇高水平论文。

副主编简介

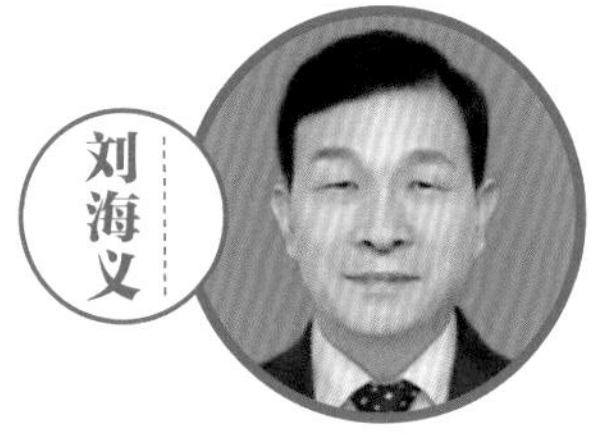

外科学博士，主任医师，硕士生导师。现任中国医学科学院肿瘤医院山西医院（山西省肿瘤医院）结直肠外科主任，支部书记；山西省结直肠肿瘤诊治中心副主任，山西省盆腔疑难复杂肿瘤诊治中心副主任；日本埼玉医科大学附属医院访问学者，意大利国家癌症中心那不勒斯分中心访问学者。

主要学术任职

中国抗癌协会中西整合结直肠癌专业委员会常委，中国抗癌协会大肠癌专业委员会委员，中华医学会肿瘤学分会结直肠肛门学组委员，北京整合医学学会结直肠肿瘤分会副会长，中国医师协会结直肠肿瘤专业委员会肠癌脏器联合切除及质控专业委员会副主委，中国医师协会肛肠医师分会微创和内镜专业委员会委员，山西省抗癌协会快速康复（ERAS）专业委员会主任委员，山西省抗癌协会大肠癌专业委员会副主任委员，《中华结直肠疾病电子杂志》编委，《肿瘤研究与临床》编委等。

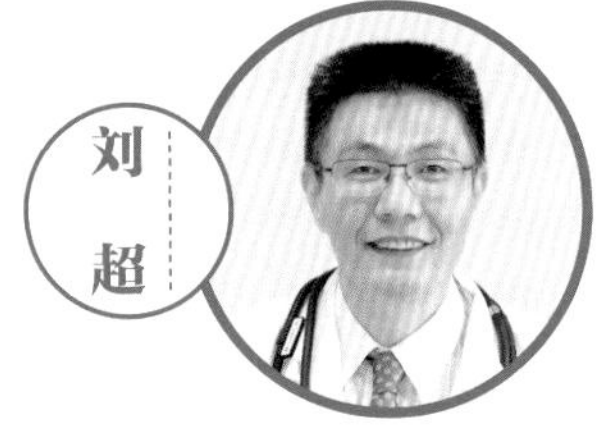

主任医师，硕士生导师，现任电子科技大学附属肿瘤医院（四川省肿瘤医院）大肠外科党支部书记，主持工作。

主要学术任职

中华医学会肿瘤学分会结直肠肿瘤专业委员会委员，中国抗癌协会中西整合结直肠专业委员会常委，中国医师协会结直肠肿瘤专业委员会脏器联合切除与质量控制学组副主任委员，中国医师协会结直肠肿瘤专业委员会委员，中国抗癌协会大肠癌专业委员会委员，四川省抗癌协会大肠癌专业委员会副主任委员，四川省抗癌协会大肠癌青年委员会主任委员，成都市抗癌协会大肠癌专业委员会主任委员。

副主编简介

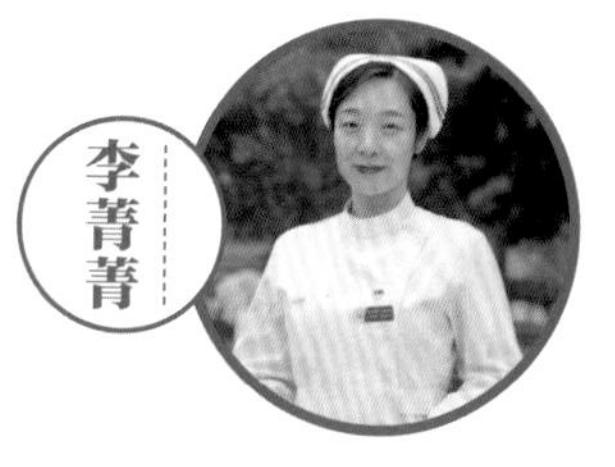

国际造口治疗师，副主任护师，北京市海淀医院（北京大学第三医院海淀院区）外科系统科护士长、普通外科护士长。创办“海淀医院造口门诊”，建立“海淀医院造口俱乐部”和“海医阳光之家造口患者微信平台”。

主要学术任职

北京护理学会伤口造口失禁专业委员会委员；北京护理学会科普工作委员会委员；北京乳腺病防治学会预防与保健专业委员会委员；北京乳腺病防治学会护理专业委员会委员；海淀区医学会护理学专委会委员。

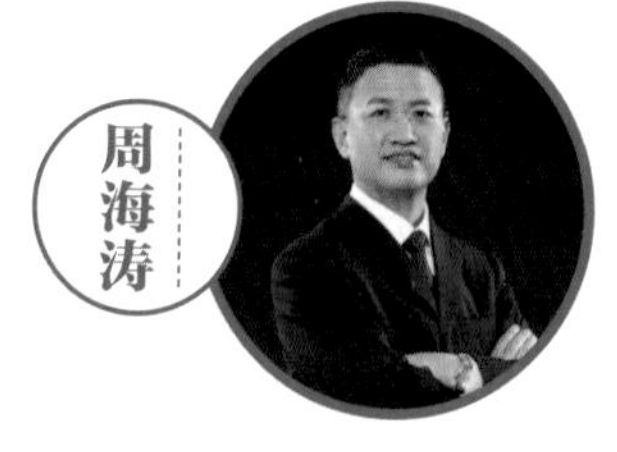

医学博士，主任医师，硕士生导师。中国医学科学院肿瘤医院（国家癌症中心）结直肠外科主任助理，民建中央卫生健康医药委员会委员。

主要学术任职

中国NOSES联盟秘书长，北京整合医学学会NOSES会长，《中华结直肠疾病电子杂志》NOSES专栏主编，中国医师协会微创医学专业分会结直肠专委会副主任委员，北京慢性病防治与健康教育研究会消化肿瘤专委会副主任委员，北京肿瘤病理精准诊断研究会青委会副主任委员，中国医疗保健促进会结直肠病学分会常委，北京癌症防治学会精准预防专委会常委，中国医师协会结直肠肿瘤专委会NOSES专委会秘书，中国抗癌协会放疗专委会直肠癌学组委员，中国抗癌协会TEM专委会委员，中国医师协会结直肠肿瘤专委会TEM专委会秘书，北京抗癌协会大肠癌专委会委员，中国医师协会外科分会肿瘤外科医师委员会中青年委员，中国医师协会外科分会MDT专委会中青年委员。

序 一

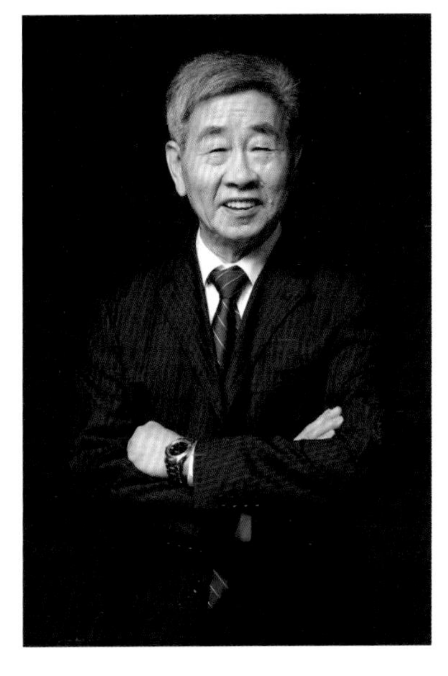

近年来，我国结直肠癌的发病率呈明显增高趋势；新药物，新理念，新技术尤其是外科技术的进步，使结直肠癌患者的生存率得到明显提高；一些低位直肠癌患者，以往认为不能保留肛门患者，经过综合治疗，采用腹腔镜或达芬奇机器人手术，患者的肛门得以保留，但却增加了更多的预防性回肠造口；肠造口术后，患者的生理结构和外在形象发生改变，患者即使康复出院，其生理、心理都会发生相应的改变；不恰当的肠造口术，不恰当的造口护理，不仅影响手术成功率及患者生活的质量，还会给患者带来严重并发症，甚至死亡。

肠造口术作为一种利用外科手术挽救生命、延续生存的重要手段，已在各地大力开展，但相关的问题也层出不穷。张海增教授和白月奎教授，一直致力于大肠癌的诊治研究工作，并取得了丰硕的学术研究成果；他们深知肠造口术及造口护理对结直肠癌患者的作用和价值，为此他们邀请了国内数十名在造口术和造口护理方面卓有建树的专家，结合自己丰富的临床实践体会，并参考了国内外最新进展，编写了这本《肠造口学》专著。

本人非常高兴能为这本书作序，同时先行阅读样稿。《肠造口学》图文并茂，文字精练，很多作者提供了自己的宝贵病例资料，供同道们分享与学习。专著不仅详细描述了常用造口术的适应证、手术步骤及造口护理等相关内容，还包括泌尿造口、儿童肠造口、腹腔镜下造口及还纳、造口旁疝腹腔镜修补等章节，融合了一些先进的观点和理念，更注重实用性，特别是以可操作性为核心的临床实用技术，对临床工作具有重要指导意义，是我国当前急需的一部专著，特推荐给致力于造口事业的医生、造口治疗师及相关工作人员。

相信此书的出版，必将推动我国肠造口事业的发展。

邵永孚

（邵永孚，主任医师，教授，博士生导师，国务院特殊津贴专家，国内著名肿瘤专家；现任海南省肿瘤医院副院长、首席专家。曾任中国医学科学院肿瘤医院首席专家、腹部肿瘤外科主任，中国抗癌协会胰腺癌专业委员会前副主委，中国抗癌协会结直肠学会前副主委，中央保健局专家委员会委员；从医近60年，进行过三万多例肿瘤外科手术，擅长各类疑难复杂腹部肿瘤病例的诊断与外科治疗，发表论文百余篇。）

序 二

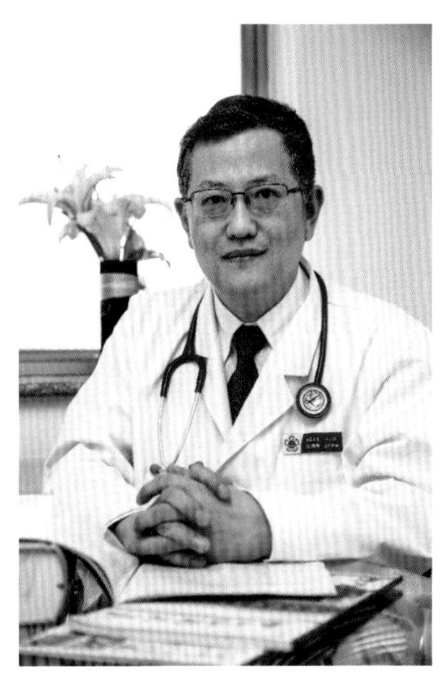

肠造口术是外科最常施行的手术之一，我国每年新增永久性肠造口患者约10万例，目前累计约100万例。肠造口术虽然挽救了患者的生命，但由于术后并发症发生率很高，而且造口是一种违反生理的残疾或畸形，所以肠造口患者在社会、心理、生理上都承受着巨大的压力，生活质量受到很大影响。近年来，肠造口治疗与护理正越来越多地受到广大医护人员的重视，一支专门致力于肠造口治疗的专业队伍正在形成。海淀医院普外科在这方面做了大量的工作，成立了造口门诊，培养了专业的国际造口师，定期举办患友会和学术会议，具有丰富的临床经验。

白月奎教授组织国内长期从事造口相关医疗和护理工作的数十名专家、学者，编写了这部《肠造口学》，在编写过程中，他们结合自己丰富的临床经验，汲取国内外最新的科研成果。经过长达数年的筹备和写作，完成了这部著作。

我有幸阅读了本书的样稿，全书分为20个章节，内容丰富、新颖，结构严谨、图文并茂，充分体现了科学性、全面性、实用性。《肠造口学》既阐明不同造口手术的方法步骤，又介绍了不同并发症的处理，同时对于造口护理也进行了细致的介绍，是一本实用性很强的学术专著。

愿《肠造口学》能够为广大医务工作者和研究者带来启发与帮助，推动这一领域的进一步发展！

前言

随着生活方式和饮食方式的西方化，我国结直肠癌的发病率已越来越高，在城市地区其发病率已排在常见恶性肿瘤的第二位。另外我国结直肠癌有其自身的发病特点，如：早期病例少，晚期患者多，低位直肠癌多见等；在治疗上也具有相应的独特特点。

在我国，尤其是广大农村地区，由于人们健康观念和健康常识的普遍缺乏、规律和规范体检的缺失、内镜检查（尤其是无痛内镜）的重视和普及不够等原因使得我国结直肠癌的发现普遍较晚。据研究，70%以上的结直肠癌患者在出现首次症状或到医院首诊时都曾被误认为是痔疮、肠炎、痢疾等疾病，长期不治疗或长期按照这些良性疾病进行治疗，直到出现排便困难，甚至是肠梗阻时才到医院检查、明确诊断，从而错失了早期发现、早期诊断和早期治疗的机会。再加上我国直肠癌多于结肠癌，低位直肠癌比例高，使得我国结直肠癌患者的治疗相对困难，因此大量的病人需要永久性或临时性造口。

随着肿瘤学和外科学观念、理论、技术、外科器械、新辅助治疗的进步，越来越多的直肠癌患者获得了保留肛门的机会，但仍然有一定比例的患者因为种种原因（肿瘤位置低、肿瘤病晚期、体质差等）需要接受永久性造口。另外，随着低位直肠癌保留肛门比例提高和新辅助治疗（目前新辅助同步放化疗是中低位进展期的标准治疗手段之一）的广泛开展，为了预防吻合口瘘的发生，预防性回肠（结肠）造口的病例也越来越多。

新辅助同步放化疗可使直肠肿瘤有效退缩和降期，从而提高R0切除率和降低局部复发率，所以目前术前同步放化疗已成为中低位进展期直肠癌的标准治疗，这在一定程度上也提高了低位直肠癌的保肛率。但因为医生担心术前放疗影响伤口愈合，导致吻合口漏的发生率上升，所以从一定程度上导致了预防性肠造口的比例上升。另外，在盆腔放疗中，部分回肠和乙状结肠有可能因此也受到了X线的照射，血运受到影响，从而会产生肠管僵硬、狭窄、缺乏弹性等迟发性并发症，所以一些预防性肠造口患者推迟了还纳的时间，甚至失去了还纳机会，成为永久性造口；另一方面，这样的临时性造口即使在还纳后还会带来吻合口狭窄、吻合口漏、感染、梗阻等并发症，甚至还需要再次手术处理。因此，新辅助同步放化疗的广泛应用和开展为肠造口带来了新的课题和挑战。

所以，尽管造口被认为是一古老而成熟的手术方式，但在临床上因为不规范、不恰当的造口带来的问题仍然很多，甚至存在滥用预防性造口的问题，严重影响病人的生活质量，同时在新辅助治疗的时代，造口方面也面临新的课题。而且近期在造口的理念和技术上也有较多的进展，使得造口手术越来越简化和合理，同时造口的并发症发生率也进一步降低。

为了进一步优化和规范造口技术的开展，把最新的进展整合后推广到我们的临床工作中，我们决定编写这样一本专著。为了突出新颖性、规范性和实用性，我们邀请了长期活跃在结直肠外科和造口这一领域的国内中青年专家执笔编写相关章节。同时，我们还邀请了泌尿外科专家和小儿外科专家在泌尿造口、儿童造口等特殊造口方面编写了专门章节，邀请了造口师编写造口定位、护理、并发症处理等相关内容。我们力求每位作者充分结合自己丰富的临床经验和国际、国内的最新进展，写出新意，写出特色。总之，我们希望这是一本全面、实用而又具有新意的参考书，会对造口的科学、规范开展具有很好的参考价值。

本书的出版得到了“海淀区属卫生健康系统高层次人才发展计划项目”的资助；在编写过程中，各位编者付出了巨大贡献，在此一并表示最诚挚的感谢！

张海增　白月奎

目录

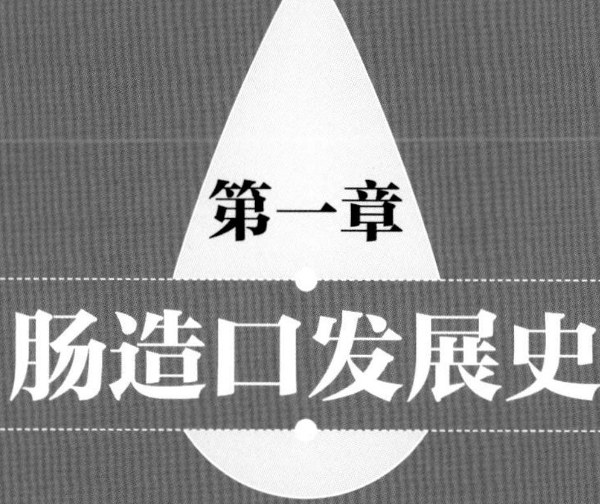

第一章 肠造口发展史

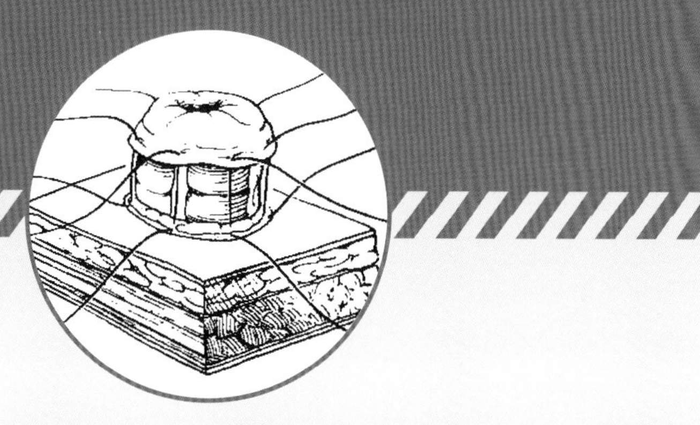

第一节 肠造口手术发展史

肠造口术（ostomy），是指患者因肠道或者膀胱疾病治疗的需要，医师通过外科手术将肠管自腹壁提出，固定并开口于腹壁，粪便或者尿液由肠造口排出体外的治疗过程。我国肠造口患者目前累计已经超过100万例，并且正以每年10万名患者的速度在递增。

一、肠造口手术起源

肠造口手术的发生发展其实是一个漫长的过程。最早的肠造口并非外科医师所创造，而是一些幸存活下来的嵌顿疝肠绞窄坏死患者，或者古代战士腹部创伤伴内脏损伤幸存者，自然形成的所谓“天然”肠造口（Nature’s stomas）。医学上，真正有目的行肠造口手术则发生在200多年以前，人们用肠造口术来治疗腹部外伤或者肠梗阻。

16世纪早期，德国冯·霍恩海姆（Von Hohenhiem）医师就曾提出用人工肛门来治疗穿透性肠道损伤，遗憾的是查不到其做过此类手术的历史资料。到了1757年，劳伦兹·海斯特（Lorenz Heister，1683—1758）在观察到腹部外伤愈合后，形成所谓“天然”肠瘘口后，认为这是大自然的暗示，于是提出将肠管外置造口用于治疗腹部外伤。在18世纪，肠管外置造口已成为治疗腹部外伤最流行的术式。

公元前400年，也就是亚里士多德年代（公元前384—前322），就有了外科手术治疗肠梗阻的记载。古希腊人普拉克萨格鲁斯（Praxagorus）曾留下这样文字：梗阻肠道切开，排出肠内容物，然后进行缝合；然而这一手术后的结局并无文献记载。在随后20个世纪里，肠梗阻的治疗仍然采取灌肠和药物保守方法来进行，甚至口服金属汞，试图依靠重力来治疗肠梗阻。当时即使观察到梗阻肠管自发破裂形成所谓的“天然”肠造口，但仍然没有人提出为了缓解肠梗阻，给患者有目的地行肠造口手术治疗。1710年，亚历克西斯·利特尔（Alexis Littre，1658—1726）在对一名6天大的婴儿进行尸检后，首次提出可采用结肠造口术来治疗肛门闭锁，然而他的想法一直没有得到临床验证，直到1776年，法国医师皮洛尔（Pillore）为一直肠癌肠道梗阻患者实施了盲肠造口手术。真正能标志人类开始结肠造口术则是在1793年，法国医师杜雷托（Duret）为一名出生3天的先天肛门闭锁婴儿实施了乙状结肠造口术，患者依靠人工肛门活到了45岁。到了19世纪，结肠造口术成为治疗肠梗阻的广泛应用术式。

二、肠造口手术的演变

随着越来越多的患者进行肠造口，不同的肠造口方式也相继出现。从最初的单纯肠管开口，到1783年本杰明·贝尔（Benjamin Bell）为了预防造口狭窄，发明了所谓的双腔造口术；再到1797年，法恩（Fine）实施首例横结肠袢式造口（loop colostomy）手术，以上肠造口其实都是双腔造口。因双腔造口容易形成造口脱垂，粪便转流也不充分，1881年希尔（Schitzinger）提出近端单腔造口，远端肠管闭合的单腔结肠造口手术方式。保罗（F.T.Paul）甚至主张肠管完全横断，完全去除远端肠管功能。对于肠造口患者，都希望能经肛门正常排便，以此提高生活质量，但肠切除一期吻合存在吻合口瘘的风险。1903年，奥地利医师约翰·万库利奇·拉德基（Johann von Mikulicz-Radecki，1850—1905）描述了肠道肿瘤肠切除肠吻合两阶段技术，因其所做的贡献，肠切除肠吻合两阶段技术被命名为“Mikulicz术”，并成为19世纪最为流行的术式。

到了20世纪，肠切除肠吻合技术的进步，直接带动了直肠癌外科技术的进步。早期直肠切除都是经肛门或者肛门周围，显露差，而且也只能局限于低位直肠病变切除，随后，虽然经过切除尾骨，切除骶骨，扩大了手术视野，但肿瘤的局部复发率仍高达80%。1908年，欧内斯特·米勒（Ernest Mile）认为肿瘤的复发和直肠周围淋巴组织没有完全切除有关，于是设计了经腹会阴联合切除术治疗直肠癌。当时的腹会阴联合切除术围手术期死亡率可高达20%，但患者的长期生存率明显提高，直到目前，Miles手术（腹会阴联合切除术＋乙状结肠造口）仍然是低位直肠癌标准治疗术式之一。

目前临床所用的Hartmann术式，是依法国医师亨利·哈特曼（Henri Hartmann，1860—1952）名字所命名，其实最早行Hartmann术并非哈特曼本人。1879年，来自汉堡的马提尼（Martini）为一位乙状结肠癌患者行肠道切除，切除肠道后，肠道近端远端距离较远，无法吻合，于是他将远端肠管闭合，放入腹腔，近端行造口术。1909年至1923年，哈特曼设计了当下称之为“Hartmann术”，用于治疗乙状结肠癌，肿瘤切除、肠道近端造口和远端肠道闭合。亨利·哈特曼在其著作《直肠外科》中曾对这一术式做了详细描述。

盲肠造口术及阑尾造口术临床运用较少。1895年，基特利（Keetley）和黑尔·怀特（Hale White）分别报道采用阑尾造口及盲肠造口术药物灌洗治疗溃疡性结肠炎。

回肠造口术相比于结肠造口术出现较晚。1879年，鲍姆（Baum）首次报道为一升结肠癌梗阻患者行回肠造口术。但回肠造口术的广泛应用要得益于美国圣路易斯外科医师约翰·杨·布朗（John Young Brown），布朗是第一个提出采用回肠造口粪便分流治疗溃疡性结肠炎。因回肠造口周围炎症及功能障碍等问题，1952年，伦敦伯明翰大学布莱恩·布鲁克（Bryan Brooke）发明了至今仍在使用Brooke回肠造口术，手术时将回肠末端外翻，将黏膜缝合到皮肤上，这一简单的操作使回肠造口从一个带有慢性炎症、溃疡及功能障碍的造口，变为我们今天所熟知的“玫瑰花蕾”（rosebud）样造口。

回肠造口术后，肠液不间断排泄常常引起造口周围皮肤的糜烂。为了能控制粪便排泄，1969年，尼尔斯·科茨克（Nils Kock）设计出一种腹腔内储袋，希望通过一个活肌瓣来控制排便。1978年，帕克斯（Parks）使用了回肠储袋与肛管吻合后发挥储便和控便功能，并能通过肛门排便，自此可节制回肠造口临床就很少应用。

三、肠造口技术进步

到了19世纪，肠造口治疗已被广为接受，但造口部位选择上，最初并非在腹部造口，而是在后腰部造口；经腰部结肠造口最早是由杜雷特（Duret）提出，但总结腰部结肠造口优劣点是法国医师吉恩·朱丽玛·阿穆萨（Jean

Zulema Amussat，1796-1856）。阿穆萨收集了1776年至1839年间29例人工肛门手术患者的病例资料，29例患者均为经腹壁造口，其中只有9例存活，他认为如此高的死亡率是与术后腹膜炎有关。所以在很长一段时间，受这一理论影响，结肠造口多选择经腰入路。直到1852年，英国凯撒·霍金斯（Caesar Hawkins）教授对比了17例经腹造口和27例经腰部造口的两组病例结果，认为两种造口方法的患者预后并无差异，经腹部造口术式才逐渐取代了经腰部结肠造口术式。

为了防止造口回缩，确保粪便转流，查尔斯·巴兰塞（Charles Balance）最先尝试使用橡胶管促使粪便转流。布莱恩特（Bryant）和凯尔西（Kelsey）曾采用唇裂针（harelip” pin）作为支撑装置进行肠造口。而真正被公认为造口棒之父是玛德（Madyl），1888年，玛德用碘伏纱布包裹硬棒，从肠造口下穿过，以达到支撑作用防止造口回缩。1892年，李维斯（Reeves）在英国医学杂志上发表了简化乙状结肠造口术（图1-1），建议支架棒放置1周，3～4天后切开肠管；造口支撑管从橡胶棒、碘伏纱条、玻璃棒，虽然经过很多次修改，但都是基于玛德的想法，目的是起到支撑作用，以防造口回缩，同时能更好地粪便转流。到了20世纪60年代，随着造口袋工艺进步，玻璃棒才被其他物品取代。

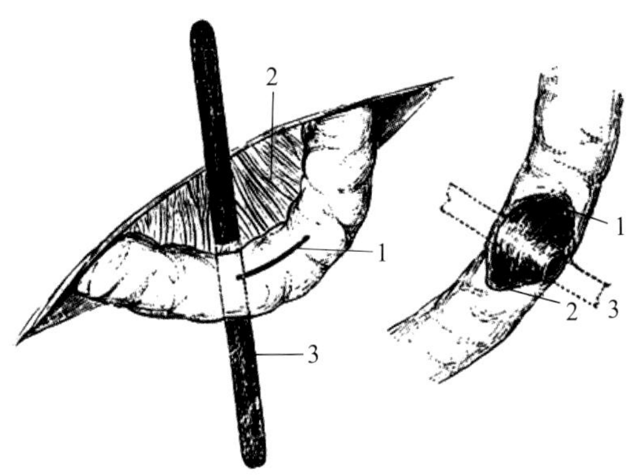

图1-1　简化乙状结肠造口术

左图：1. 肠管切开处；2. 肠系膜；3. 支架管

右图：1. 肠管开口上端；2. 肠管开口下端；3. 支架管

引自：Br Med J.1892, Jan, 1 (1619): 66-7.

第二节 肠造口护理历史

一、肠造口护理起源

随着结肠造口术的出现，人们就在不断探索研究粪便收集装置。1795年，达盖索（Daguesceau）医师为一位被木板车刺伤的农夫做了左腹股沟部结肠造口术，这位农夫自制一个“小皮囊”（a small leather pouch）进行粪便收集，这个“小皮囊”被认为是人类最早“人工肛袋”。1824年，英国莫特兰（Martland）医师发明了一种造口装置，用一个松紧带制成的，中间有一个收集粪便的锡盒。1891年，保罗（Paul）采用玻璃管来收集粪便。其实即使到了20世纪初，还是没有适用的粪便收集装置用于造口患者，患者仍然是在使用轮胎内胎、铁皮罐头、面包袋等来收集粪便，用滑石粉、玉米淀粉防止粪便泄漏，用香草和薄荷提取物等等来掩盖气味。1924年，加利福尼亚外科医师达德利·史密斯（Dudley Smith）发明了第一个商用造口清洁装置。1952年，鲁珀特·特恩布尔（Rupert Turnbull）偶然间发现牙粉可以用于吸收回肠造口排出的液体并可保护造口周围皮肤。以上肠造口装置的探索研究，虽然没能赶上造口手术的发展步伐，但这些装置的研究，也极大地促进造口护理的进步。

20世纪50年代，许多溃疡性结肠炎患者会采用Brooke回肠造口术进行治疗。克利夫兰医学中心鲁珀特·特恩布尔医师当时就意识到，应该培养一些专业护理人员来为这些造口人提供专业的造口护理服务。吉尔（Normal Gill），一位有三个孩子的美国人，因长期受到溃疡性结肠炎困扰，1954年，鲁珀特·特恩布尔医师为她做了永久性回肠造口手术。吉尔的母亲本身就有一个结肠造口，所以吉尔熟知肠造口护理中遇到的各种问题，当吉尔自己做了造口术后，更加体会到造口患者的痛苦，于是她经常作为志愿者为造口人提供造口护理服务。1958年，特恩布尔聘请吉尔担任造口技师，后来更名为造口治疗师

（enterostomal therapist，ET），因此吉尔成为世界上第一位造口治疗师（图1-2），而特恩布尔医师因在造口治疗的贡献也被公认为肠造口治疗之父（图1-3）。

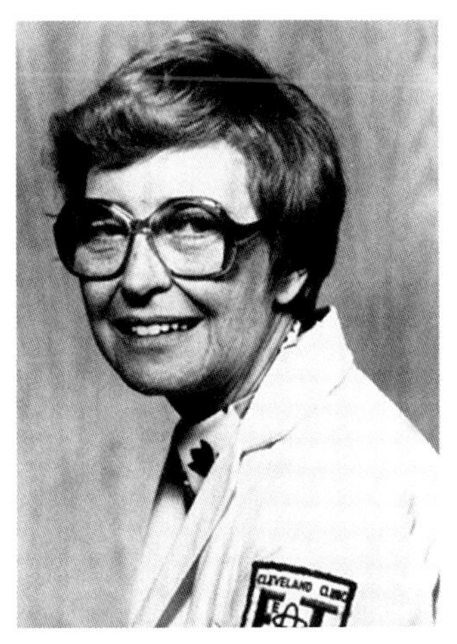

图1-2　吉尔

引自：Normal Gill. Adv Skin Wound Care. 2020, Jun, 33 (6):288-289.

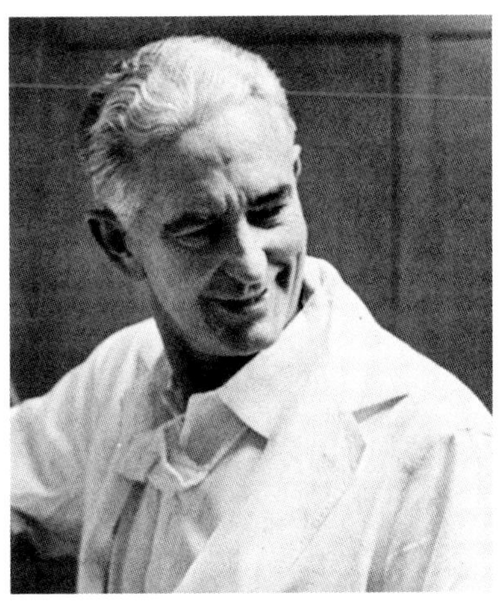

图1-3　鲁珀特·特恩布尔

引自：Rupert Beach Turnbull. Dis Colon Rectum. 1983, Jun, 26 (6): 416-423.

二、肠造口护理的发展

随着造口患者的增多，为了能培养更多的专业造口治疗师，1961年，鲁珀特·特恩布尔在克里兰夫医学中心开设了世界上第一所肠造口治疗师学校。在当时，只有造口患者才允许成为造口治疗师，而他们其中很多人也是专业护士；到了1976年，造口治疗师学校只接受具有护士资格的人来学习。随着造口治疗师这个称呼的出现与传播，越来越多医院都期望能够得到鲁珀特·特恩布尔医师和吉尔造口治疗师的专业培训。1977年，来自德国埃朗根（Erlangen）医院艾妮莉丝（Annelise Eidner）护士在完成鲁珀特·特恩布尔肠造口学院造口治疗师教育计划（Enterostomal Therapists Nursing Education Program，ETNEP）后，开始了欧洲最早的肠造口治疗工作，同年和索普·海格（Thorlolph Hager）在欧洲开启造口治疗师培训工作。

1968年，美国造口协会（United Ostomy Association，UOA）年会在美国亚利桑那州菲尼克斯召开，并成立了美国造口治疗师协会（American Association of Enterostomal Therapists，AAET）。1969年，AAET第一次全国会议在克利夫兰召开，伊迪丝·兰内贝里（Edith Lenneberg）被选为协会主席，吉尔被任命为协会秘书。1969年，AAET更名为北美造口治疗师协会（North American Association of Enterostomal Therapists，NAAET），1971年更名为国际造口治疗师协会（International Association of Enterostomal Therapists，IAET）。1978年，吉尔等成立世界造口治疗师协会（World Association of Enterostomal Therapists，WCET），并让一些热衷于推广造口治疗的非护理专业人士加入到协会当中，在全球范围内推广规范的造口治疗，培训相关的造口护理专业人员，为全球的造口、失禁及伤口患者提供良好的服务。造口治疗师作为专业造口护理人员，不仅负责指导造口患者如何进行造口护理，为患者提供心理支持，同时协助患者选择合适的造口用品，制订出院计划并进行随访工作等。

国际造口协会（International Ostomy Association，IOA）也是在特恩布尔和吉尔的推动下成立。国际造口协会提出“世界造口日”（World Ostomy Day，WOD），每3年举办一次，10月的第一个星期六定为“世界造口日”。

1970年，日本滕胜久教授首先倡导用“造口康复治疗”这个名称，强调对造口者身体、生理、心理全面护理。1983年，日本造口康复治疗学会成立。

1992年，造口康复治疗由单纯肠造口护理扩展至造口护理、失禁护理以及皮肤瘘管和复杂伤口的处理，“造口治疗师”也改称为“伤口、造口、失禁护理师”（Wound Ostomy Continence nurses，WOC）。

三、中国肠造口护理的发展

我国的造口康复治疗起步相对较晚。1988年，海军军医大学第一附属医院（原上海第二军医大学附属长海医院）喻德洪教授提出肠造口康复治疗理念，喻德洪教授在访问美国克利夫兰医学中心肠造口治疗师学校后，即在上海举办了首届“造口护理培训班”，并成立了上海造口联谊会，从此开启我国的造口康复治疗事业。1993年，在吉尔的资助下，我国的王新兰、陈丹妮2名护士赴澳大利亚造口治疗师学校学习肠造口治疗，填补了我国造口治疗师的空白。随后有多名护士前往中国香港、马来西亚、韩国等地接受伤口、造口及失禁护理培训。然而这些国外培训，根本满足不了我国大量的造口患者的护理需求。2001年，在喻德洪教授与万德森教授的共同努力下，由中山大学肿瘤防治中心、中山大学护理学院、香港造瘘治疗师协会和香港大学专业进修学院4家单位合办的中国第一所造口治疗师学校在广州成立，成为我国造口治疗发展史上的里程碑。从2004年开始，全国十几个城市相继成立造口治疗师学校，为我国培养了逾千名造口治疗师。除了造口治疗师学校，省级伤口、造口、失禁专科护士资格认证培训班的出现，也为我国培养了一批批临床一线伤口、造口、失禁专科护理骨干。

1998年，喻德洪教授在长海医院创办了造口博物馆和造口图书室，馆内收藏了来自世界各地的肠造口护理器材及图书杂志，喻德洪教授因为中国造口事业发展做出的突出贡献，被誉为“中国造口康复治疗之父”。

2001年7月，中华护理学会召开了“造口治疗专科进展”研讨会，确立了造口护理属于专科护理。2003年11月成立中华护理学会造口、伤口、失禁护理专业委员会，相继颁布了《中国造口护理指导意见》及《中国压疮护理指导意见》；2018年，《中华护理学会专科护士培训教材——伤口造口失禁专科护理》由人民卫生出版社正式出版发行，为全国各层级伤口、造口失禁专科护士规范化培训的同质化、科学化提供依据。

中国的造口康复治疗事业发展迅猛，目前很多医院有了专业造口治疗师，并开设了造口门诊，为造口患者提供专科服务，全国各地每年也举办不同规模造口联谊会，让造口人重拾生活信心，生活质量明显提高。

（白月奎　吴　凯　李菁菁　周海涛）

参考文献

[1] 彭雪 . 肠造口患者情绪在症状群及生活质量的中介作用 [D]. 山东大学 , 2019.

[2] HARDY, K J. Surgical history. Evolution of the stoma [J]. AUST NZ J SURG, 1989, (1): 71-77.

[3] CROMAR CDI. The evolution of colostomy [J]. Dis Colon Rectum, 1968 (11): 256-280.

[4] DEVLIN HB. Colostomy. Indications, management and complications [J]. Ann R Coll Surg Engl, 1973 (6): 392-408.

[5] DINNICK T. The origins and evolution of colostomy [J]. Br J Surg, 1934 (22):

142–154.
[6] PAUL FT. A method of performing inguinal colostomy with cases [J]. Br Med J, 1891 (2): 118-120.
[7] J VON MIKULICZ. Classic articles in colonic and rectal surgery. Johann von Mikulicz-Radecki 1850-1905 [J]. Dis Colon Rectum, 1980, Oct, 23 (7): 513-521.
[8] RANKIN FW. How surgery of the colon and rectum developed [J]. Surg Gynecol Obstet, 1937 (64): 705-710.
[9] COLCOCK BP. Surgical progress in the treatment of rectal cancer [J]. Surg Gynecol Obstet, 1965 (121): 997-1003.
[10] BACON HE. Evolution of sphincter muscle preservation and reestablishment of continuity in the operative treatment of rectal and sigmoidal cancer [J]. Surg Gynecol Obstet, 1945 (81): 113-127.
[11] JED F CALATA, CHARLES J YEO, PINCKNEY J MAXWELL. Sir William Ernest Miles [J]. Am Surg, 2011 (5): 658-659.
[12] MILES WE. A method of performing abdomino-perineal excision for carcinoma of the rectum and of the terminal portion of the pelvic colon (1908) [J]. CA Cancer J Clin, 1971 (6): 361-364.
[13] CROMAR CDL. The evolution of a colostomy [J]. Dis Colon Rectum, 1968 (11): 367-390.
[14] CROMAR CDL. The evolution of colostomy [J]. Dis Colon Rectum, 1968 (11): 423-446.
[15] KOCK NG. Continent ileostomy [J]. Progr Surg, 1973 (12): 180-201.
[16] J M CORMAN'D B ODENHEIMER. Securing the loop--historic review of the methods used for creating a loop colostomy [J]. Dis Colon Rectum, 1991 (11): 1014-1021.
[17] H A REEVES. Sigmoidostomy Simplified [J]. Br Med J, 1892 (1619): 66-7.
[18] SMITH D. Status of colostomy [J]. JAMA, 1932 (99): 1129-1130.
[19] TURNBULL RW, TURNBULL GB. The history and current status of paramedical support for the ostomy patient [J]. J ET Nurs, 1993 (3): 102-104.
[20] MURPHREE RW, AYELLO EA. Honoring the 100th Birthday of NormaN. Gill, Founder of Enterostomal Therapy [J]. Adv Skin Wound Care, 2020 (6): 288-289.
[21] 王泠 , 马蕊 , 郑小伟 , 等 . 我国造口治疗师培养与使用的思考 [J]. 护理管理杂志 , 2013 (11): 770-772.
[22] 张卫 , 姚琪远 , 楼征 . 肠造口手术治疗学 [M]. 上海 : 上海科学技术出版社 , 2019.
[23] 王泠 , 胡爱玲 . 中华护理学会专科护士培训教材——伤口造口失禁专科护理 [J]. 北京 : 人民卫生出版社 , 2018.

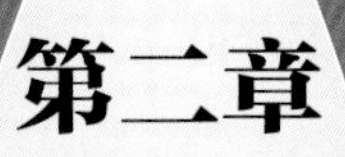

第二章

肠造口相关解剖及生理

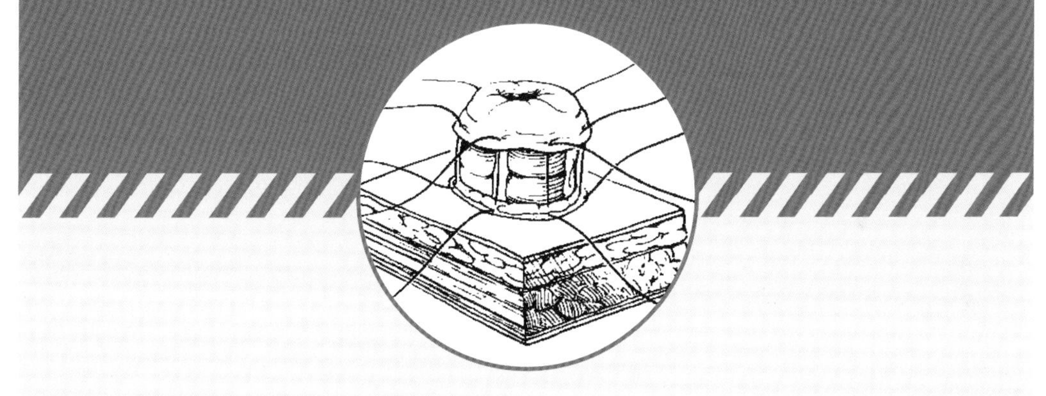

肠造口的相关解剖涉及腹壁的结构以及小肠、结肠的解剖。小肠的主要生理功能是对食物的消化吸收，结直肠的主要生理功能是对消化废物的转运和排泄。肠造口手术方式的选择、肠造口术后护理的改进、肠造口术后并发症的降低，都要充分掌握腹壁、小肠、结肠的相关解剖及生理功能。

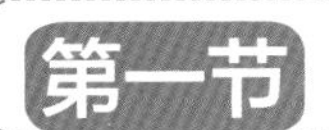

第一节 腹壁的解剖及生理

腹壁上界为剑突、肋弓、第11肋软骨、第12肋和第12胸椎下缘；下界为耻骨联合、耻骨嵴、耻骨结节、腹股沟韧带、髂骨嵴及第5腰椎下缘。腹壁又以腋后线的延长线为界，分为腹前外侧壁及腹后壁。

腹部体表境界与腹腔的界限并不一致。腹腔的上界为膈穹窿，达第4、5肋间隙水平，下方通过骨盆上口与骨盆腔相通，小肠等腹腔脏器也常降于骨盆腔内，因此，腹腔的实际范围较腹部体表的界限大。

为了确定和描述腹腔脏器的位置，通常用两条水平线及两条纵线将腹部划分为三部九区（九分法）。上水平线为通过两侧肋弓最低点（相当于第10肋下缘）的连线，下水平线为通过两侧髂结节的连线（向后约平对第5腰椎体），这两条水平线将腹部分为上腹部、中腹部和下腹部；两条纵线为经两侧腹股沟中点的垂直线，这两条纵线又将上腹部分成左、右季肋区和中间的腹上区，中腹部分成左、右外侧区和介于其间的脐区，下腹部分成左、右髂（腹股沟）区和中间的耻（腹下）区，共九个区。此外，尚有“四分法”，即经脐作一水平线和垂直线，将腹部划分为左上腹区、右上腹区和左下腹区、右下腹区（图2-1）。

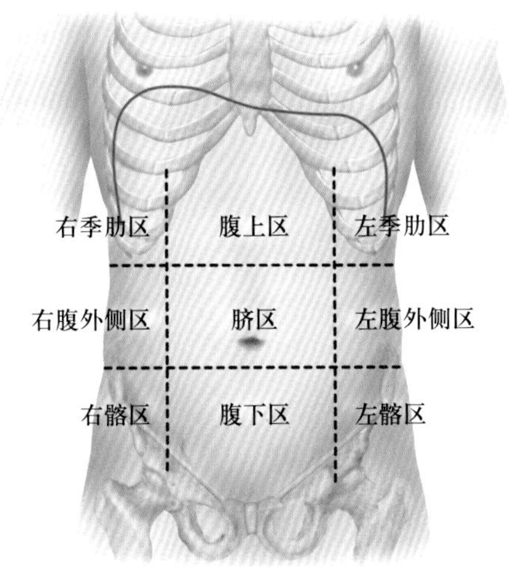

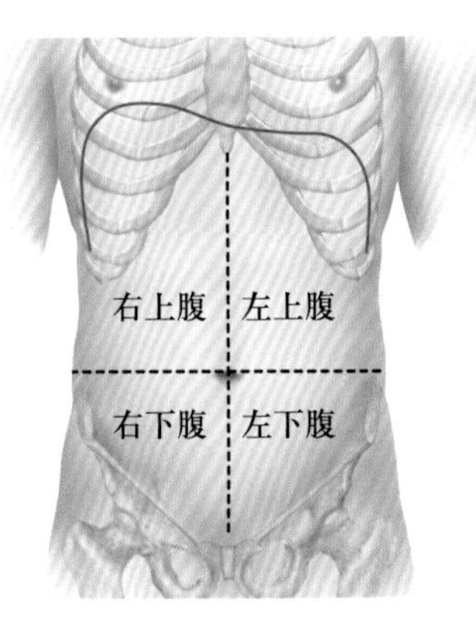

图2-1　腹部分区

腹部绝大部分手术操作位于腹前外侧壁，因此本节重点讨论腹前外侧壁的解剖。

一、腹前外侧壁表面解剖

腹前外侧壁可触摸到的骨性标志有剑突、肋弓、髂嵴、髂前上棘、耻骨结节及耻骨联合。髂嵴是髂骨翼的上缘，髂前上棘则是髂嵴的前端。

腹前外侧壁软组织标志有：

（1）脐：位于腹前正中线上，平第3、第4腰椎之间。

（2）白线：位于腹前壁正中线的皮下，由两侧的腹直肌鞘纤维彼此交织而成，上下分别附着于剑突和耻骨联合。

（3）腹直肌及腱划：白线的两侧为腹直肌，发达者在正中线两侧可见到隆起的肌腹及其间的腱划。

（4）半月线：相当于腹直肌外侧缘，表面自耻骨结节向上达第9肋软骨下缘，呈浅沟状。

（5）腹股沟韧带：腹前壁与大腿相互移行处的浅沟为腹股沟，其深面即为腹股沟韧带。

腹部造口位置区域为脐向左、右髂前上棘的连线，再由左、右髂前上棘向耻骨画连线联合形成的菱形区域为最佳造口位置区。因此，对腹前外侧壁体表标志的认识有助于术前对造口体表的定位。

二、腹前外侧壁的基本层次

（一）皮肤

腹前外侧壁的皮肤薄而富有弹性，与皮下组织的连接疏松，较易分离。除腹股沟区附近的皮肤移动性较小外，其他部位皮肤移动性均较大，可适应腹内压增大时腹部的膨胀。造口处要求周围皮肤平整、健康，无凹陷、瘢痕、皱褶、骨性突起。造口处排泄物收集方式是粘贴造口袋，造口袋能较长时间地固定于身体的腹前外侧壁有赖于其黏性底盘。若造口周围皮肤脱屑、感染等可影响底盘的黏性；若皮肤不平整，底盘不能紧贴皮肤，粪水易渗漏，皮肤皱褶处易发生粪水性皮炎。

（二）浅筋膜

浅筋膜由脂肪组织及疏松结缔组织构成。脐以上部分浅筋膜只有一层。脐以下浅筋膜分为两层，浅层为脂肪层，富有脂肪，称为Camper筋膜；深层为富有弹性纤维的膜样组织，称为Scarpa筋膜。浅筋膜内有腹壁浅动脉、浅静脉、浅淋巴管和皮神经走行。对于肥胖患者，造口应在平卧位时肚脐下方脂肪最高处，肠造口应位于患者可视、可触的区域，便于自行更换造口装置。

（三）肌层

腹前外侧壁的肌层由腹前正中线两侧的腹直肌、腹外斜肌（从外上方走向内下方）、腹内斜肌（从外下方走向内上方）和腹横肌（从后向前横行方向走行）三层扁平肌共同组成（图2-2）。

1. 腹直肌及腹直肌鞘

（1）腹直肌：腹直肌（rectus abdominis）位于白线的两侧，被包在腹直肌鞘内，为上宽下窄的带形多腹肌，起自耻骨联合和耻骨嵴，肌束向上止于胸骨剑突和第5～7肋软骨的前面。其被3～4条腱划（tendinous intersections）分成多个肌腹，腱划紧密地与腹直肌鞘前层愈着，在剑突至脐之间有3条，有时在脐下有1条。腹直肌与腹直肌鞘后层之间无愈着，易于分离。腱划处常有血管，手术切开腹直肌鞘前层时，在腱划处应注意止血。

（2）腹直肌鞘：腹直肌鞘（sheath of rectus abdominis）由腹外斜肌、腹内斜肌以及腹横肌三块扁肌的腱膜构成。分为前层和后层，两层在腹直肌外侧缘的外侧相结合后呈半月形，称半月线（semilunar line）。腹直肌鞘前层由腹外斜肌腱膜和腹内斜肌腱膜的前层组成；后层由腹内斜肌腱膜的后层和腹横肌腱膜组成。腹直肌鞘后层在脐下4～5cm附近呈凸向上的弓形游离下缘，称弓状线（arcuate line）也称半环线。在弓状线以下，三块扁肌的腱膜均移行为腹直肌

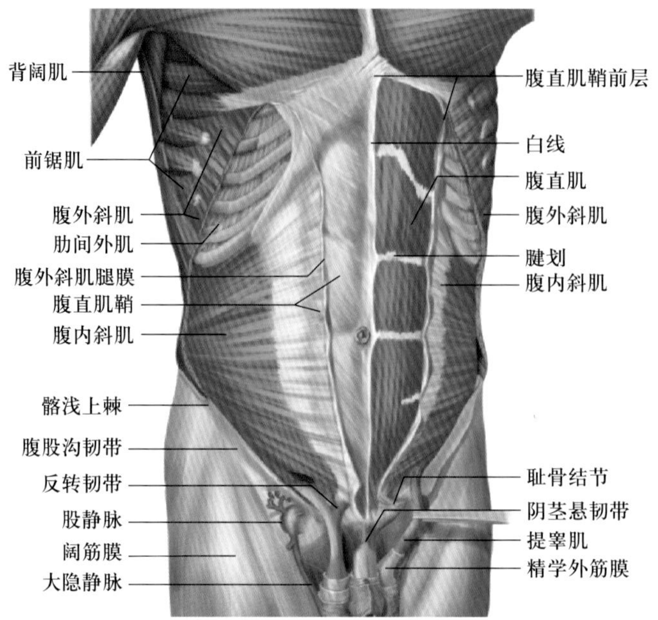

图 2-2　腹前外侧壁肌肉

鞘的前层，自弓状线以下腹直肌鞘后层缺如，腹直肌后面直接与腹横筋膜接触（图2-3、图2-4）。

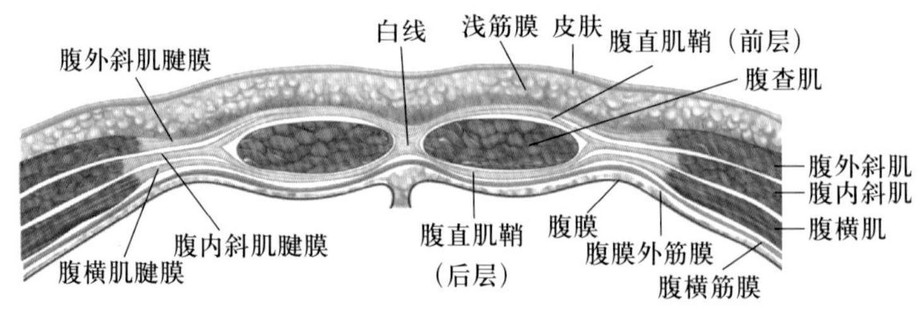

图 2-3　弓状线以上横切面

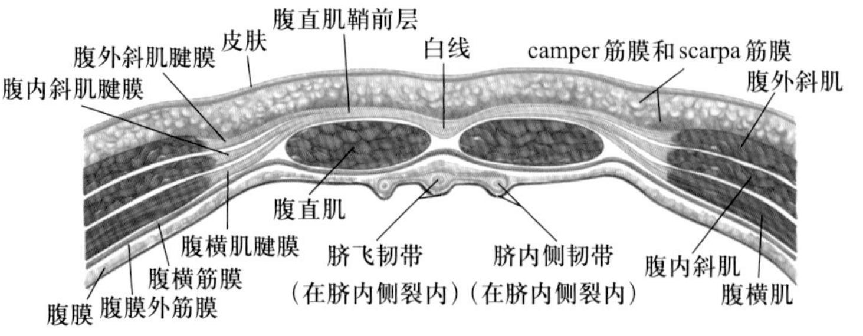

图 2-4　弓状线以下横切面

（3）白线：白线（linea alba）亦称腹白线，由两侧腹前外侧壁的三层扁肌腱膜在前正中线上相互交织而成，附着于剑突和耻骨联合之间。上宽下窄，脐以上宽约1cm，较坚韧而血管少。因此，经上腹部正中切口进入腹腔时，由于供血不足而影响切口愈合。但下腹部前正中切口因两侧腹直肌靠近，有肌肉加强，血供较充分，较少发生切口疝或创口哆开。

2．腹外斜肌 腹外斜肌（obliquus externus abdominis）位于胸下部和腹部的外侧皮下深面，为腹肌中最宽大的阔肌。通常以8个肌齿起自第5～12肋骨的外侧及下缘，肌束向内下方斜行，约在第9肋软骨至髂前上棘之间的弧形线上移行为腱膜，因而在髂前上棘至脐的连线以下则完全为腱膜。腱膜的纤维走行与腹外斜肌相似，仍以外上方斜向内下方。腱膜斜行至腹股沟区构成腹股沟管的前壁，并在耻骨结节的外上方形成一个三角形裂隙，即腹股沟管浅环（皮下环）。腹外斜肌腱膜经过腹直肌前面、参与腹直肌鞘前层的构成，在腹正中线上与对侧腱膜会合形成白线。

3．腹内斜肌 腹内斜肌（obliquus internus abdominis）肌纤维方向与腹外斜肌纤维方向交叉，起自腹股沟韧带的外侧1/3、髂嵴前2/3及胸腰筋膜。腹内斜肌后部肌纤维斜向前上方，止于第10～12肋软骨及肋骨的下缘，中部的肌纤维水平向内，这两部分肌纤维在半月线附近，移行为腱膜。该腱膜分为前后两层，参与腹直肌鞘前后层的构成，再向内止于白线。下部肌纤维斜向内下方，经过精索（或子宫圆韧带）的前面移行于腱膜，下缘部的腱膜与腹横肌的腱膜形成联合腱（或称腹股沟镰）。联合腱向下止于耻骨梳的内侧端及耻骨结节附近。联合腱参与腹股沟管上壁和后壁的构成，向内侧也参与腹直肌鞘下部前壁的构成。

4．腹横肌（transversus abdominis） 腹横肌（transversus abdominis）位于腹内斜肌深面。起点广阔，自上而下起自第7～12肋软骨的内面、胸腰筋膜、髂嵴和腹股沟韧带外侧1/3，肌纤维向内横行，于腹直肌外侧缘处移行为腱膜，然后经过腹直肌后面参与腹直肌鞘后层的构成，并止于白线。与腹内斜肌之间有第7～11肋间神经和肋下神经及伴行的血管、髂腹下神经、髂腹股沟神经经过。男性腹内斜肌与腹横肌的下部肌束共同形成提睾肌。

腹直肌与腹外斜肌、腹内斜肌、腹横肌共同组成腹前外侧肌群，它的作用是拮抗背部肌群，可使脊柱前屈和侧屈。再者是保护腹腔脏器及维持腹内压，保持腹腔脏器位置的固定。腹肌收缩时，可增加腹内压力，挤压腹腔脏器，促使其内容物排空，以完成许多生理功能，如排便、分娩、咳嗽、呼气和腹腔静脉血液回流等。

造口术打破了由四大肌群构建成的完整的腹壁屏障，容易形成造口旁疝。

造口位置一般选择于腹直肌处，是考虑到腹直肌较为肥厚加上腱划紧密愈着，可有效预防造口旁疝的发生。再者，腹直肌可使造口平时处于微关闭状况，可预防造口脱垂、外界异物进入造口。

（四）腹横筋膜

腹横筋膜（transverse fascia）位于腹横肌和腹直肌鞘的深面，为腹内筋膜的一部分，向上连接膈下筋膜，向下移行于髂筋膜和盆筋膜。腹横筋膜在上腹部较薄弱，向下逐渐增厚，近腹股沟韧带、腹直肌外侧缘和腹直肌鞘后层以及弓状线以下的部分较致密。腹横筋膜与腹横肌结合疏松，但与腹直肌鞘后层紧密愈着，手术时常作为一层切开。腹横筋膜在腹股沟管深环处随睾丸下降延续为精索内筋膜。腹横筋膜的下外方附着于髂嵴，并与髂筋膜相续。在腹股沟腹横筋膜随股血管下降入股部，形成股鞘的前壁；髂筋膜也随股血管下降，形成股鞘的后壁。腹横筋膜某一部位存在缺损或裂口是疝发生的重要原因之一，如常见的腹股沟斜疝、腹股沟直疝、股疝、切口疝和造口旁疝等均与之有关，因此，腹横筋膜的修复在疝修补术和预防疝发生中具有重要的意义。

（五）腹膜外组织

腹膜外组织（extraperitoneal tissue）又称腹膜外筋膜或腹膜外脂肪，为充填于壁腹膜和腹横筋膜之间的结缔组织，在肥胖者之中，此层内含有大量的脂肪组织，上腹部较薄弱，向下脂肪组织渐增多，将腹横筋膜与壁腹膜分隔开，形成潜在的间隙，其向后方与腹膜后间隙、向下与盆部的腹膜外间隙相延续，当炎症发生时可互相蔓延。

（六）壁腹膜

壁腹膜（parietal peritoneum）即腹膜壁层，为腹前外侧壁的最内层，是一层薄而致密的结缔组织，向下移行于盆腔腹膜，向后与腹膜后间隙的疏松结缔组织相续，切开此层即为腹膜腔。由于上腹部的腹横筋膜和腹膜外组织均较薄弱，故膈下腹膜与膈紧密愈着，受膈运动的影响，张力较大，故上腹部切口缝合腹膜时极易撕裂，宜连同腹直肌鞘的后层一起缝合。壁腹膜移动性大，腹腔内脏器组织经腹壁缺损或薄弱处突出时，壁腹膜可形成袋状结构，即为疝囊。壁腹膜有躯体神经分布，故反应敏锐，疼痛定位准确。缝合腹部切口时，腹膜虽然提供的张力并不大，但其对防止腹腔感染有重要作用。

三、腹前外侧壁的血管

腹壁深层的动脉有穿行于腹内斜肌和腹横肌之间的下5对肋间后动脉、肋下动脉及4对腰动脉。上腹部还有腹壁上动脉，为胸廓内动脉的终支之一，位于腹直肌及腹直肌鞘后层之间。下腹部有腹壁下动脉及旋髂深动脉，两者在邻近腹股沟韧带处起自髂外动脉。腹壁下动脉行于腹横筋膜与壁腹膜之间，经深环的内侧斜向上内穿腹横筋膜，上行于腹直肌与腹直肌鞘后层之间，在脐附近与腹壁上动脉相吻合，并与肋间后动脉的终末支在腹直肌的外侧缘相吻合。腹壁下动脉的体表投影为腹股沟韧带中、内1/3交界处与脐的连线。做肠造口时宜避开此线，可避免损伤此动脉（图2-5）。

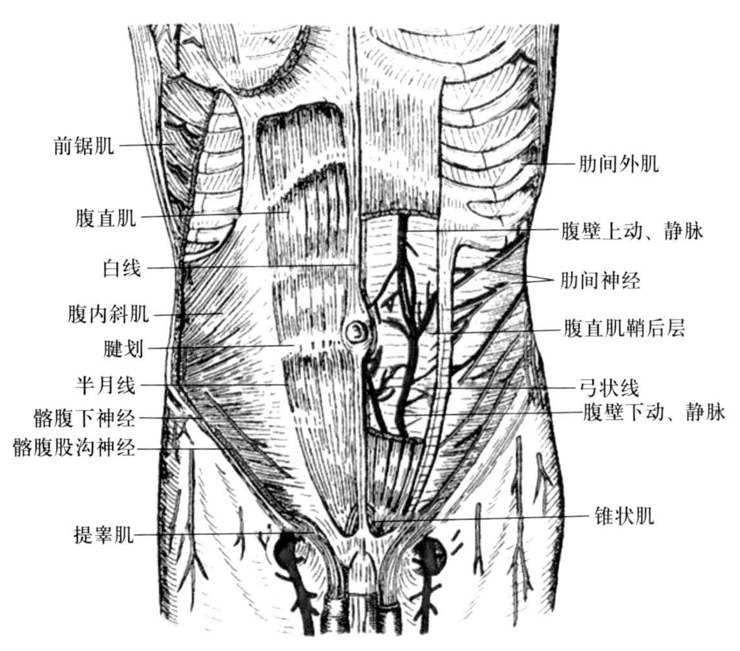

图2-5　腹壁的血管

第二节 小肠的解剖及生理

一、小肠的解剖

小肠起自胃幽门十二指肠球部，止于回盲瓣，是食物消化吸收的主要器官。成人小肠全长5～6m，可分为十二指肠、空肠及回肠三部分。

十二指肠全长20～25cm，大部分位于腹膜后方，呈“C”形包绕胰头，可分为4部：第一部是上部，在第12胸椎与第1腰椎交界处起自幽门，水平向右后方，在肝门下方急转向下，形成十二指肠上曲；第二部为降部，起自十二指肠上曲，在第1、2腰椎和第3腰椎上半的右侧下行，至第3腰椎处又急转向左，弯成十二指肠下曲，并移行为第3部，胆汁和胰液经十二指肠乳头排入小肠；第3部为水平部也称下部，在第三腰椎平面横行向左，至主动脉腹部前方移行于第4部，第4部是升部（最短），自主动脉腹部前方斜向左上至第2腰椎左侧，再向前下转折续于空肠，转折处形成的弯曲称为十二指肠空肠曲。十二指肠空肠曲借十二指肠悬肌悬吊固定于腹后壁，它由骨骼肌、结缔组织和平滑肌共同构成，起自膈的右脚，下附于十二指肠空肠曲附近，也称Treitz韧带，有悬吊、固定十二指肠空肠曲的作用。十二指肠是小肠中管腔最粗，位置最为固定的一部分（图2-6，图2-7）。

空肠和回肠盘曲于横结肠系膜下区的腹腔内，呈游离的肠袢。空肠的起点位于横结肠系膜根部的十二指肠悬韧带（Treitz韧带），空回肠无明显的解剖标志，一般认为小肠上段2/5为空肠，主要占据左中、上腹部；下段3/5为回肠，主要占据右中、下腹部及盆腔。空、回肠全部为腹膜所包被，并借腹膜形成的肠系膜附于腹后壁。肠管与系膜相连处称系膜缘，其相对侧称为对系膜缘（或独立缘）。肠系膜呈扇形，其根部即肠系膜根较短，自第2腰椎左侧向右下斜行至右骶髂关节前方处，长约15cm。分布到空、回肠的血管、淋巴管和神经，经肠系膜根

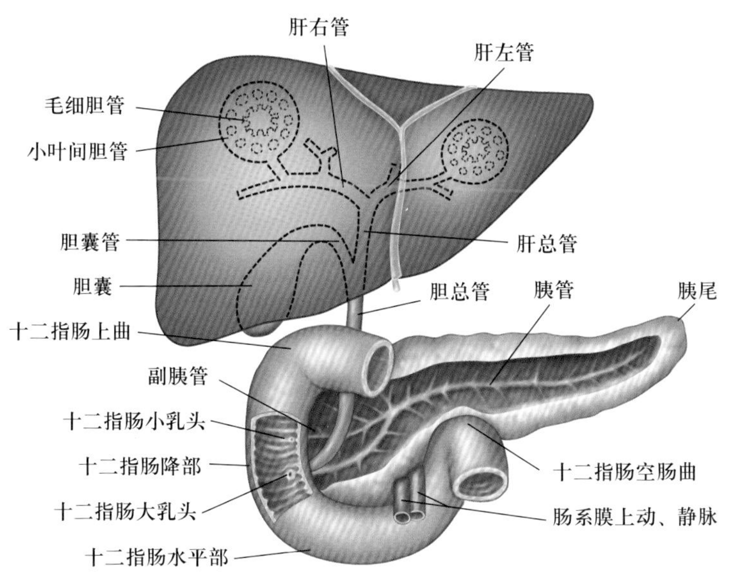

图2-6　十二指肠

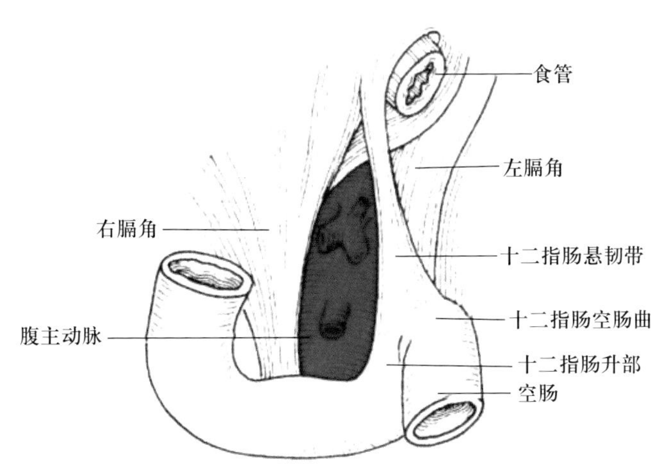

图2-7　十二指肠悬韧带

进入肠系膜的2层腹膜之间。约有3%的个体，在回肠末端距回盲瓣30～100cm的范围内，可见肠壁的对系膜缘处存在一囊状突出部，称Meckel憩室，它是胚胎时期卵黄囊管未完全消失而形成的（图2-8）。憩室发炎时，可产生类似阑尾炎的症状。有时此囊以索状结构连于腹壁，可成为肠扭转甚至肠绞窄的原因。

从外观看，空肠管径较粗，管壁较薄，血管较少，颜色较浅。肠系膜从上到下逐渐变厚，脂肪逐渐增多。肠系膜内血管分布也有不同，空肠血管弓一般1～2级，直血管较长；回肠血管弓一般3～4级，直血管较短。空回肠的血液供

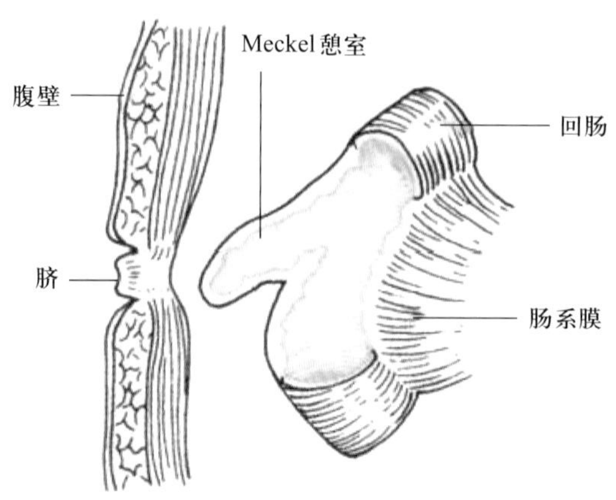

图2-8　Meckel憩室示意图

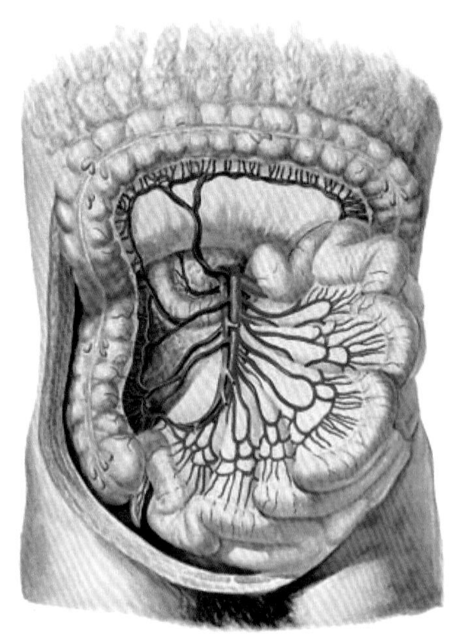

图2-9　小肠的分布

应来自肠系膜上动脉，该动脉起源于腹主动脉，约在腹腔干开口处下方1cm处分出，向下越过胰腺钩突及十二指肠水平部前方进入小肠系膜，再向右斜行至右髂窝部，在该处与自身的分支回结肠动脉相吻合。自肠系膜上动脉左侧发出10～20个小肠动脉支，这些动脉支在小肠系膜内再分支，彼此吻合形成动脉弓，自动脉弓再发出直血管到达肠壁（图2-9，图2-10）。

与动脉同名的伴行静脉，汇合形成肠系膜上静脉，位于肠系膜上动脉的右侧，至胰颈后方肠系膜上静脉与脾静脉汇合成肝门静脉。

小肠的淋巴管起自小肠黏膜绒毛的中央乳糜管，在黏膜下层形成淋巴管丛，然后流入沿血管排列的肠系膜淋巴结。其输出管注入位于主动脉前方，肠系膜上动脉根部的肠系膜上淋巴结和肠系膜下动脉根部的肠系膜下淋巴结。肠系膜上、下淋巴结与腹腔淋巴结的输出管共同组成肠干，注入乳糜池。

小肠受自主神经支配。来自腹腔丛的交感神经纤维与来自迷走神经的副交感神经纤维，走行于肠系膜上动脉周围，组成肠系膜上丛，神经纤维伴血管分支分布至肠壁。交感神经兴奋时，肠蠕动减弱，肠壁腺体分泌减少；副交感神

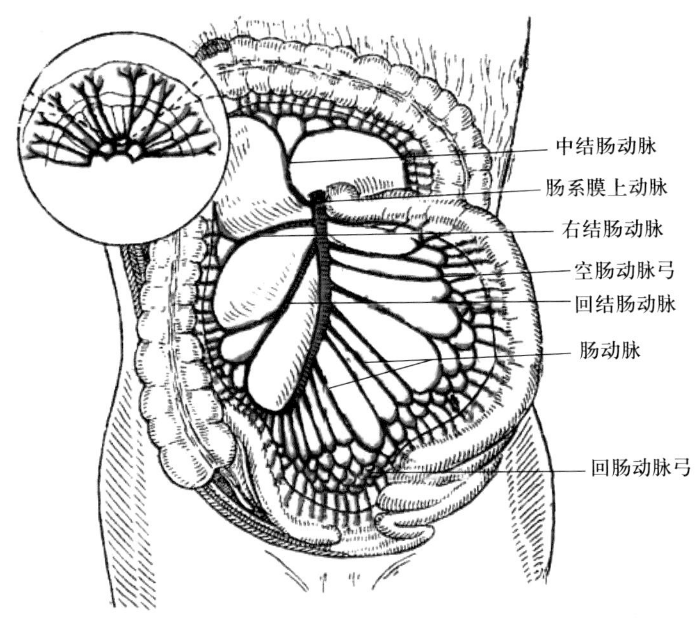

图2-10　小肠的血液供应

经兴奋时，肠蠕动增强，肠壁腺体分泌增加。

二、小肠肠壁的结构

小肠壁分为4层，由内及外分别为黏膜、黏膜下层、固有肌层及浆膜层。黏膜及部分黏膜下层向肠腔内隆起形成多个环行皱襞，环行皱襞在空肠内高而且较多，至回肠远段则变低且逐渐减少。黏膜表面有密集的小肠绒毛，在这些绒毛表面覆有肠上皮，中间为黏膜固有层，内有中央乳糜管、毛细血管网、平滑肌束和神经纤维。肠上皮由柱状细胞、杯状细胞和内分泌细胞所构成，其中柱状细胞约占90%，具有吸收功能，是小肠上皮的主要功能细胞，这些细胞的游离面还分布有大量密集的微绒毛，这些环形皱襞、绒毛和微绒毛极大地扩大了小肠的吸收面积。杯状细胞的功能是合成与分泌黏蛋白。在固有层内有肠腺，其顶端开口于绒毛之间的黏膜表面，可分泌大量肠液。肠上皮除有柱状细胞和杯状细胞外，其底部还有帕内特细胞细胞和未分化细胞。帕内特细胞细胞分泌溶菌酶有助于调节肠道细菌。未分化细胞可以增殖分化、修复肠上皮，肠上皮细胞的更新周期为3～7天。在固有层的网状结缔组织间隙中，有很多淋巴细胞，包括T和B淋巴细胞，还有许多浆细胞、巨噬细胞等，因此小肠具有重要的免疫功能。黏膜底部为黏膜肌，将黏膜与黏膜下层分隔。黏膜下层由疏松的结缔组织组成，含有血管、淋巴管和神经丛。固有肌层包括内层环肌和外层纵肌两层，两层之间有肌肉神经丛。浆膜是空回肠的外膜，包绕小肠及小肠系膜。回盲瓣是位于回肠及盲肠之间的单向活瓣，与回盲部括约肌一起控制食糜由小肠向大肠的排空，可以延缓食糜进入盲肠（图2-11）。

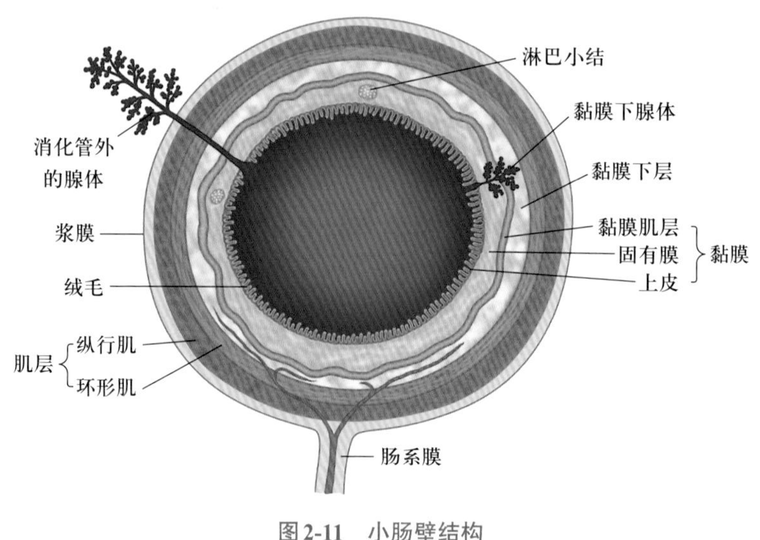

图2-11　小肠壁结构

三、小肠的生理

小肠最主要的生理功能是运动功能和消化吸收，同时小肠还具有内分泌及免疫等多个方面生理功能。

（一）运动功能

小肠的运动一方面促进食物的消化吸收，另一方面是将肠内容物向远端肠管推送，分为以下3种运动模式。

1．紧张性收缩 目的是使肠腔维持一定的压力，紧张性增高，肠内容物转运增快，反之则相反。

2．分节运动 是以环形肌为主的节律性收缩和舒张运动。使食糜与消化液充分混合，但对食糜的推进作用不大。同时，它还能挤压肠壁，促进血液与淋巴液的回流，有利于消化与吸收。分节运动是一种局部反射，靠肠内神经系统就能完成。

3．蠕动 小肠的蠕动可发生在小肠的任何部位。当小肠黏膜受食团刺激时，在食团口端的小肠收缩，在食团肛端的小肠舒张，使食团向肛端推进。食团在新的位置上又起刺激作用，再次使在食团口端的小肠收缩，在肛端的小肠舒张，使食团又被向下推进。小肠的蠕动很弱，通常在推进3～5cm后便消失，食糜在小肠内移动速度也很慢，每分钟移动速度约1cm，这就意味着食糜从幽门到回盲瓣需要3～5小时。

（二）消化吸收

小肠是消化和吸收的主要场所。由胃内消化后的食糜进入小肠后，受到胰液、胆汁和小肠液的消化分解，变成可吸收的营养物质。营养物质、水和电解质主要在小肠吸收。未被消化吸收的食物残渣进入大肠。

小肠黏膜对物质的吸收有被动转运和主动转运两种形式。被动转运包括扩散、渗透等作用；主动转运是指那些靠泵蛋白或载体蛋白在代谢功能条件下逆浓度梯度或逆电位差的转运。另外，小肠绒毛的伸缩运动可挤压血液和淋巴液前进，有助于物质的吸收。多数营养物质的吸收均发生在近端小肠内，但当近端小肠因病变切除后，回肠也具有小肠的吸收功能。

人对小肠切除的承受程度，主要取决于小肠切除的长度以及所剩肠管的长度及功能。例如，切除回盲瓣比切除同样长度的其他部位小肠对吸收功能的影响更为显著。此外，回肠可以消化吸收近端小肠尚未吸收的大部分营养。而且，只有回肠末端存在内因子及胆盐的受体，可以吸收内因子及消化脂肪后剩余的胆盐。

（三）其他功能

小肠本身是一个重要的内分泌器官，可以分泌大量的胃肠激素，已知的有生长抑素、促胃液素、缩胆素、胰液素、胃动素、抑胃多肽、神经降压素、胰高血糖素等，它们对消化腺及小肠的上皮、内分泌功能及运动功能具有重要的调节作用。

小肠还具有重要的屏障功能。生理情况下，肠道内有很多细菌，肠屏障能够阻止肠道内细菌及毒素移位至肠道外；但在肠梗阻缺血或炎症时，可引起屏障功能破坏，导致细菌和毒素乃至肠内容物移位进入血液循环或腹腔。

四、回肠造口对生理的影响

回肠造口一般选取距回盲部30～40cm处做袢式造口，对小肠的生理具有一定影响，大多数患者逐渐耐受。

造口排出物随时间变化，逐渐由稀薄变为黏稠状，呈棕黄色，有食物颗粒。由于小肠造口排出物水分占90%，成形粪便少见，气体及排出物是间歇性排出。排出量稳定后在200～700mL，排出量也受饮食、炎症等多因素影响。

由于末段回肠是胆盐吸收的主要部位，患者可能出现渗透性腹泻或脂肪泻，也可引发糖及蛋白质的吸收，出现营养不良。

对于水分及电解质的影响表现在当患者足够适应回肠造口时，不会出现严重的水电酸碱平衡紊乱，这类患者排出物中往往是低钠、高钾，这是醛固酮水平的增高参与了回肠液组成的调节，是一种对慢性盐分丢失的适应。食物中钠含量减少时，可引发利尿作用，减少肾脏钠的排出，增加回肠钾的排出，以维持两种离子正常的血浆浓度。回肠造口对钙镁离子的丢失影响不大。

回肠造口术后，回肠内细菌的组成与大肠相似。造口术末端回肠细菌数量增加，大肠埃希菌亦较正常回肠多见。但总的来说，回肠造口排出物中细菌数量较正常大便少。

第三节 大肠的解剖及生理

大肠位于消化道最末段，全长1.5米，包含结肠下区的阑尾、盲肠、升结肠、横结肠、降结肠、乙状结肠和盆腔的直肠、会阴部的肛管（图2-12）。大肠管径较大，肠壁较薄，外观有其特点，表现为除直肠、肛管和阑尾外，在结肠和盲肠具有3种区别于小肠的特征性结构，即结肠带、结肠袋和肠脂垂。结肠带是由肠壁的纵行肌增厚而成，有3条，沿肠管的纵轴平行排列，3条结肠带在盲肠的汇集点为阑尾的根部。由于结肠带较肠管短，使得肠管形成许多由横沟隔开的囊状膨出，称结肠袋。肠脂垂为结肠带两侧的指状小突起，由浆膜包裹的脂肪组织（图2-13）。在结肠的腔内面和结肠袋之间有增厚的环行肌，使黏膜突向肠腔内形成结肠半月襞。本节分别从解剖、组织结构、生理功能进行阐述。

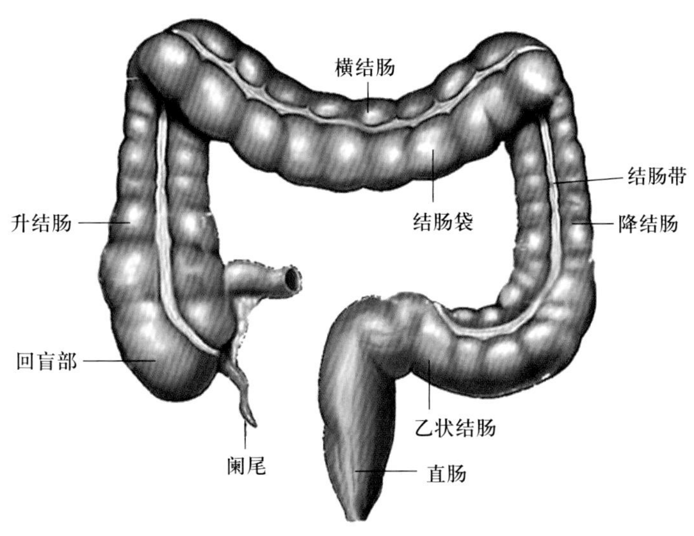

图2-12　大肠的解剖

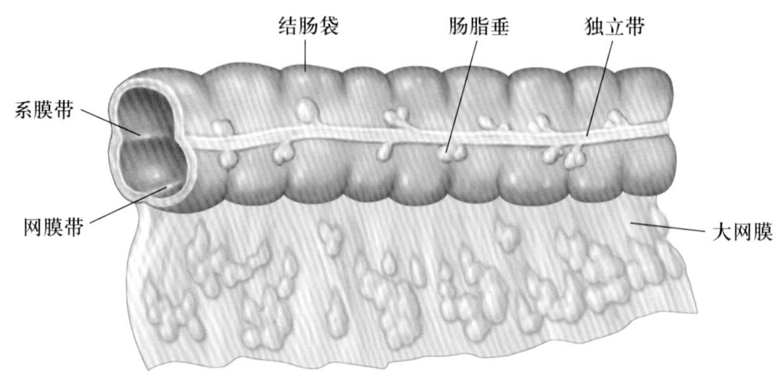

图 2-13　结肠外形标志

一、盲肠和阑尾

（一）盲肠

盲肠位于右髂窝内，为大肠的起始部，内侧与回肠末端相接，并以回盲口平面为界向上连接升结肠。盲肠外形似囊袋，长、宽各为6～8cm。盲肠的后面与髂腹股沟神经、股外侧皮神经、髂腰筋膜及髂肌相邻；内侧与右腰大肌、生殖股神经和输尿管相邻；前面与腹前壁相接触。如盲肠空虚时，小肠袢及大网膜常伸入盲肠和腹前壁之间。盲肠的位置因个体发育差别及年龄不同而变异颇多，高位者可达肝下，低位者可降入骨盆腔。小儿盲肠位置较成人高。盲肠通常为腹膜内位器官，仅稍具活动性。若与升结肠同时具有系膜，则活动度显著增大而成移动性盲肠，易发生扭转。少数盲肠后壁无腹膜遮盖而直接与腹后壁相贴，几乎不能移动。盲肠腔内有漏斗样的瓣膜自回肠末端突入，称回盲瓣。回盲瓣由黏膜及环形肌折叠形成，位于回肠与盲肠交界处，可防止结肠内容物逆流，控制回肠内食糜不致过快地进入盲肠。

（二）阑尾

根部附于盲肠后内侧壁下端、距回肠末端下方约2cm处，呈蚯蚓状突起，一般长度6～8cm，直径为0.5～0.8cm。升结肠和盲肠的3条结肠带汇聚到阑尾根部，可沿结肠带追踪至阑尾根部。阑尾根部的体表投影：位于脐与右髂前上棘连线的中、外1/3交界处，即麦克伯尼点（McBurney）点。阑尾的位置可随盲肠位置或系膜活动度而发生变化，高位阑尾可达肝下或髂嵴之上，低位阑尾可降入骨盆腔（图2-14）。成人的阑尾常见位置：回肠前位（27.97%）、回肠后位（8.26%）、盲肠后位（24.05%）、盲肠下位（6.14%）、盆位（26.14%）及其他特殊位置。

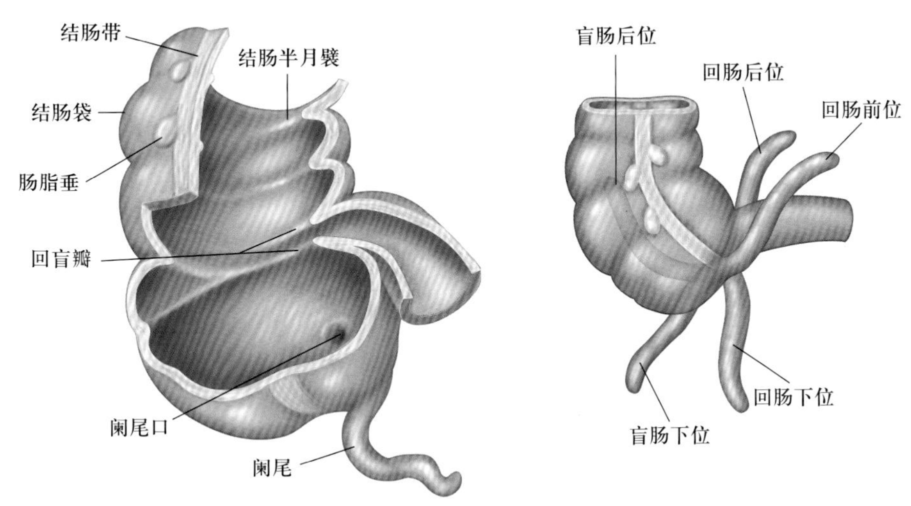

图2-14　盲肠及阑尾

阑尾以三角形的阑尾系膜连于肠系膜的下部，系膜内含有血管、神经和淋巴管。

1．阑尾动脉　阑尾动脉大多为1支，少数为2支。起于回结肠动脉，亦可起于回结肠动脉的分支盲肠前动脉、盲肠后动脉和回肠支，自回肠末段的后方进入阑尾系膜的游离缘内，分支分布于阑尾（图2-15）。

2．阑尾静脉　阑尾静脉与动脉伴行，经回结肠静脉、肠系膜上静脉汇入肝门静脉。化脓性阑尾炎时，细菌栓子可随静脉血回流，进入肝门静脉，可导致肝门静脉炎和肝脓肿。（图2-16）。

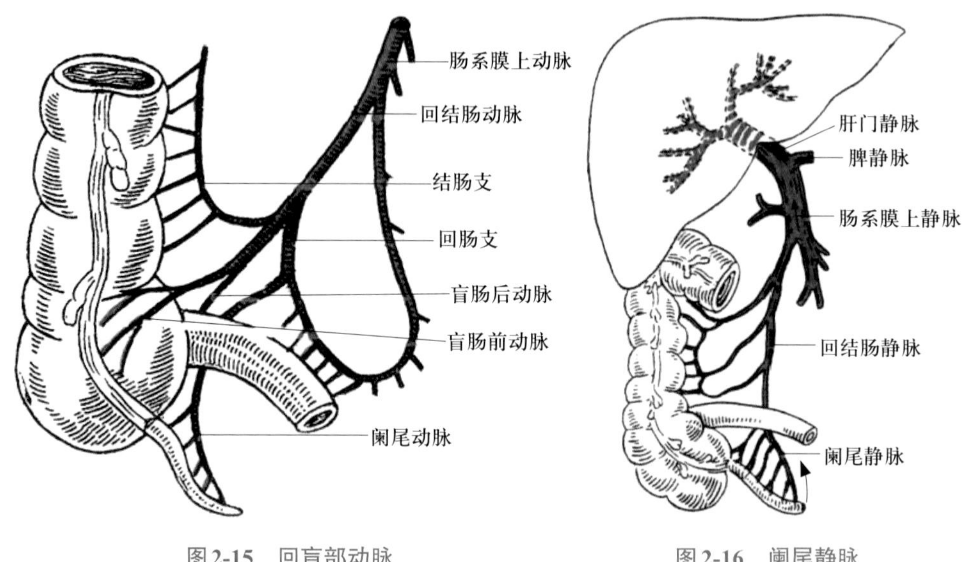

图2-15　回盲部动脉

图2-16　阑尾静脉

二、结　　肠

（一）结肠结构

包含盲肠及阑尾-升结肠-结肠肝曲-横结肠-结肠脾曲-降结肠-乙状结肠。

1．升结肠　升结肠长约15～20cm，起于盲肠，上至右季肋区的肝右叶下方，向左前方折转弯成结肠肝曲，转向左前下方移行为横结肠，结肠肝曲内侧靠近十二指肠球部。升结肠前面及两侧有腹膜遮盖，后面借疏松结缔组织与腹后壁相贴，活动性小，为腹膜间位器官。升结肠内侧为右肠系膜及回肠肠袢，外侧与腹壁间形成右结肠旁沟，上通肝下间隙（肝肾隐窝），下达髂窝或盆腔。

2．横结肠　横结肠长30～50cm，起自结肠肝曲，呈弓状弯向下方，至左季肋区脾门下方，弯成结肠脾曲，与降结肠相延续。横结肠的上方与肝、胆囊、胃大弯相邻，下面为小肠袢，前面为大网膜；后面与十二指肠降部、胰头及十二指肠空肠曲、小肠袢相邻。为腹膜内位器官，是结肠最长且活动的部分，其中部有不同程度下垂，老年或瘦长体型者可达脐下，甚至盆腔。

3．降结肠　降结肠长约20～25cm，始于结肠脾曲，下行至左髂嵴处移行为乙状结肠。降结肠前面及两侧有腹膜遮盖，内侧为左侧肠系膜窦和空肠袢，后方借疏松结缔组织与腹后壁相连，降结肠的后面有肋下血管和神经、髂腹下神经、髂腹股沟神经、股神经及髂外血管等结构，是腹膜间位器官。外侧为左侧结肠旁沟，此沟上被膈结肠韧带阻隔，下与盆腔相通，此沟积液只能向下流入盆腔。

4．乙状结肠 乙状结肠长约45cm，于左髂嵴处续于降结肠，呈“乙”字形弯曲，向下入骨盆腔至第3骶椎上缘水平移行于直肠。乙状结肠的后方与左髂内血管、左输尿管、梨状肌及骶丛等相邻，外侧为左髂外血管、闭孔神经及骨盆腔外侧壁，下方在男性为膀胱相邻，在女性为子宫和膀胱，上方与回肠袢相邻。乙状结肠属腹膜内器官，有同名系膜，活动度大，有时可发生肠扭转。

（二）结肠的血管

1．动脉（图2-17）

（1）右半结肠的动脉：来自肠系膜上动脉。

1）回结肠动脉：为肠系膜上动脉右侧的最后一支，在腹后壁腹膜深面走向回肠、盲肠结合处，并分出升结肠支、盲肠前动脉、盲肠后动脉、阑尾动脉和回肠支，分布于升结肠下1/3部、盲肠、阑尾及回肠末端。

2）右结肠动脉：在腹后壁腹膜深面横行向右，分出降支和升支，降支与回

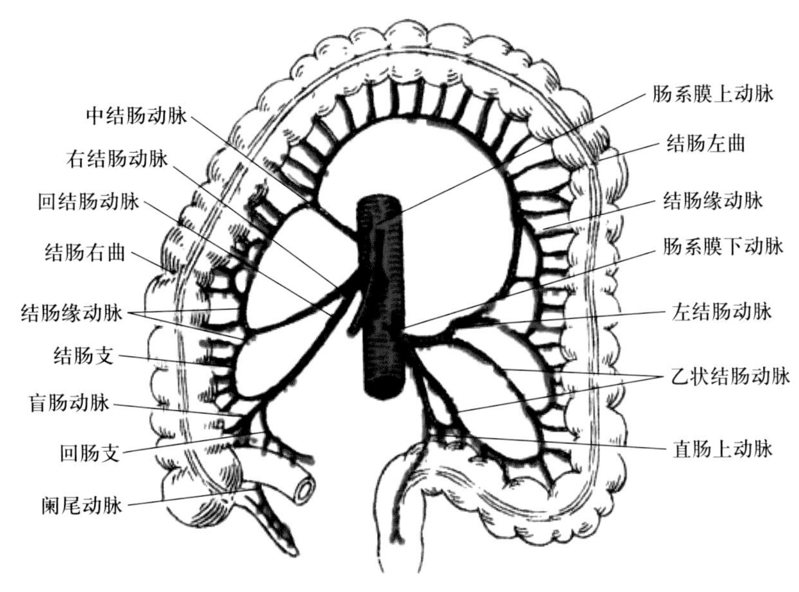

图2-17 结肠的动脉

结肠动脉吻合，升支与中结肠动脉吻合。分布于升结肠上2/3部及结肠肝曲。此动脉可直接起源于肠系膜上动脉，亦可与中结肠动脉或回结肠动脉共干，有时缺如，由邻近的中结肠动脉或回结肠动脉的结肠支取代。

3）中结肠动脉：为肠系膜上动脉向右发出的最上方的一支，自胰头下缘处发出后，行向右前方进入横结肠系膜，于近结肠肝曲处分为左支、右支。右支与右结肠动脉吻合，左支与左结肠动脉吻合，分布于横结肠。

（2）左半结肠的动脉：来自肠系膜下动脉

1）左结肠动脉：为距肠系膜下动脉始端2～3cm处发出的分支，于腹后壁腹膜深面横行，近降结肠处分为升、降两支，分别与中结肠动脉和乙状结肠动脉的分支吻合，分布于结肠左曲及降结肠。

2）乙状结肠动脉：通常为2～3支，起自肠系膜下动脉的左侧壁，在左结肠动脉稍下方或与其共干。乙状结肠动脉于腹后壁腹膜深面斜向左下，进入乙状结肠系膜供应乙状结肠。由于最下一支乙状结肠动脉与直肠上动脉之间常缺乏吻合，以致乙状结肠与直肠交界处的肠壁血运较差。

（3）边缘动脉：自回盲部至乙状结肠末端，靠近结肠系膜缘处，可见到一完整的动脉弓，由肠系膜上动脉与肠系膜下动脉发出的各结肠动脉相互吻合形成，称为结肠边缘动脉弓。由结肠边缘动脉发出直小动脉和短动脉与肠管呈垂直方向进入结肠肠壁（图2-18）。

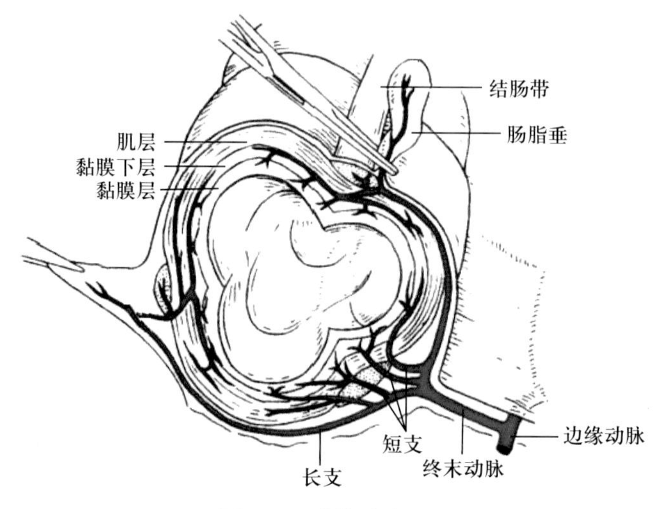

图2-18　边缘动脉

2．静脉　大多与同名动脉伴行，升结肠和横结肠的静脉大部汇入肠系膜上静脉，然后注入肝门静脉。降结肠和乙状结肠的静脉汇入肠系膜下静脉。肠系膜下静脉多数向上汇入脾静脉，也可汇入肠系膜上静脉或肝门静脉。

（三）结肠的淋巴结

结肠的淋巴结按其回流的路径分为4群。

1）结肠壁上淋巴结：位于结肠壁浆膜下，邻近肠脂垂，数量少。

2）结肠旁淋巴结：位于边缘动脉和肠壁之间。

3）中间群淋巴结：沿各结肠动脉排列。

4）肠系膜上、下淋巴结：位于肠系膜上、下动脉根部，最后汇入肠干注入乳糜池。

结肠中间淋巴结之间互相交通，结肠癌根治性切除，要求将该部结肠动脉供应的整段肠管及系膜全部切除（图2-19）。右半结肠的淋巴大多汇入肠系膜上淋巴结，左半结肠的淋巴大多汇入肠系膜下淋巴结。

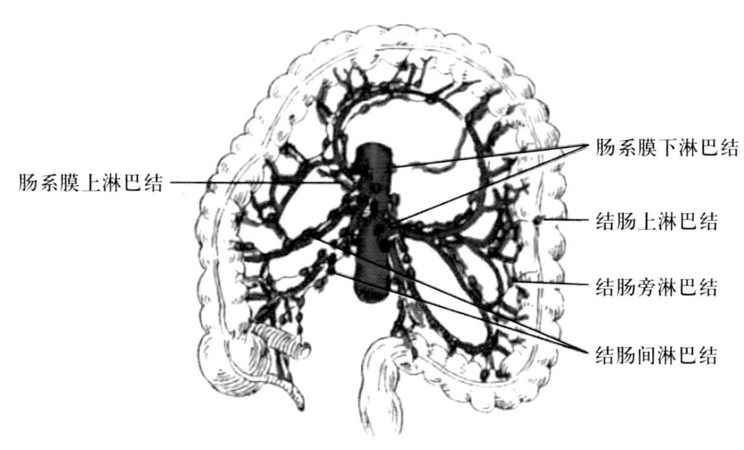

图2-19　结肠的淋巴

（四）结肠的神经

交感神经和副交感神经纤维组成的肠系膜上丛与肠系膜下丛，分支伴随血管分布至结肠肠壁。盲肠、阑尾、升结肠、横结肠的神经都来自腹腔丛的肠系膜上丛和迷走神经纤维，结肠左曲、降结肠、乙状结肠的交感神经来自肠系膜下丛，副交感纤维来自骶部的副交感神经。

三、直肠和肛管

1. 位置及形态 直肠位于小骨盆腔内，在第3骶椎处上接乙状结肠。全长12～15cm，它在骶、尾骨前面下行，穿过盆膈为肛管，直肠下段管腔明显膨大，称直肠壶腹。直肠和肛管的行程在矢状面上有两个弯曲，上方的称直肠骶曲，距肛门7～9cm，凸向后侧，与骶骨前面的曲度一致；下方的称直肠会阴曲，距肛门3～5cm，凸向前侧。进行直肠镜、乙状结肠镜检查时，必须注意此弯曲，以免损伤肠壁。此外，直肠在冠状切面内还有3个侧曲，但不恒定，一般中间较大的一个弯曲凸向左方，上、下两个弯曲凸向右方。

直肠从上向下，由腹膜间位逐渐移行为腹膜外位。在直肠壶腹上部各方均有腹膜包被，随之下行，先在直肠后方失去腹膜包被，但两侧及前方仍有腹膜包裹，下行至第4、5骶椎高度，腹膜仅包被直肠的前面。腹膜在男性移行于膀胱的后面，覆盖精囊的上部，构成直肠膀胱陷凹；在女性反折至阴道穹后部，形成直肠子宫陷凹。直肠子宫陷凹距肛门5.5～6cm，直肠膀胱陷凹距肛门7.5～8cm。肛管又称直肠肛门部，上端在盆膈处接续直肠，下端以肛门终于会阴，全长3～4cm，为消化管的最下段（图2-20）。

2. 直肠肛管内面观 直肠内面的黏膜通常有3条呈半月形的横行皱襞，称直肠横襞。上横襞位于左侧壁上，距肛门约11cm，相当于乙状结肠与直肠交界处。中横襞最大且恒定，位于直肠壶腹部上方的前右侧壁，距肛门7～8cm，在中横襞平面下方有腹膜从直肠前面返折而过，该处约距肛门8cm，故直肠中横襞具有定位意义。下横襞不太恒定，位于左侧壁。

肛管内面的黏膜有6～10条纵行皱襞，称肛柱，肛柱内有血管及纵行肌。在肛柱上端相连的线称肛直肠线，两相邻肛柱下端以半月形小皱襞相连，称肛瓣。肛瓣与肛柱下端共同围成的小隐窝称肛窦，窦口向上，肛腺开口于窦底，易感染而发生肛窦炎。肛柱下端与肛瓣基部连成高低不平的环形线，称齿状线，是内胚层与外胚层的移行带，也是黏膜与皮肤的交界处。

以齿状线为界，其上方与下方的被覆上皮、血管来源、淋巴回流和神经分布均不相同。

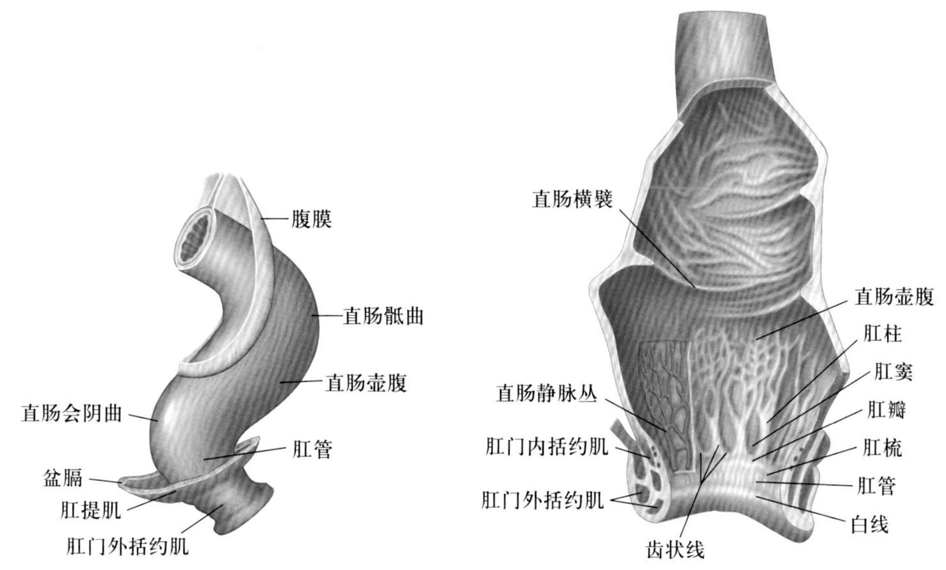

图2-20　直肠和肛管的冠状切面

齿状线以上由内胚层衍化而来，由内脏神经分布；其黏膜上皮为复层立方上皮或柱状上皮，癌变性质为腺癌；动脉来自直肠上动脉与直肠下动脉，静脉分别回流至肝门静脉系的直肠上静脉和下腔静脉系的直肠下静脉，淋巴回流至肠系膜下淋巴结和髂内淋巴结。

齿状线以下由外胚层衍化而来，由躯体神经分布；其被覆上皮为复层扁平上皮，癌变性质为鳞状细胞癌；动脉来自阴部内动脉的分支，静脉由肛静脉回流至下腔静脉系，淋巴回流至腹股沟浅淋巴结。

在肛门上方1～1.5cm处，于活体可见皮肤上有浅蓝色的环形线，称白线。肛门指检时可触知此处有一环形浅沟，称括约肌间沟，相当于肛门内、外括约肌的交界处。肛管周围有内、外括约肌环绕，肛门内括约肌是平滑肌，为肠壁的环形肌层增厚而成，可协助排便，但无括约肛门的功能。肛门外括约肌为骨骼肌，围绕在肛门内括约肌的外面，可分为皮下部、浅部和深部。在肛门皮肤边缘有一环形的肛线，为肛管最下端。基于肛管内有4条线，故可将肛管划分为3个区。肛直肠线与齿状线之间称肛柱区。齿状线与白线之间称肛梳（又称痔带），其皮下组织内有丰富的静脉丛，易曲张而形成痔，同时肛梳也是肛管的最狭窄区，肛管狭窄症、肛裂和肛瘘内口常发生于此区域内。白线与肛线之间称皮区（图2-21）。

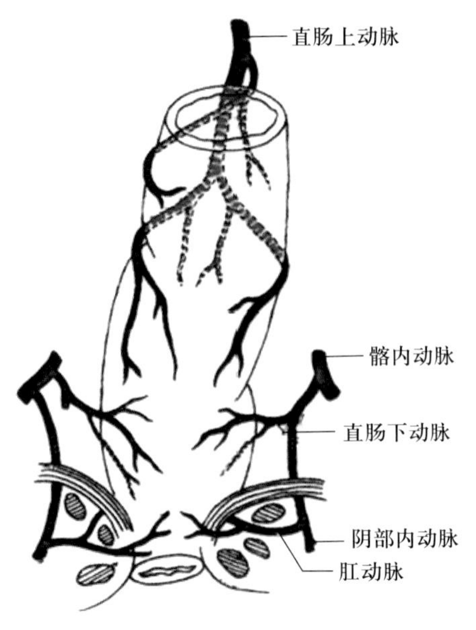

图2-21　直肠肛管动脉

3. 直肠肛管的血供、淋巴回流及神经分布

（1）血管：由直肠上动脉、直肠下动脉、肛门动脉及骶正中动脉分布。直肠上动脉为肠系膜下动脉的终支，在乙状结肠系膜内下行至第3骶椎高度，分为左支和右支，自直肠侧壁进入直肠。直肠下动脉来自髂内动脉，其分支至直肠下部和肛管上部。肛动脉由阴部内动脉发出，其分支则分布于齿状线以下的肛管部分和肛门外括约肌。骶正中动脉发出分支经直肠背面分布于直肠后壁。静脉与同名动脉伴行，这些静脉来自直肠肛管静脉丛。直肠肛管静脉丛可分为直肠肛管内丛和直肠肛管外丛，直肠肛管内丛位于黏膜下层和肛管的皮下组织内。直肠肛管外丛位于腹膜反折线以下的肌层外围的疏松结缔组织中。

直肠肛管内丛以齿状线为界，分为直肠肛管上丛和直肠肛管下丛。直肠肛管内丛静脉曲张形成痔，在齿状线以上者为内痔，齿状线以下者为外痔（图21-22）。

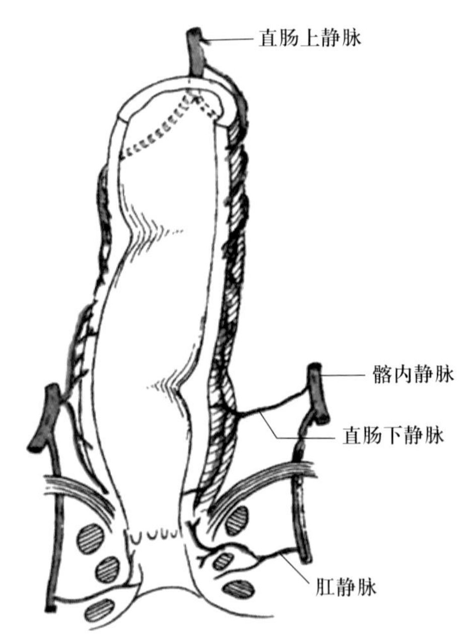

图2-22　直肠肛管静脉

（2）淋巴结：直肠和肛管的淋巴多伴随相应静脉回流，以齿状线为界可分上组与下组，两组淋巴管之间有吻合支交通（图2-23）。

1）上组：①大部分淋巴管沿直肠上血管，向上至肠系膜下淋巴结；②向两侧沿直肠下血管汇入髂内淋巴结；③向下穿肛提肌与坐骨肛门（直肠）窝淋巴相通，汇入髂内淋巴结；④向后汇入骶淋巴结。

2）下组：引流肛管下部及其周围皮

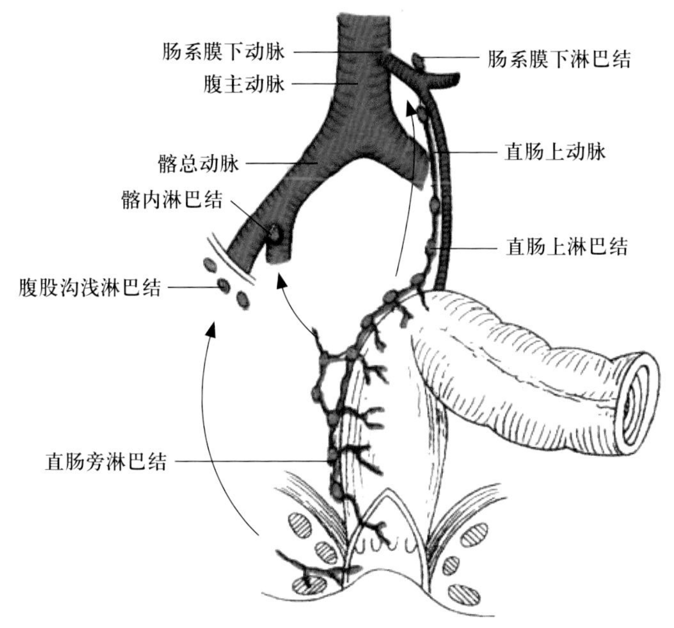

图2-23　直肠肛管的淋巴回流

肤的淋巴，经会阴汇入腹股沟浅淋巴结。

（3）神经：直肠和肛管齿状线以上由交感神经和副交感神经管理。副交感神经是直肠的主要神经，神经纤维来自盆内脏神经，经盆丛并通过直肠侧韧带而分布于直肠和肛管。与排便反射有关的传入神经纤维也经由盆内脏神经传入。

齿状线以下由阴部神经的分支肛神经分布，肛神经属躯体神经，感觉纤维分布于肛管及肛门周围皮肤，运动神经纤维支配肛门外括约肌。

四、基本组织结构

结肠肠壁由内向外依次为黏膜层、黏膜下层、肌层和浆膜层。

1．黏膜层　黏膜层分为上皮和固有层，上皮为单层柱状上皮，内含大量的柱状细胞和杯状细胞，数量明显多于小肠；固有层含多而长的肠腺和较多淋巴组织，肠腺开口在黏膜表面，为直管状，内还含有少量未分化细胞和内分泌细胞，无潘氏细胞，固有层内淋巴组织发达常可伸入黏膜下层。

2．黏膜下层 为富含大量的血管、神经、淋巴管及成群脂肪细胞的疏松结缔组织，无肠腺。

3．肌层 肌层为内环、外纵排列的两层平滑肌，内层环肌较厚，外层纵肌局部增厚集中形成3条结肠带，结肠带之间的纵行肌较薄。

4．浆膜层 浆膜层为脏层腹膜（图2-24）。

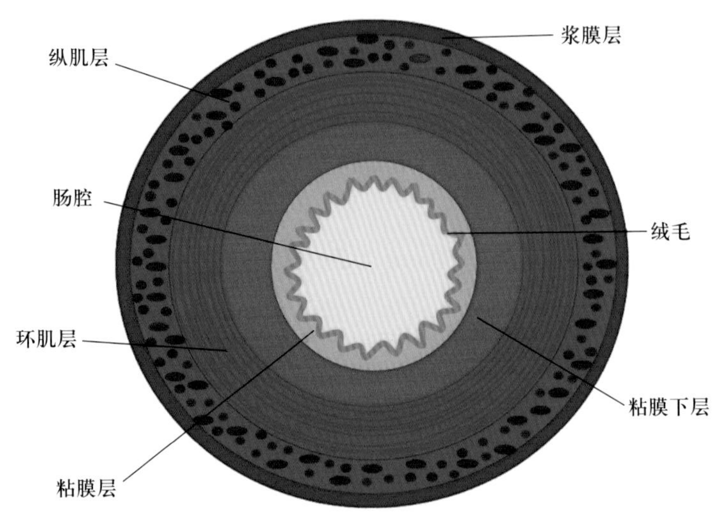

图2-24 结肠壁组织结构

五、生 理 功 能

结肠的主要生理功能主要是对肠内容物的储存、吸收、推进功能。

（一）结肠的运动

1．袋状往返运动 袋状往返运动（非推进性分节运动）是安静或空腹时最早出现的运动形式。结肠袋在不同部位交替反复出现的运动使肠腔内容物向两个方向缓慢地短距离往返移动，而并不向前推进，仅使液状或半液体状肠内容物和肠液充分混合、搅拌，增加结肠对水分的吸收。乙状结肠的袋状往返运动帮助形成卵圆形粪团，粪团很少或完全不向前移动。

2. 分段或多袋推进运动 分段或多袋推进运动（推进性分节运动）是一个结肠袋肠内容物被推移到下一段的运动，即向肛门端的推进运动。

3. 蠕动 结肠蠕动是由许多稳定向前的收缩波组成。肠内容物经结肠蠕动每分钟向前移动1～2cm，收缩波前面的肌肉舒张，舒张的肠段常有气体，收缩波后面则保持在收缩状态，使这段肠管排空并闭合，可持续5～60分钟，很少出现逆向蠕动。

4. 集团运动 结肠有一种速度很快、前进很远的蠕动是集团运动。多在饭后出现，最常发生在早餐后60分钟内。集团运动可由盲肠开始，或由横结肠开始，是一系列收缩性多袋推进运动或蠕动，经过舒张肠段推至尾侧收缩环，它使肠内的粪便进入一段20cm以上的狭窄管状肠管，这一条粪便以每分钟2～5cm的较快速度、最快时以每秒1cm的速度推向乙状结肠、直肠，集团蠕动每日发生3～4次。某些泻药导泻的原理也是通过引起结肠的集团运动而发挥效应的。

5. 排便反射 大肠内容物到达降结肠时，水分和盐类已吸收完毕，形成半固体状的粪便，依靠大肠的蠕动，粪便经乙状结肠到达直肠，待直肠内达到一定的粪便量时，刺激直肠壁内的压力感受器，冲动经过传入神经到达腰骶部脊髓的初级排便中枢，并上传到大脑皮质，引起“便意”，同时大脑皮质在一定程度上可根据环境条件对脊髓的排便中枢进行控制。如果环境条件许可，大脑皮质可兴奋骶髓的排便中枢，冲动经骶髓传出，结肠、直肠收缩，肛门括约肌舒张，使粪便排出。

（二）消化与吸收

大肠的主要功能为吸收水分及无机盐、残渣形成粪便。

1. 分泌功能 结肠没有绒毛，在黏膜隐窝间的表面由柱状上皮细胞覆盖，隐窝和柱状上皮有高度密集的含黏液的杯状细胞分泌黏液，所以结肠的分泌很少水样液体而富有黏液，主要是保护肠黏膜并润滑粪便。

2. 消化功能 消化过程主要由结肠内的细菌完成。结肠内大肠埃希菌占70%，厌氧杆菌占20%，其余包括粪链球菌、变形杆菌、乳酸杆菌、芽孢杆菌和酵母菌等。此外，结肠内还有少量原生动物及螺旋体。这些细菌能产生多种酶使食物残渣和植物纤维分解，合成维生素B_1、维生素B_2、维生素B_3、烟酸及维生素K。

当食物中缺乏维生素时，这些维生素的合成和吸收增加，可起到一定的补偿作用。长期使用广谱抗生素，可导致体内维生素B、维生素K的缺乏，引起相应的症状。此外，大肠内的细菌还有产气作用。70%气体的来源主要为饮食及吞入的空气，其余的30%来自大肠内细菌对糖类的发酵。每天平均约有1000mL气体经肛门排出。

3．吸收功能 吸收作用主要发生在升结肠内。其内容物为液体、半液体及软块样，主要吸收水分、无机盐、少量糖、胆酸和其他水溶性物质，但不能吸收蛋白质和脂肪。据统计，成人每天有800～1000mL液体进入大肠，作为粪便排出的仅约150ml，即每天至少600ml水由大肠吸收。结肠有吸收钠和氯离子的功能，而钾和重碳酸盐则通过大肠排泄作用排出体外。

大肠也可吸收某些药物，如镇痛药、激素等。大肠内细菌在分解食物残渣过程中产生的某些毒性物质也可在大肠内吸收，但经门静脉进入肝脏内解毒。

（三）结肠造口对生理的影响

粪便经过右侧结肠到左侧结肠由稀变稠，盲肠及升结肠通过一系列环状收缩使肠内容物在其腔内滞留并进行碾磨，而后通过较强的收缩将这些未完全成形的粪便推送至远端结肠，所以盲肠或近端横结肠造口影响结肠对水及电解质的吸收能力。

此外，胆酸主要在结肠内吸收，回肠切除后进入结肠的胆酸增多，也可使结肠水及电解质的分泌量增加。因此，近端结肠造口时粪便的量较多，水及钠的含量较高，且排出无规律，不易控制。在中段结肠，其运动的特点是环状收缩可使粪便向远端推进并做来回往复运动，横结肠远端或降结肠造口的吸收面积更大，粪便可充分混合，可有效地吸收水分及钠，因此，中段结肠造口的液体排出量较近端造口少。远端结肠造口，其排出量与正常人多无较大差异。

（刘凯东　张　乐　辛前有　谭桂兴　李化新　李菁菁）

参考文献

[1] 高秀来 . 人体解剖学 [M]. 北京 : 北京大学医学出版社 , 2009.

[2] 王吉甫 . 胃肠外科学 [M]. 北京 : 人民卫生出版社 , 2000.

[3] 于恩华 , 高秀来 . 解剖学与解剖方法 [M]. 北京 : 北京大学医学出版社 , 2004.

[4] 洛树东 , 高振平 . 医用局部解剖学 [M]. 北京 : 人民卫生出版社 , 2011.

[5] 张卫 , 姚琪远 , 楼征 . 肠造口手术治疗学 [M]. 上海 : 上海科学技术出版社 , 2019.

第三章

造口方案制订策略

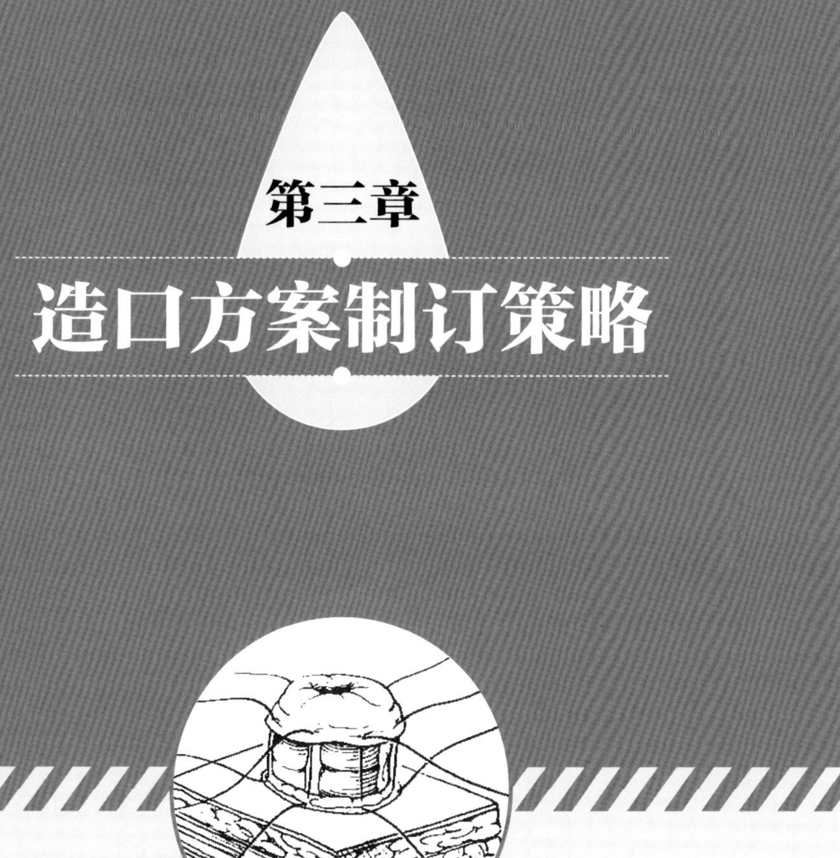

肠造口是将部分肠管从腹壁切口拉出体外，固定缝合于腹壁上，用以转流肠内容物的一种手术方式，因其是人工改变消化道通道将肠内容物排出体外的手术，代替肛门行使排便功能，故又称“人工肛门”。肠造口手术主要用于患有严重肠道、肛门或会阴部疾病患者的治疗。如：低位直肠癌手术，为了保证充足的下切缘，根治性切除肿瘤及充分清扫周围淋巴结，需要切除肛门及周围组织，行永久性乙状结肠造口；结直肠吻合术后，为了降低吻合口瘘的发生，行预防性肠造口；直肠、肛门及会阴部外伤或伴有严重感染性疾病时，预防性肠造口可转流肠内容物，降低污染和感染风险，为疾病治疗和愈合创造条件。

肠造口可以有效地预防和治疗吻合口瘘，治疗相关疾病，但肠造口因为改变了正常的肠内容物排出通道，会降低病人的生活质量，同时也会影响病人的心理健康，肠造口还会发生各种近期和远期并发症。据报道，肠造口相关并发症的发生率为23.5% ~ 68.0%，而且不同类型肠造口导致的并发症情况也存在差异，部分预防性肠造口还会因为疾病复发、吻合口狭窄或其他原因等长期不能还纳。

因此，在制订手术和肠造口方案时，外科医生应仔细、全面评估患者的各种情况，包括肿瘤病期、治疗计划、年龄、身体状况、原先肛门排便和控便能力、体型及患者意愿等，严格掌握肠造口的指征，避免不必要的造口，同时对有必要造口的患者，应根据病人的具体情况、不同类型肠造口的适应证及优缺点，制订相应的个体化造口方案。

但是，目前肠造口方案的制订策略通常取决于外科医生的主观经验，缺乏系统化的、客观的证据为外科医生制订个体化方案提供参考。因此，本文将从肠造口原因、肠造口适应证以及肠造口还纳的影响因素等方面进行详细阐述，为外科医生制订个体化造口方案提供参考。

一、永久性肠造口和预防性肠造口

肠造口按造口是否还纳分为永久性造口和临时性（预防性或保护性）造口。顾名思义，永久性造口就是造口成为肠内容物的永久性排出通道，不会还纳；临时性造口只是暂时的肠内容物转流通道，以后医生会选择合适的时机进行还纳。

（一）永久性肠造口

永久性肠造口主要见于：

（1）低位直肠癌Mile's手术（直肠癌腹会阴联合切除术）。

（2）局部晚期直肠癌Hartmann手术（直肠癌根治性切除，近端结肠造口，远端直肠封闭术）。

（3）直肠癌穿孔伴或不伴腹腔内广泛转移、晚期直肠癌或直肠癌复发等，肿瘤无法得到根治性切除，或者即使根治性切除，但近期复发风险高，为了减轻肿瘤负荷和改善生活质量，为下一步治疗创造条件。

（二）临时性肠造口

临时性肠造口主要适用于：

（1）吻合口瘘的发生风险高，如：吻合口位置较低（比如：距离肛门≤4cm）。

（2）新辅助放化疗后组织水肿严重，组织愈合能力差。

（3）对术中操作和吻合质量不满意。

（4）病人一般状况差，如高龄、营养不良（如贫血及低蛋白血症等）、合并症多（如合并糖尿病等），病人组织愈合能力差。

（5）术前梗阻致肠壁水肿，组织愈合能力差。

（6）接受广泛而复杂的外科手术者，如多器官联合切除，手术创伤大。

（7）急腹症病人，如严重肠梗阻或结肠穿孔后腹腔感染严重而无法耐受一期吻合或者吻合后预计吻合口瘘的发生风险高。

（8）患者伴有以上多个高危因素。

二、肠造口的分类和选择

（一）回肠造口和结肠造口

肠造口按造口的肠段大致可分为回肠造口和结肠造口。总体上来说，回肠造口简单方便、易于还纳，但由于属于肠道近端，肠内容物较稀，流出量大，容易发生脱水、水电解质失衡、造口旁皮肤刺激或皮炎等并发症，且具有造口难于护理等缺点。结肠造口由于属于肠道远端，肠内容物多已成型，发生脱水、水电解质失衡、造口旁皮肤刺激或皮炎等并发症较少，但造口的其他并发症，如造口脱垂、造口内陷、造口狭窄、造口旁疝等并发症多，而且还纳相对难度较大，二期还纳术后发生吻合口瘘及腹腔感染的风险相对更高。

（二）肠造口的具体分型及适应证

肠造口的类型主要包括回肠袢式双腔造口、回肠单腔造口、盲肠造口、横结肠袢式造口、乙状结肠袢式造口、乙状结肠单腔造口、节制性肠造口及隐形肠造口等。

1. 回肠袢式双腔造口 回肠袢式双腔造口指在不离断回肠的情况下直接将回肠牵出体外进行造口，其具有操作简便、快速和还纳简单等优点，主要适用于：

（1）结直肠手术中预防吻合口瘘的发生或治疗已发生的吻合口瘘。

（2）存在阻碍造口远端病灶切除因素，如病情危重无法耐受大范围手术，医疗条件限制无法施行病灶切除手术，肿瘤病期较晚无法切除，也无法进行肠道支架植入。

（3）造口远端病灶需临时旷置者，如局部晚期结肠癌伴梗阻行新辅助化疗期间，无法进行肠道支架植入。

（4）远端回肠缺血坏死且缺血线和缺血范围不明确时，无法行一期切除和一期吻合者，可于近端血供良好处行临时性造口。

（5）其他情况，如麻痹性肠梗阻减压效果差，腹内压较高影响呼吸循环时；复杂肛瘘术后或者直肠肛门严重外伤，会阴部严重感染时。需要注意的是，回肠袢式双腔造口存在易引起消化液丢失、水电解质紊乱、肠液渗漏刺激局部皮肤和导致皮炎的缺点。

2. 回肠单腔造口 回肠单腔造口主要适用于行全结直肠肛管切除术的家族性腺瘤性息肉病、多发性结直肠癌和严重的炎症性肠病（溃疡性结肠炎、克隆氏病）患者。回肠单腔造口应用较为少见，除非有明确的适应证，否则一般不采用此术式。

3. 盲肠造口 盲肠造口因为保留了回盲瓣，对肠内容物过快流出有一定的预防作用，其主要适用于：

（1）远端结肠梗阻，特别是升结肠或横结肠肿瘤较大，引起盲袢综合征，肠管可能因张力较大而出现缺血坏死或穿孔，患者全身状况较差而不能行一期切除时可行盲肠造口术。

（2）结肠吻合不满意时，可行盲肠造口减压，预防吻合口瘘。

（3）慢性难治性便秘时，可经皮盲肠置管进行顺行节制性灌肠。

（4）溃疡性结肠炎患者口服药物治疗效果差时，可行盲肠造口进行药物灌肠治疗。

（5）其他情况，如盲肠扭转等。

4. 横结肠袢式造口 横结肠袢式造口指针对横结肠脾曲至远端结直肠、盆腔及肛周疾病引起的肠道梗阻、穿孔及感染而进行的一种肠内容物转流手术，多为临时性，其适用情况如下：

（1）梗阻性疾病，如远端结肠癌或直肠癌急性梗阻需要进行减压，晚期直肠癌梗阻，先天性肛门闭锁及先天性巨结肠等先天性疾病，远端结肠或直肠慢性缺血致肠动力障碍。

（2）炎症或感染性疾病，如直肠或肛周疾病伴严重感染时，放射性直肠炎、溃疡性结肠炎及憩室性疾病等导致穿孔、瘘及梗阻时。

（3）损伤性疾病，如因外伤致远端结肠、直肠及肛周损伤时。

（4）备用处理方案：如远端结肠或直肠发生吻合口瘘或为了防止吻合口瘘的发生而进行预防性处理。

（5）直肠阴道瘘及直肠膀胱瘘等疾病的治疗。

（6）回肠造口困难者，如右下腹手术史引起严重粘连，回肠不能提出体外；

急诊情况未行肠道准备者（与回肠造口相比，横结肠造口可及时有效地引出结肠、回肠腔内潴留物）。

（7）其他，如乙状结肠扭转、大便失禁及会阴部感染等。需要注意的是，横结肠造口位置特殊，通常位于左上腹，不易隐藏，而且常与腰带位置重叠，不易穿戴造口产品，还会影响更换造口袋的视线，特别是肥胖或颈椎病患者。此外，与回肠造口相比，横结肠造口发生脱垂、形成造口旁疝以及二期还纳术后发生吻合口瘘及腹腔感染率更高。

5. 乙状结肠袢式造口 乙状结肠袢式造口主要适用于：

（1）晚期直肠或肛门恶性肿瘤患者无法根治性切除时，可行乙状结肠袢式造口预防近端结肠梗阻或避免闭袢性肠梗阻的形成。

（2）直肠、肛门和会阴部外伤严重或局部创面发生严重污染时，可行临时性乙状结肠袢式造口转流肠内容物，预防远端伤口污染和感染。

（3）急性直肠梗阻或狭窄者，如直肠癌或放疗性直肠狭窄或先天性肛门闭锁等导致梗阻、肠管极度扩张并伴有大量的积气积便，又无肠道支架植入的条件或可能，且患者全身情况欠佳，一期手术有困难和风险较大者，可先行临时性乙状结肠袢式造口以解除梗阻、挽救生命、控制病情发展，待患者一般情况好转，再治疗原发疾病。

（4）其他直肠、肛门和会阴部反复发作的炎性或复杂性瘘管等疾病，需行复杂手术治疗，可先行临时性乙状结肠袢式造口转流肠内容物，为后续治疗创造条件。

6. 乙状结肠单腔造口 乙状结肠单腔造口主要适用于Mile's手术（直肠癌腹会阴联合切除术）和Hartmann手术（直肠癌根治性切除，近端结肠造口，远端直肠封闭术）。需要注意的是，乙状结肠单腔造口大部分属于永久性。

7. 节制性肠造口 由于肠造口没有括约肌的节制功能，肠内容物持续地从造口流出，导致造口周围皮肤刺激或皮炎等并发症，不便于造口护理，降低患者的生活质量，影响病人的心理健康。

为了解决这一问题，研究者也提出了一些增强肠造口患者自主排便功能的办法，主要通过置放造口栓或括约肌重建等方式来增强肠造口患者的自主排便控制能力。但是，目前这些方法在我国暂未得到推广。

8. 隐形肠造口 隐形肠造口指在关腹前将病变近端肠管拖出腹膜外，埋置于皮下并做标记，此时肠内容物仍可正常通过该段肠管，如果病人后续发生肠梗阻，在标记处局部麻醉切开肠管即可完成肠造口术。结直肠或盆腔恶性肿瘤等经腹腔探查证实病期较晚或肿瘤累及重要血管而无法手术的病人，预计患者在短期内可能发生梗阻时，可施行隐形肠造口术。隐形肠造口可有效避免二次开腹手术，降低手术复杂程度，更重要的是减轻患者的痛苦。

三、预防性造口还纳的影响因素

肠造口作为临时性肠内容物转移通道，可有效降低吻合口瘘的发生和治疗已发生的吻合口瘘，通常会在吻合口完全愈合或结直肠癌患者辅助放化疗结束后行造口还纳术。

然而，3.0%～48.7% 的患者会因各种原因失去造口还纳的机会，导致永久性肠造口形成，还有更高比例的预防性肠造口患者未在预计期限内完成造口还纳。在失去造口还纳的患者中，约34.7%的患者表示无法自行更换造口袋，给患者的日常生活带来了严重不便。因此，仔细研究和充分认识造口不能及时还纳的影响因素，对制订造口方案尤为重要。

目前关于影响造口还纳的研究较少，我们的前期研究将影响造口还纳的因素归纳为以下4类。

首先是肿瘤相关因素，占比约29.3%，包括肿瘤已经发生局部复发、远处转移或者估计复发风险极高及发生其他异时性恶性肿瘤等。因为肿瘤复发或肿瘤再发，治疗肿瘤并争取更长的生存时间成为当务之急，此时不会考虑进行造口还纳。因此，权衡肿瘤治疗与患者生活质量之间的关系值得我们进一步考虑。

其次是吻合口相关因素，占比约25.3%，包括吻合口狭窄、严重的放射性直肠炎或未治愈的吻合口瘘等。新辅助放化疗提高了肿瘤R0切除率和保肛率，但它也会降低吻合口的愈合能力、延长吻合口的愈合时间及增加吻合口瘘等并发症的发生风险。有研究表明接受新辅助放化疗者中位还纳时间为20.5个月，而未接受新辅助放化疗者中位还纳时间为10个月。

第三是患者自身因素，约24.0%的患者不愿意接受额外的手术治疗或因恐惧而拒绝进行造口还纳术。针对这些患者，我们应做好心理疏导，消除恐惧，鼓励患者积极接受造口还纳术。此外，部分合并症多、高龄及身体状况较差者也影响造口还纳术的及时完成，如身患糖尿病等慢性疾病时可影响造口还纳术的实施，针对这些患者，我们应鼓励患者长期或在肠造口期间重视基础疾病的治疗或控制，为造口还纳术提供机会。

最后是外科医生因素，约21.4%的患者因医生自身相关原因未能完成造口还纳术。由于部分患者一般状况较差，医生认为患者不适合接受造口还纳术，或对造口还纳后排便控制期望较低而不建议行造口还纳术，表明部分医生更重视肿瘤治疗，忽略了患者生活质量的提高。因此，为了减轻患者的痛苦，提高患者的生活质量，增强患者的心理健康，外科医生应尽可能多地实施造口还纳术。

虽然肠造口可有效降低吻合口瘘的发生率，但肠造口本身也存在相关并发症，如水电解质紊乱、造口旁疝及造口缩回等，再考虑到诸多影响造口还纳的不利因素，导致许多临时性肠造口成为永久性肠造口，这严重降低了患者的生活质量。因此，外科医生应在术前及术中仔细评估肠造口的必要性，仅对高危患者进行肠造口手术，且针对不同患者选择个体化造口方案，充分体现肠造口的益处，降低肠造口的不良影响。对术中确有必要进行肠造口，但评估无明显影响造口还纳的因素者，可考虑预防性回肠造口，因为造口和还纳手术相对简单；对于伴有多种影响因素，且可能长期无法完成造口还纳者（如术前严重的肿瘤相关并发症和合并症、病情进展、新辅助治疗或复发风险高者），可考虑横结肠造口，因为它脱水率低，护理更方便；对于高龄或一般身体状况较差，或本身肛门排便和控便能力较差的患者，建议行永久性乙状结肠造口。

（向仁伸　孙志刚　张海增）

参考文献

［1］ ZHANG L, ZHENG W, CUI J, et al. Risk factors for nonclosure of defunctioning stoma and stoma-related complications among low rectal cancer patients after sphincter-preserving surgery [J]. Chronic Dis Transl Med, 2020, 6 (3): 188-197.

［2］ 朱平, 朱剑飞, 朱俊强等. 预防性回肠造口与横结肠造口的效果比较 [J]. 实用临床医药杂志, 2014, 18 (01): 56-57, 65.

［3］ BASS EM, DEL PINO A, TAN A, et al. Does preoperative stoma marking and education by the enterostomal therapist affect outcome? [J]. Dis Colon Rectum, 1997, 40 (4): 440-442.

[4] EDWARDS DP, LEPPINGTON-CLARKE A, SEXTON R, et al. Stoma-related complications are more frequent after transverse colostomy than loop ileostomy: a prospective randomized clinical trial [J]. Br J Surg, 2001, 88 (3): 360-363.

[5] KLINK CD, LIOUPIS K, BINNEBOSEL M, KAEMMER D, et al. Diversion stoma after colorectal surgery: loop colostomy or ileostomy? [J]. Int J Colorectal Dis, 2011, 26 (4): 431-436.

[6] SHEETZ KH, WAITS SA, KRELL RW, et al. Complication rates of ostomy surgery are high and vary significantly between hospitals [J]. Dis Colon Rectum, 2014, 57 (5): 632-637.

[7] 孙铁，杨红杰，卢永刚等．结肠袢式和回肠袢式造口并发症发生风险的 meta 分析 [J]. 中华消化外科杂志，2011, 10 (6): 439-443.

[8] MARTINS LM, SONOBE HM, VIEIRA FDE S, et al. Rehabilitation of individuals with intestinal ostomy [J]. Br J Nurs, 2015, 24 (22): S4, S6, S8 passim.

[9] MEALY K, O'BROIN E, DONOHUE J, et al. Reversible colostomy--what is the outcome? Dis Colon Rectum, 1996, 39 (11): 1227-1231.

[10] NAVSARIA PH, GRAHAM R, NICOL A. A new approach to extraperitoneal rectal injuries: laparoscopy and diverting loop sigmoid colostomy [J]. J Trauma, 2001, 51 (3): 532-535.

[11] PARK JJ, DEL PINO A, ORSAY CP, et al. Stoma complications: the Cook County Hospital experience [J]. Dis Colon Rectum, 1999, 42 (12): 1575-1580.

[12] 李光华，吴允明，程庆君等．自体平滑肌移植节制性结肠造口 90 例报告 [J]. 中国实用外壳杂志，1998, 18 (3): 175-176.

[13] 喻德洪，杨苓山．有节制功能的肠造口——介绍造口栓（文献综述）[J]. 国外医学．外科学分册，1992 (02): 76-78.

[14] 张卫，姚琪远，楼征．肠造口手术治疗学 [M]. 上海：上海科学技术出版社，2019: 119-157.

[15] LIRICI, ISHIDA, DI P, et al. Dynamic graciloplasty versus implant of artificial sphincter for continent perineal colostomy after Miles' procedure: Technique and early results [J]. Minim Invasive Ther Allied Technol, 2004, 13 (5): 347-361.

[16] 孙洪山，谭海东，刘继英等．动脉置管埋植药泵并隐性结肠造口术治疗晚期直肠癌六例 [J]. 中华肿瘤杂志，1995 (04): 288-291.

[17] 孙洪山．隐性结肠造口术 16 例疗效观察 [J]. 人民军医，1997 (06): 325-326.

[18] 喻德洪，杨苓山．有节制功能的肠造口——介绍造口栓（文献综述）[J]. 国外医学．外科学分册，1992 (02): 76-78.

[19] LEYK M, KSIAZ˙EK J, HABEL A, et al. The influence of social support from the family on health related-quality of life in persons with a colostomy [J]. J Wound Ostomy Continence Nurs, 2014, 41 (6): 581-588.

[20] SAUER R, BECKER H, HOHENBERGER W, et al. Preoperative versus postoperative chemoradiotherapy for rectal cancer [J]. N Engl J Med, 2004, 351 (17): 1731-1740.

[21] TSUNODA A, TSUNODA Y, NARITA K, et al. Quality of life after low anterior resection and temporary loop ileostomy [J]. Dis Colon Rectum, 2008, 51 (2): 218-222.

[22] PHATAK UR, KAO LS, YOU YN. Rodriguez-Bigas MA, Skibber JM, Feig BW, Nguyen S, Cantor SB, Chang GJ: Impact of ileostomy-related complications on the multidisciplinary treatment of rectal cancer [J]. Ann Surg Oncol, 2014, 21 (2): 507-512.

[23] ÅKESSON O, SYK I, LINDMARK G, et al. Morbidity related to defunctioning loop ileostomy in low anterior resection [J]. Int J Colorectal Dis, 2012, 27 (12): 1619-1623.

[24] FLOODEEN H, LINDGREN R, MATTHIESSEN P. When are defunctioning stomas in rectal cancer surgery really reversed? Results from a population-based single center experience [J]. Scand J Surg, 2013, 102 (4): 246-250.

[25] SHARMA A, DEEB AP, RICKLES AS, et al. Closure of defunctioning loop ileostomy is associated with considerable morbidity [J]. Colorectal Dis, 2013, 15 (4): 458-462.

[26] MANSFIELD SD, JENSEN C, PHAIR AS, et al. Complications of loop ileostomy closure: a retrospective cohort analysis of 123 patients [J]. World J Surg, 2008, 32 (9): 2101-2106.

[27] CHOW A, TILNEY HS, PARASKEVA P, et al. The morbidity surrounding reversal of defunctioning ileostomies: a systematic review of 48 studies including 6, 107 cases [J]. Int J Colorectal Dis, 2009, 24 (6): 711-723.

[28] SEO SI, YU CS, KIM GS, et al. Characteristics and risk factors associated with permanent stomas after sphincter-saving resection for rectal cancer [J]. World J Surg, 2013, 37 (10): 2490-2496.

[29] LEE CM, HUH JW, PARK YA, et al. Risk factors of permanent stomas in patients with rectal cancer after low anterior resection with temporary stomas [J]. Yonsei Med J, 2015, 56 (2): 447-453.

[30] LIM SW, KIM HJ, KIM CH, et al. Risk factors for permanent stoma after low anterior resection for rectal cancer [J]. Langenbecks Arch Surg, 2013, 398 (2): 259-264.

[31] CHIU A, CHAN HT, BROWN CJ, et al. Failing to reverse a diverting stoma after lower anterior resection of rectal cancer [J]. Am J Surg, 2014, 207 (5): 708-711; discussion 711.

[32] BHANGU A, NEPOGODIEV D, FUTABA K. Systematic review and meta-analysis of the incidence of incisional hernia at the site of stoma closure [J]. World J Surg, 2012, 36 (5): 973-983.

[33] SAUER R, LIERSCH T, MERKEL S, et al. Preoperative versus postoperative

chemoradiotherapy for locally advanced rectal cancer: results of the German CAO/ARO/AIO-94 randomized phase III trial after a median follow-up of 11 years [J]. J Clin Oncol, 2012, 30 (16): 1926-1933.

[34] SNIJDERS HS, VAN LEERSUM NJ, HENNEMAN D, et al. Optimal Treatment Strategy in Rectal Cancer Surgery: Should We Be Cowboys or Chickens? [J]. Ann Surg Oncol, 2015, 22 (11): 3582-3589.

[35] ARYA S, GUPTA N, GUPTA R, et al. Constipation and Outcomes of Cecostomy [J]. Am J Ther, 2016, 23 (6): e1867-e1875.

[36] DONKOL RH, Al-NAMMI A. Percutaneous cecostomy in the management of organic fecal incontinence in childrenl [J]. World J Radiol, 2010, 2 (12): 463-467.

[37] SABER A, HOKKAM EN. Efficacy of protective tube cecostomy after restorative resection for colorectal cancer: a randomized trial [J]. Int J Surg, 2013, 11 (4): 350-353.

第四章
回肠造口术

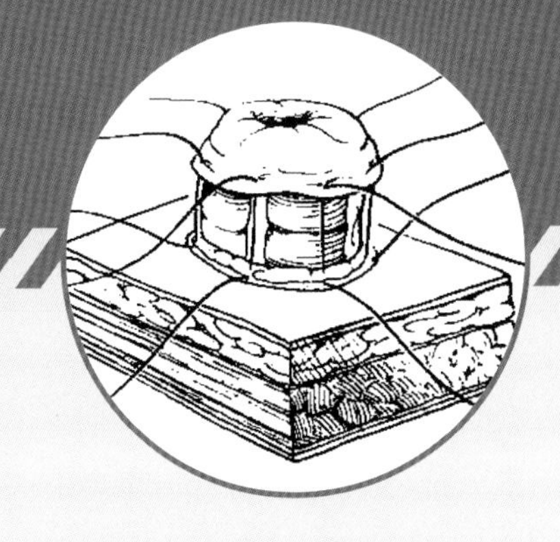

一、概　述

根据肠造口位置可分为：空肠造口、回肠造口、盲肠造口、结肠造口。根据造口方式可分为：单腔造口、双腔造口。根据造口时效可分为：永久性造口、暂时性造口（临时性造口）。

回肠造口多数为临时性造口，其理论依据是将远端回肠离断或部分离断，并将近端肠管提出腹壁并固定，以起到转流粪便的作用，可以使大部分肠道内容物通过造口排出，远端肠管的旷置最大限度地减少粪便与肠液对远端肠管的压力，减轻肠梗阻症状，也可减少粪便对吻合口的扩张作用，减轻局部感染，促进吻合口愈合，同时也可降低吻合口瘘发生后的腹腔感染症状及非计划二次手术率。

二、适　应　证

（1）行结肠-结肠吻合、结肠-直肠吻合或回肠-直肠（肛管）吻合手术，伴发生吻合口瘘高危因素，或已经发生吻合口瘘者。

（2）回肠造口远侧病灶无法切除且发生完全梗阻患者。

（3）患者病情危重，不能耐受切除手术或者手术条件无法进行切除手术，同时合并完全肠梗阻患者。

（4）复杂性肛瘘手术后、肛门及会阴部外伤或者严重感染者，为了控制局部感染，也可行暂时回肠造口。

（5）远侧回肠血供不良，但坏死界限不明确，而且广泛切除肠管恐形成短肠综合征者，可于近侧血供良好处暂时行肠造口。

（6）肠梗阻原因不明，肠梗阻保守治疗无效，且出现呼吸，循环障碍的患者，暂时行回肠造口术。

（7）全大肠切除患者，须行回肠单腔造口术。

三、造口位置确定

回肠造口的位置可根据患者病情，选择合适位置。回肠袢式造口一般选择在右下腹脐与髂前上棘连线腹直肌处，且要满足以下原则。

（1）位于腹壁皮下脂肪最高处（患者于不同体位都能看清楚造口）。

（2）腹直肌中间位置，肌肉的挤压作用，不仅造口有排便和控便感，还能减少造口旁疝发生。

（3）造口周围皮肤干净、平整，要避开切口、瘢痕、皱褶、皮肤凹陷和骨性突起，延长造口袋使用时间，减少底盘渗漏发生。

（4）不要影响患者工作、生活习惯。

四、回肠造口各种术式及相关手术技巧

1. 传统袢式双腔造口 在拟行肠造口处做直径2.5～3.0cm的圆形切口，切除该处皮肤及皮下脂肪组织，打开腹直肌前销，分离肌肉，打开后鞘及腹膜。进入腹腔后，预置3/0薇乔线与腹膜及腹直肌前鞘缝合4～6针，便于将肠管及肠系膜与腹膜及腹直肌前鞘缝合固定，尤其对于肥胖患者，不必将皮肤开口过大。随后将造口肠管从此处拖出，使用预先做好的支撑棒（一段一次性吸引器头和一段20号T管）穿过肠系膜，肠管与皮肤间断缝合固定，造口完毕后沿肠壁纵轴开放造口，粘贴造口袋。详细过程见图4-1。

2. 带蒂皮桥式回肠造口术 在拟行造口处，选择一个长2～4cm，宽0.5～1.0cm的矩形预制皮桥区，皮桥切口也可由右侧腹壁Trocar孔延长而来。按矩形标记纵行切开皮肤，注意保持皮桥一端与皮肤相连，同时为了保证皮桥血供，需保留皮桥下方脂肪结缔组织，制作成带蒂皮桥，蒂部位于外侧。钝性分离皮下脂肪组织，纵行切开腹直肌鞘前层，沿肌纤维方向钝性分离腹直肌，切开腹膜约两横指长，形成腹壁造口隧道。将前期助手在气腹下用抓钳提起的距回盲

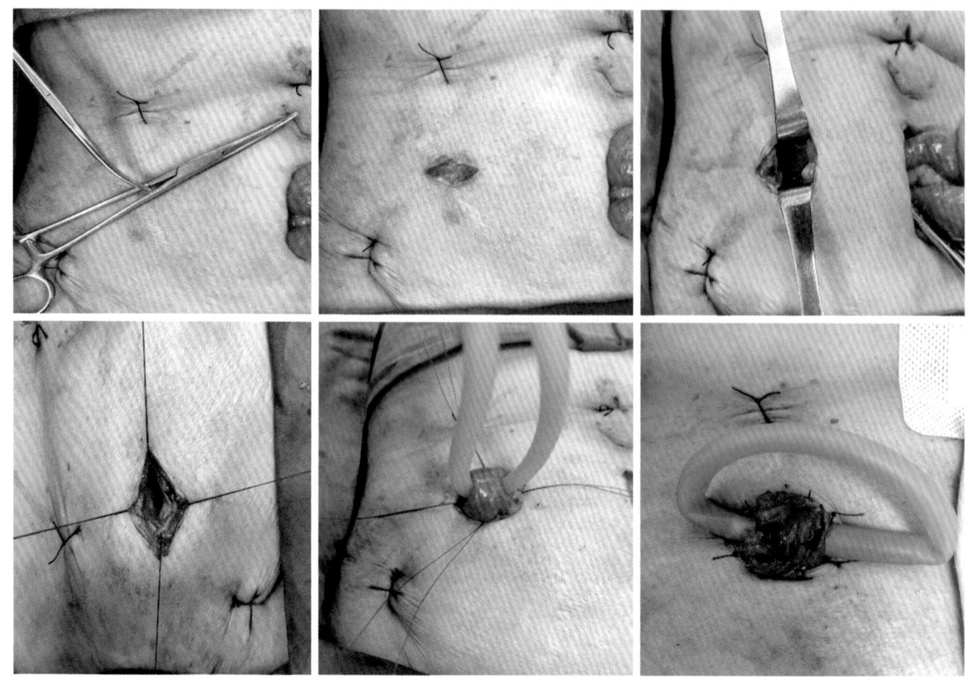

图4-1　传统袢式双腔造口过程

部20～30cm处回肠从切口拖出，经肠系膜无血管区穿一根0号慕丝线，用作牵拉和标记使用，可避免肠系膜扭转。将带蒂皮桥游离端穿过系膜孔洞，用3/0微乔线缝合2～3针固定皮桥游离端。整理造口远近端回肠使之高出皮肤1～2cm。肠壁浆肌层与皮肤缝合固定一圈，沿回肠纵轴切开肠壁，I期开放造口，开放造口后常规指诊探查造口远近端是否通畅。详细过程见图4-2。

与传统袢式双腔造口相比，该方法不增加手术时间，操作简单易学，容易推广，术中还可节约因使用支撑棒所耗用的医疗成本。此外，术后2周不需要患者返院行局部支撑棒拆除，可降低患者的就医成本及医护的工作负担。皮瓣不会压迫造口旁皮肤组织，局部无异物穿过，不影响患者下床及造口护理操作，粘贴造口袋也更加严密，造口肠管下方有皮瓣穿过能与造口肠管形成良好的对合，不留有空隙，术后也不容易出现造口袋粪漏。

对于体格偏胖，肠管肠系膜偏粗，皮肤偏厚及弹性偏差的患者，将皮瓣适当做得更长（接近3.0cm）和更窄（接近1.0cm）一些，做好皮瓣后再将造口上方及下方的腹壁皮肤部分新月形切除，这样可预防出现造口狭窄。另外，因前腹壁的血管及神经分布主要方向为从外侧向内侧走行，为减少血管、神经损伤，避免术后皮瓣坏死引起造口回缩及腹壁感觉异常，将支撑的皮桥设计成横向长

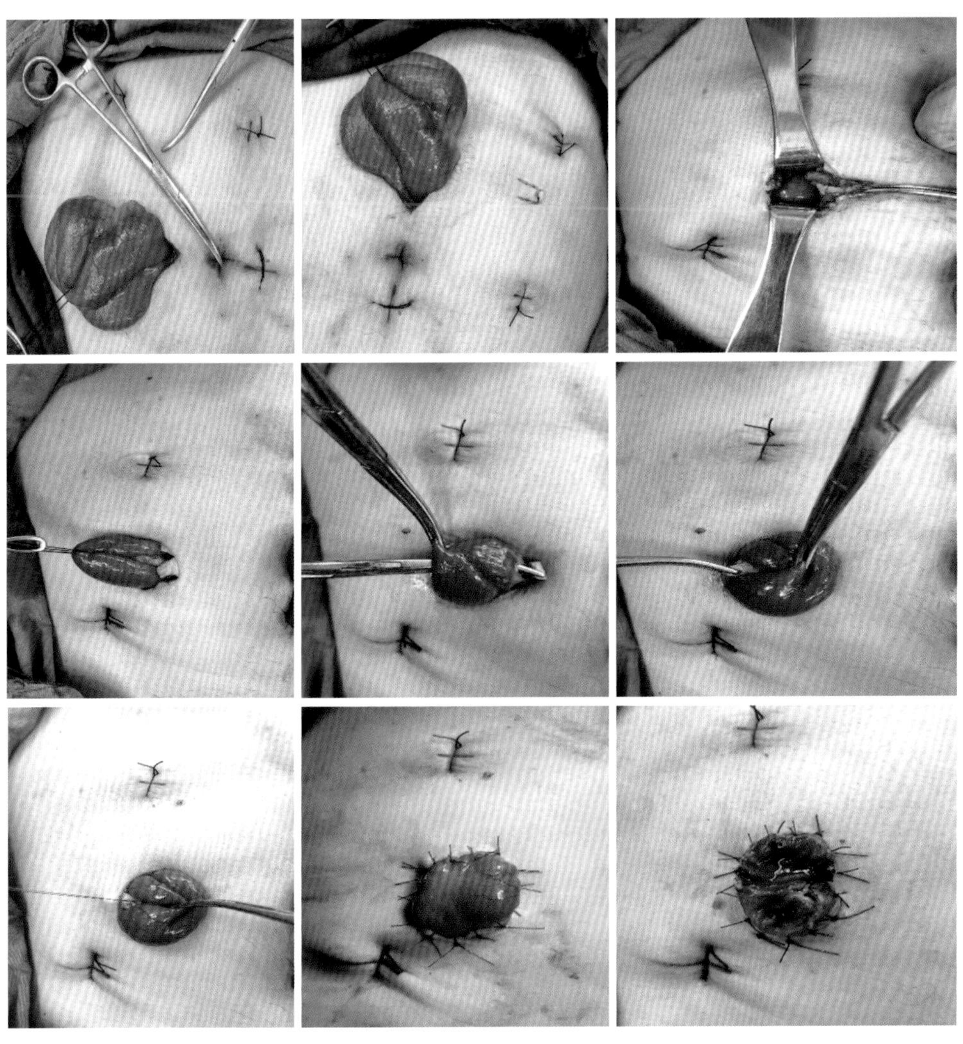

图 4-2　带蒂皮桥式回肠造口术

方形带蒂皮瓣，蒂部位于外侧。

3. 三针法回肠造口　在拟行肠造口处做直径2.5～3.0cm横行切口，切开该处皮肤及皮下脂肪组织，打开腹直肌前销，分离肌肉、打开后鞘及腹膜。进腹，提出标记处小肠。第一针：在切口中点距皮肤切缘2cm进针全层缝合，腹膜出针；于造口处小肠系膜无血管区进针，系膜对面出针；另侧腹壁腹膜进针，全层缝合皮肤出针，再次于别处肠系膜无血管区缝合至对面。开放造口，术者于造口远、近端的双腔肠管内插入术者双手示指，嘱助手收线，小肠造口收线至术者手指稍稍有压迫感，随后打结固定，打结完成后造口孔径保持术者示指的宽度。第二、三针，于造口远近端的浆肌层各缝合一针固定于切口皮肤，造口完成。

与传统袢式双腔造口相比，该方法手术时间显著缩短，减少皮肤黏膜分离、粪水性皮炎和造口回缩等并发症，也能提高患者生活质量，但三针法收紧缝线力度很难掌握，缝线打结过紧时腹壁组织对造口处肠管卡压会导致严重的造口狭窄，打结过松会引起腹壁组织和肠系膜间缝隙过大，后期易发生造口分离甚至造口旁疝、造口脱垂等并发症。因此建议术者两手示指进入回肠双腔肠管造口，稍有张力，此时助手立即打结，能够使造口口径控制在示指宽度。因此通过示指于造口内指导调节造口缝线打结，调整至合适的力度，能够使造口处腹壁组织和肠系膜间挤压力量最合理化，从而使造口狭窄及分离发生率明显降低。

4. 一针法回肠造口 在拟行肠造口处做直径2.5～3.0cm横行切口，切开该处皮肤及皮下脂肪组织，打开腹直肌前销，分离肌肉、打开后鞘及腹膜。自切口一侧皮肤中点距皮0.5～1.0cm处以7号丝线缝合1针，自切口外侧进针，内侧出针。连针带线穿过回肠系膜无血管区。然后在切口另一侧皮肤对应处再缝合1针，内侧进针外侧出针。出针后将缝线再由无血管区穿至对侧。收紧缝线打结。必要时经由腹腔牵回腹壁外过多的肠管，使造口回肠保留合适的长度，完成回肠造口。

一针法回肠造口是对上述造口方式的进一步改良，可有效缩短造口操作时间，减少造口皮肤黏膜分离、粪水性皮炎、造口回缩等造口相关并发症的发生。一针法固定肠壁两侧，仅缝合皮肤即可，对拢两侧皮肤，但缝线一定要收紧，以免缝线切割肠系膜及肠管；缝线可根据患者体质及营养状况，在术后5～7天左右拆除；如需要扩肛，建议在造口缝线拆除后再行扩肛，以防止暴力扩肛导致黏膜充血，水肿，糜烂。

5. 单腔回肠造口 单腔回肠造口多为永久性造口，具体操作为：在末端回肠预断处，处理回肠肠系膜近肠壁处血管弓，直线切割闭合器切断回肠肠管，如后期需要还纳，可将远端肠管固定缝合于系膜，便于后期还纳造口寻找远端回肠。在拟行肠造口处做直径1.0～2.0cm横行切口，依次切开皮肤及皮下脂肪组织，打开腹直肌前销，分离肌肉、打开后鞘及腹膜，进腹。将近端回肠拉出，依次缝合肠壁浆肌层与腹膜，前鞘，皮肤，完成单腔造口手术。

6. 回肠末端改良自闭式造口术 把距回盲部30cm左右的末端回肠自下腹正中切口轻轻提出，用3/0号薇乔线在近端回肠的对系膜缘处置一荷包后，在荷包内肠壁上作一长1cm左右的小切口，把型号为7.0的气管插管按照小肠蠕动的反方向置入肠管内。拉紧荷包缝线后进行牢靠打结，在上一次荷包基础上再重复一次。然后向气管插管末梢的气囊中注入生理盐水8～10ml（注意不要注水过量使肠壁过于受压迫）。将气管插管自右下腹的腹腔镜操作孔处引出并固定，并将插管处的回肠肠壁与壁层腹膜以3～4个针距绕管径缝合一周，过松容易导致气管插管自肠腔滑脱，过密会造成肠壁的缺血坏死。在保持气囊连接管完整的前提下，最大程度地剪短气管插管，以减少肠内容物通过管腔的压力，最后连接引流装置。

在保护高危结直肠吻合口方面，自闭性保护性回肠造口与传统袢式回肠造口效用均良好，相比传统袢式回肠造口则操作更为简单，以及避免了二期肠造口回纳手术，有助于缩短肠再通时间及总住院时间，同时减少了患者住院费用，具有良好的临床实用价值。

五、回肠造口术前准备

1. 术前检查 完善术前相关检查，排除手术禁忌证，明确手术适应证。对于小肠或结肠远端梗阻患者，要明确梗阻部位，梗阻原因、肿瘤可否切除等，选择合适小肠位置造口。对于小肠阴道瘘或小肠膀胱瘘患者，术前应行相关检查，明确术前诊断、瘘口位置，及有无腹腔感染，切不可盲目造口。

2. 心理准备 肠造口术后不仅患者心理变化较大，消化功能也会发生相应变化，对患者心理及生理均会产生重大影响。有研究表明，术前心理干预效果较术后有明显优势，因此术前外科医师应与造口师共同对造口患者进行术前宣教，讲解患者病情、手术方式、造口必要性、造口位置、造口术后护理、造口术后并发症的识别等，以减轻患者对造口的恐惧，增强患者术后回归正常生活的信心。

3. 改善患者一般状况 对于手术耐受性差的患者，术前应积极准备，改善患者一般状况。如肠梗阻患者，需行胃肠减压、营养支持、纠正电解质紊乱等。晚期肿瘤患者需输注红细胞纠正贫血，输注人血白蛋白纠正低蛋白血症等。高龄患者术前应充分完善检查，改善心、肺功能。

4. 术前造口定位 肠造口定位是指术前由造口师、护士、外科医师一同分析患者病情及手术方式，根据患者腹部情况及既往病史，选择最理想的造口位置，并在皮肤上做标记。术中如无特殊情况，造口位置不得随意更改。造口位置的选择优劣不仅可降低造口并发症的发生率，也减少了影响生活质量的不利因素，从而提高了生活质量。

六、回肠造口术后护理

1. 造口的观察 术后1～3日密切观察造口黏膜颜色，造口高度，造口有无水肿等情况。造口术后正常黏膜颜色为鲜红色或粉红色，黏膜光滑、湿润、有光泽，造口高度一般高出腹壁皮肤平面1～2cm为宜。造口术后常出现造口黏膜水肿，水肿症状轻时，可不予处理，如水肿严重，可用硫酸镁或者高渗盐水湿敷。

2. 造口排泄情况的观察 回肠造口术后排气、排便恢复早于横结肠造口，造口最初排泄物为少量浆液性或者稀薄胆汁样的肠分泌物。排便早期排泄物含较多胆汁，随着术后饮食结构的逐渐恢复，排出液可由稀变稠。正常情况下，回肠造口每日排出量在300～800mL，如出现肠道功能紊乱或饮食不当时，造口排出量可增加至每日2000～3000mL，导致水分和电解质的大量丢失，如不及时纠正，可引发严重后果。因此，观察并记录造口排泄情况尤为重要。

3. 造口周围皮肤的观察 回肠造口术后，造口周围皮肤应为完整健康的，若出现红肿、溃烂、疼痛、皮肤破损、水疱等情况，常见原因为粪水刺激性皮炎或造口材料引起的过敏性皮炎。因回肠造口排泄物多为液性物，易发生造口底盘渗漏或侧漏，再加上患者对造口的恐惧，不能早期发现问题，粪水对皮肤的长期浸泡，炎性刺激，导致粪水刺激性皮炎发生率较结肠造口高。针对造口材料引起的过敏性皮炎，可进行皮肤过敏试验，可将不同种类造口底盘各取小块，在健康侧腹壁做过敏试验，选择合适患者的造口材料。因此，造口护理早期需要造口专业护理团队给予患者正确的、规范的、合理的指导。

4. 术后饮食和生活方面 因回肠自身的营养吸收特点，回肠排出量及稠度与进食和饮水有关。造口术后早期应以流质饮食和要素饮食为主，随着胃肠功能恢复，短时间内可恢复至术前正常饮食。在造口师和营养师的指导下，均衡、合理饮食，可保证粪便的成形及排便习惯的规律性，减少造口异味气体的排放，提高患者对造口护理的自信心；同时做好造口患者的心理疏导工作，使其尽快回归社会正常工作和生活。

七、回肠造口并发症的预防和处理

造口术后并发症可分为早期并发症和远期并发症，回肠造口并发症大部分在术后短期内发生，远期并发症较少见。回肠造口早期并发症包括：造口缺血坏死、造口出血、造口水肿、造口早期脱垂、造口早期狭窄，梗阻、造口皮肤黏膜分离、造口内陷等，多与手术因素有关，包括造口肠管系膜血管或肠壁血管的处理、造口切口宽敞程度、造口肠管与腹壁固定情况、造口位置的选择、造口切口周围无菌保护的处理等因素有关，尽早发现并发症，在造口师和临床医师协同作用下，多可在保守处理下，完全愈合。回肠造口远期并发症包括：造口脱垂，造口狭窄、造口旁疝、造口旁瘘、造口回缩、造口梗阻等，如经短期保守治疗无效，或者进一步出现相关并发症，包括，应积极手术处理。因此，了解造口并发症发生的原因和机理，早期预防此类并发症的发生，对并发症的预防和处理有重要意义。

（姜慧员　刘海义）

参考文献

[1] 张卫，姚琪远，楼征，等．肠造口手术治疗学 [M]. 上海：上海科学技术出版社，2019.

[2] 刘浔阳．外科造口学 [M]. 长沙：中南大学出版社，2005.

[3] 卫莉，赵玉洲．造口并发症的防治 [M]. 郑州：河南科学技术出版社，2015.

[4] 喻德洪．肠造口治疗 [M]. 上海：上海科学技术出版社，2015.

[5] FAZIO V W. Atlas of Intestinal Stomas [M]. Boston: Springer, 2012.

[6] 中华医学会外科学分会结直肠外科学组．中国直肠癌手术吻合口漏诊断、预防及处理专家共识 (2019 版) [J]. 中华胃肠外科杂志，2019, 22 (3): 201-206.

[7] SIER MF, WISSELINK DD, UBBINK DT, et al. Randomized clinical trial of intracutaneously versus transcutaneously sutured ileosto-my to prevent stoma-related complications (ISI trial) [J]. Br J Surg, 2018, 105 (6): 637-644.

[8] STEINHAGEN E, COLWELL J, CANNON LM. Intestinal stomas-postop-

erative stoma care and peristomal skin complications [J]. Clin Colon Rectal Surg, 2017, 30 (3): 184-192.

[9] TSUJINAKA S, TAN K Y, MIYAKURA Y, et al. Current man-agement of intestinal stomas and their complications [J]. J Anus Rectum Colon, 2020, 4 (1): 25-33.

[10] MOHAN H M, PASQUALI A, O'NEILL B, et al. Stoma rods in abdominal surgery: a systematic review and metaanalyses [J]. Tech Coloproctol, 2019, 23 (3): 201-206.

[11] 杨勇，郑帆，黄彬，等．带蒂皮桥式回肠造口术在中低位直肠癌根治术中的应用价值 [J]. 结直肠肛门外科，2022, 28 (3): 275-279.

[12] 陆威，叶辉，龚治林，等．皮桥袢式回肠造口在腹腔镜低位直肠前切除术中的应用价值研究 [J]. 中国实用外科杂志，2021, 41 (8): 919-923.

[13] 赵玉洲，韩广森，霍明科，等．三针法预防性横结肠造口在直肠癌前切除手术中的应用 [J]. 中华胃肠外科杂志，2017, 20 (4): 439-442.

[14] 卫莉，赵瑞，赵玉洲，等．三针法预防性横结肠造口对患者术后生活质量的影响 [J]. 医药论坛杂志，2018, 39 (3): 24-26.

[15] 王杰，沈凯文，汤东，等．改良三针法回肠末端预防性造口手术技巧的应用 [J]. 中华普外科手术学杂志（电子版），2020, 14 (1): 39-41.

[16] CHEN Y Z, PEI W T, WANG Q, et al. One-stitch versus tradi-tional method of protective loop ileostomy in laparoscopic low anterior rectal resection: a retrospective comparative study [J]. Int J Surg, 2020, 8 (80): 117-123.

[17] PEI W T, CUI H P, LIU Z J, et al. One-stitch method vs. tradi-tional method of protective loop ileostomy for rectal cancer: the impact of BMI obesity [J]. J Cancer Res Clin Oncol, 2021, 147 (9): 2709-2719.

[18] 黄平，蔡国豪．一针法手术技巧在预防性回肠末端造瘘术中的应用 [J]. 海南医学，2017, 28 (20): 3389-3390.

[19] 赵玉洲，韩广森，马鹏飞，等．一针法预防性回肠造口在直肠癌低位前切除手术中的应用 [J]. 中华结直肠疾病电子杂志，2020, 9 (2): 157-161.

[20] 汪祖来，黄顺荣，邓禡夺，等．自闭性保护性回肠造口与传统袢式回肠造口在高危结直肠吻合口患者中的应用效果观察 [J]. 结直肠肛门外科，2018, 24 (4): 343-346.

[21] 徐加鹤，周喜乐，王金海，等．保护性肠造口自闭可行性研究 [J]. 中华实用外科杂志，2012, 32 (12): 1040-1042.

[22] MIYO M, TAKEMASA I, HATA T, et al. Safety and Feasibility of Umbilical Diverting Loop Ileostomy for Patients with Rectal Tumor [J]. World J Surg, 2017, 41 (12): 3205-3211.

[23] PACE U, REGA D, SCALA D, et al. Skin bridge loop ileostomy: technical details [J]. Tech Coloproctol, 2014, 18 (9): 855-856.

[24] 李光焰，周红娟，童卫东．保护性回肠造口周围皮肤并发症的护理干预 [J/CD]. 中华结直肠疾病电子杂志，2015, 4 (2): 195-196.

[25] 姚翠，王丹．回肠造口术后发生刺激性皮炎的护理 [J/CD]. 中华结直肠疾病电子杂志，2016, 5 (2): 191-193.

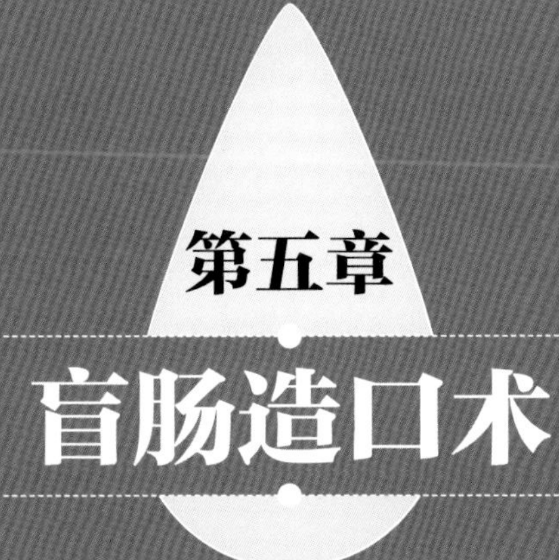

第五章

盲肠造口术

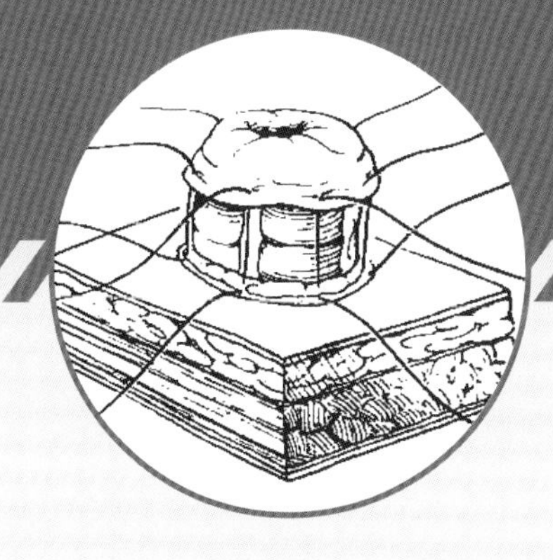

一、概　　述

从18世纪以来，盲肠造口术就常用于治疗盲肠扭转、右侧结肠梗阻等，在一段时期内也用于保护左侧吻合口。盲肠是腹膜内位器官，较为游离，手术显露相对简单，盲肠造口术常在局麻下即可完成。但盲肠造口引流效果较差，且肠瘘、腹腔感染等并发症发生率较高，已逐渐被临床弃用，凡能够进行袢式造口的患者均不建议行盲肠造口。

盲肠造口仅作为肠管排气通道，并不具备转流粪便的能力。盲肠造口术根据术式可分为盲肠导管造口及经皮肤切开盲肠造口两种。盲肠导管造口通过覃形管减压，不能引流固态粪便。经皮肤切开盲肠造口因其盲端特殊解剖结构，对粪便转流能力差。

二、适 应 证

盲肠造口应严格把控适应证：对于盲肠扭转、右半结肠肿瘤引起的闭袢性结肠梗阻，全身情况较差，合并多器官功能不全，不能耐受全麻手术或一期右半结肠切除手术者，可行盲肠造口术减压，挽救生命。

三、术 前 准 备

需进行盲肠造口的患者，术前应积极抗感染，纠正感染性休克，改善患者全身状态。

四、手 术 步 骤

（一）盲肠导管造口术

取右下腹部麦氏点斜行切口，逐层切开入腹，湿纱布保护切口，显露盲肠。

于预定盲肠造口位置预置同心荷包缝合2针，2针间隔1cm（图5-1）。取荷包缝合中央小切口切开肠壁，置入套管吸引肠内容物减压肠管（图5-2）。取出套管，置入蕈头导管，然后收紧并结扎内层荷包线后剪断线尾（图5-3）。收紧并结扎外层荷包线，使盲肠壁内翻环绕导管。将导管周围盲肠壁与预定造口位置腹膜间断缝合固定，使盲肠贴敷于腹壁内侧（图5-4）。将导管末端由切口或切口旁另取戳孔引出固定，逐层关闭腹腔。

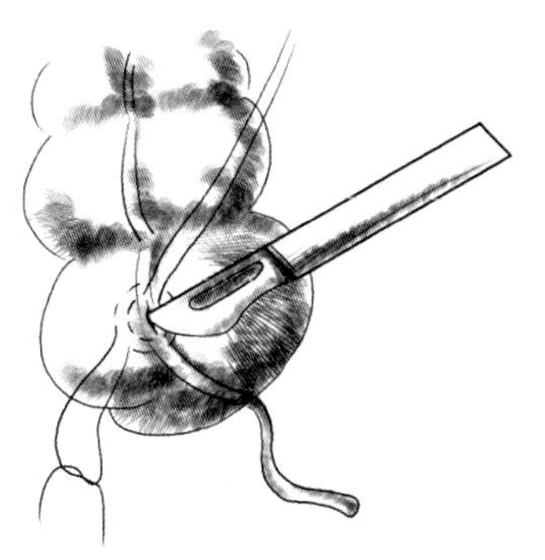

图5-1　预置荷包线

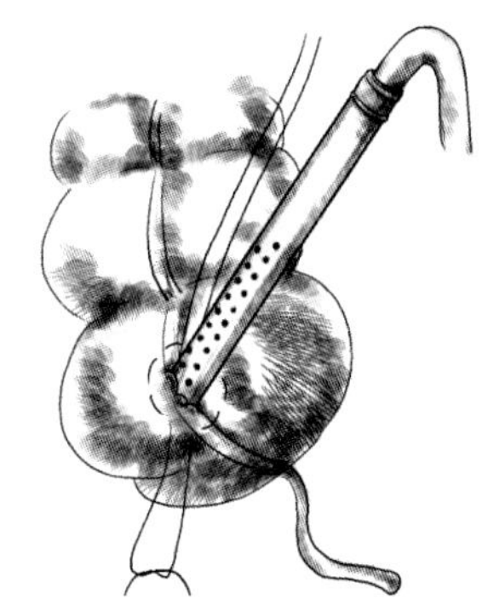

图5-2　肠腔减压

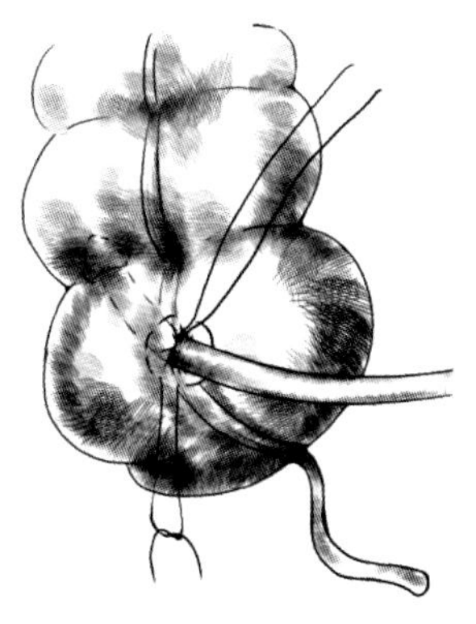

图5-3　安置蕈头导管

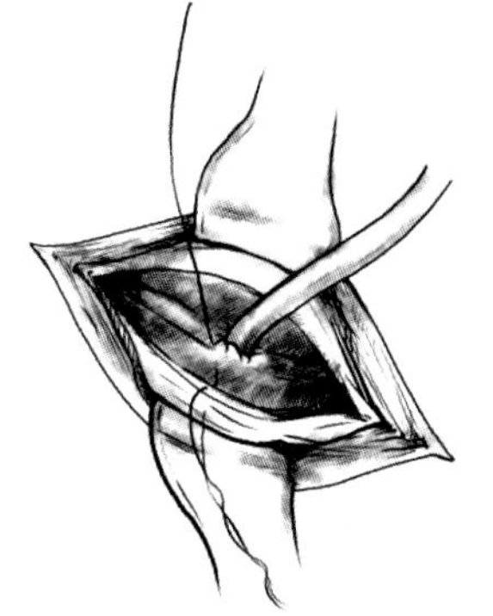

图5-4　固定肠壁

（二）经皮肤切开盲肠造口

取右下腹部麦氏点斜行切口，逐层切开入腹，湿纱布保护切口，显露盲肠（图5-5）。将盲肠轻柔提出切口，将肠壁浆肌层分别与腹膜及腹外斜肌腱膜做间断缝合，避免造口回缩（图5-6）。于预定造口处预制荷包缝线，于荷包中央切开盲肠肠壁，置入套管减压肠管。去除荷包线，将切口周围肠壁与皮肤间断缝合固定，完成造口，粘贴造口袋（图5-7）。

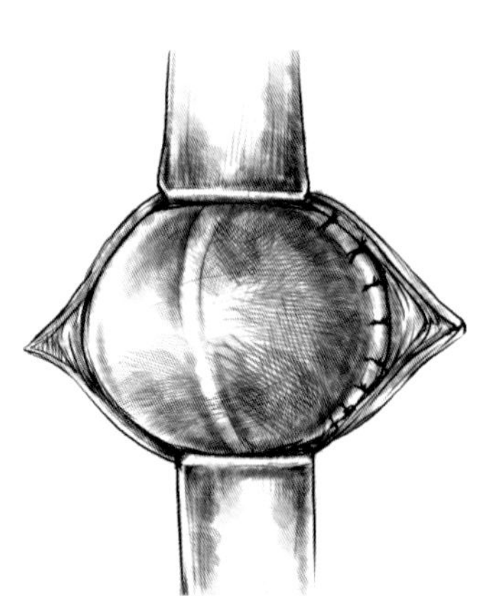

图5-5　显露并固定盲肠

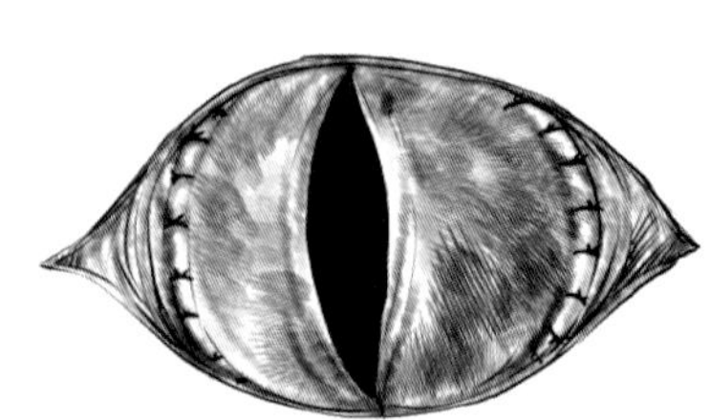

图5-6　盲肠切开减压

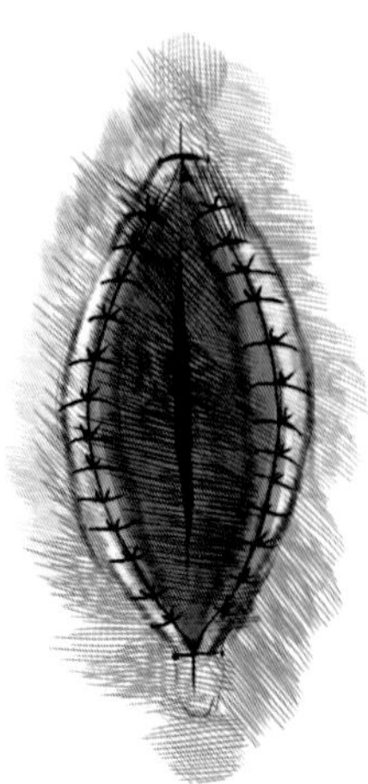

图5-7　完成造口

改良的盲肠造口术可提出阑尾，先行阑尾切除术，以阑尾根部为开口固定于腹壁，行盲肠造口。

五、手术后处理

导管造口术后，导管接引流袋，可定时用盐水冲洗导管，避免导管堵塞，影响减压效果。如减压效果差，可于术后3天内沿结肠袋切开肠壁，开放盲肠减压。如减压过程顺利，可于术后2周拔除蕈头导管，瘘道可自行愈合。

对于开放式盲肠造口，待患者全身状况好转后，可根据患者病情行根治性手术或进行盲肠造口还纳。

盲肠造口具有一定的局限性：引流管易被粪便堵塞，术后需定时冲洗导管保持引流通畅；有文献报道，盲肠造口术后引流不畅、局部感染、腹腔感染等并发症发生率最高可达50%。因此如患者症状好转可耐受进一步治疗应及时手术解除梗阻。

（刘　超　陈　新　祁柳倩）

参考文献

[1] BEARDSLEY JM. Cecostomy [J]. Am J Surg. 1952, Aug, 84 (2): 236-237.

[2] Towbin RB. Percutaneous cecostomy [J]. Radiology. 1997, Jun, 203 (3): 604.

[3] 3. GOLDBERG SM, MEESE DL. Tube cecostomy [J]. Can J Surg. 1986, Jul, 29 (4): 228-229.

[4] NICOLSON WP. A CONTROLLABLE cecostomy [J]. Ann Surg. 1937, May, 105 (5): 878-80.

[5] 王义 , 田晓光 , 曲文辉 . 肠梗阻时肠造口的应用 [J]. 中国医药指南 , 2009, 7 (12): 230-232.

[6] 董晓强 , 李德春 . 回肠造口术和盲肠造口术的比较 [J]. 苏州大学学报（医学版）, 2007 (06): 940-941.

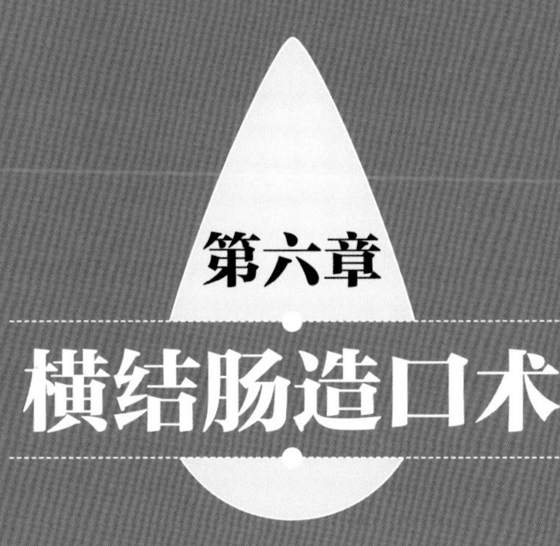

第六章

横结肠造口术

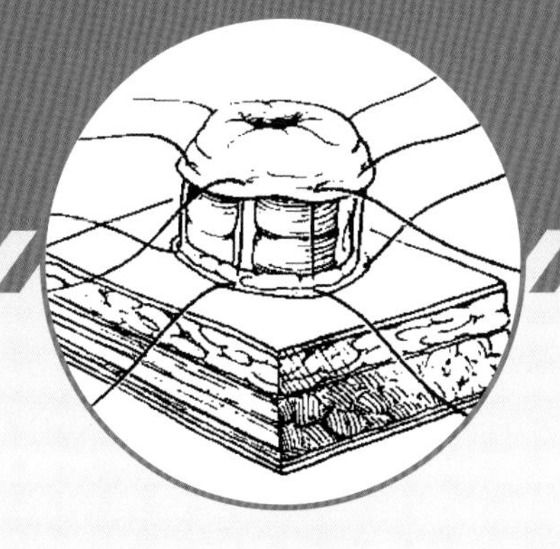

一、概　述

所谓横结肠造口是指外科医师为了治疗某些肠道疾病（如直肠癌、肠梗阻、肠穿孔、肠瘘、溃性结肠炎等）而在腹壁上所做的人为开口，并将一段横结肠肠管拉出开口外，翻转缝于腹壁，从而形成了肠造口。其作用就是代替原来的会阴部肛门行使排便功能，实现消化道排便的转流，实际上就是粪便出口的改道。

二、适 应 证

（1）不能切除的左半结肠癌且伴有梗阻者，需做永久性横结肠造口。

（2）不能切除的各种原因引起的肠道狭窄且伴有梗阻者，需做永久性横结肠造口。

（3）可切除的伴有梗阻的左半结肠和直肠癌，肠腔狭窄严重，近端肠壁水肿者，根治术前需经横结肠造口行肠道减压。

（4）直肠癌低位、超低位前切除术后，吻合口瘘发生风险较大，吻合口可能因血运不良、炎性水肿出现吻合口愈合不良，出现吻合口瘘者，可做预防性横结肠造口。

（5）左侧结肠或直肠外伤或病变致穿孔、在切除或未切除穿孔部位时可选择单纯或同时横结肠造口。

（6）直肠癌保肛术后吻合口瘘，直肠阴道瘘，直肠膀胱瘘，手术复杂性肠瘘，可行横结肠双腔造口转流粪便。

（7）复杂肛瘘伴严重感染者可行横结肠造口。

三、手术操作要点

1. 术前定位 在左或右上腹以脐部和肋缘分别作一水平线，两线之间包括在腹直肌内的区域选择造口位置。注意初步选择好位置后用油性笔作“X”或“0”标记。评估选择的造口位置，并调整至最佳：嘱患者坐起检查能否看清楚腹部标记并注意标志位置是否在皮肤皱褶的部位，以做出相应的调整。坐位是各种体位中最易出现皮肤皱褶的体位，定位时不可忽视坐位情况。然后嘱患者站起向下看是否看清楚标记，直至满意为止。

2. 麻醉方式 可在全身麻醉或全身静脉麻醉联合局部浸润麻醉进行。

3. 体位 患者平卧位。

4. 切口 取上腹部横切口，尽量中线偏左，长5～8cm，切开皮肤和皮下组织，向上下方向分离皮下组织，横断腹直肌，切开腹直肌后鞘、腹膜外组织及腹膜进入腹腔。或纵行切开左侧腹直肌前鞘，分离腹直肌，切开腹膜。

5. 游离 用卵圆钳将结肠提出到腹壁外，游离横结肠显露横结肠，将拟造口的横结肠提出切口外，分离附着于横结肠上的大网膜，并将游离的大网膜回纳入腹腔。拟造口肠管靠系膜缘肠壁无血管区穿过塑胶管，充分调整到整个肠壁全部外露腹壁外而没有张力。

6. 关闭 关闭牵出肠袢与腹壁切口之间的裂隙。间断缝合结肠系膜与腹膜，关闭肠系膜之间裂隙。用1号慕丝线把腹膜与肠壁间断缝合、固定数针。腹直肌前鞘与肠壁浆肌层缝合、固定。缝合组织松紧适当，不要压迫肠管。

7. 开放 开放外置肠管肠壁2/3肠壁全层外翻，与皮肤真皮层及皮下组织间断缝合、固定。外敷凡士林纱布和无菌敷料。

8. 荷包缝合 如结肠胀气或梗阻明显，可在结肠壁上做一荷包缝合。于荷包中央切开肠壁，插入吸引器，进行肠腔减压，或贴好造口袋后，切开造口肠管开放肠腔。

9. 带蒂皮桥式横结肠造口术 在拟行造口处，选择一个长4～5cm，宽1.0～2.0cm的矩形预制皮桥区，注意保持皮桥一端与皮肤相连，同时为了保证皮桥血供，需保留皮桥下方脂肪结缔组织，制作成带蒂皮桥。钝性分离皮下脂肪组织，纵行切开腹直肌鞘前层，沿肌纤维方向钝性分离腹直肌，切开腹膜2～3横指长，形成腹壁造口隧道。将预造口横结肠从切口拖出，将带蒂皮桥游离端穿过系膜孔洞，用3/0微乔线缝合2～3针固定皮桥游离端。整理造口远近端横结肠高出皮肤1～2cm。肠壁浆肌层与皮肤缝合固定一圈，沿回肠纵轴切开肠壁，I期开放造口，开放造口后常规指诊探查造口远近端是否通畅。详细过程见图6-1。

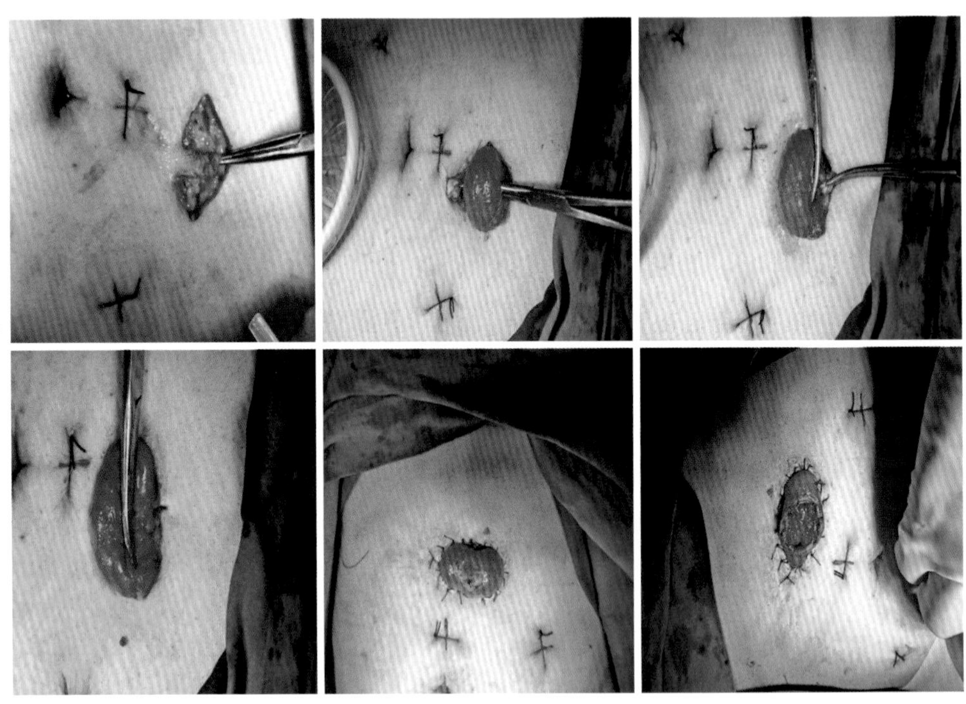

图6-1 带蒂皮桥式横结肠造口术

四、注 意 事 项

（1）定位应根据横结肠走形的体表投影进行，防止过高或过低，人为造成肠管张力过大。

（2）切口可呈直线或类椭圆形，大小应根据患者高矮胖瘦以及肠管粗细做出预判，过宽或过窄都不利于恢复。

（3）分离肌肉或打断肌肉时应充分止血，肌肉血管一旦回缩，会造成止血困难，或对肌肉损伤过大。

（4）横结肠的寻找和定位最方便的是找到大网膜或者胃等相对固定的器官，进行逆推，根据结肠带或脂肪垂最后判定。

（5）选定切口下方结肠将其拖出，拉出肠段应尽量无张力避免回缩。

（6）关闭切口两端时注意大小适宜，以可于结肠旁插入一指为宜。切开过少或关闭过多会影响造口血运，并使肠道内容物通过受阻，关闭过少则易造成切口旁疝。

（7）固定肠管前注意肠管是否扭转，缝合腹膜与肠壁时勿穿透肠壁全层。

（8）切开肠管应沿系膜对侧结肠带纵向切开以免造成部分肠壁缺血坏死。

（9）结肠造口尽可能一期开放，提倡早期造口护理。

（10）肠管下支撑物可用支撑管，也可用自身预留皮瓣。

（张毅勋　刘海义）

参考文献

[1] 喻德洪 . 现代肛肠外科学 [M]. 北京 : 人民军医出版社 , 1997.

[2] 喻德洪 . 肠造口治疗 [M]. 北京 : 人民卫生出版社 , 2004.

[3] 胡爱玲 , 郑美春 , 李伟娟 . 现代伤口与肠造口临床护理实践 [M]. 北京 : 中国协和医科大学出版社 , 2014.

[4] 孟荣贵 , 喻德洪 . 现代肛肠外科手术图谱 [M]. 郑州 : 河南科学技术出版社 , 2003.

[5] 顾晋 . 直肠肛门部恶性肿瘤 [M]. 北京 : 北京大学医学出版社 , 2007.

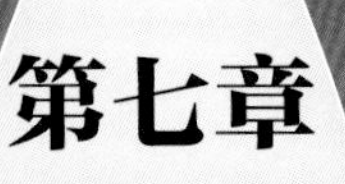

第七章

乙状结肠造口及降结肠造口术

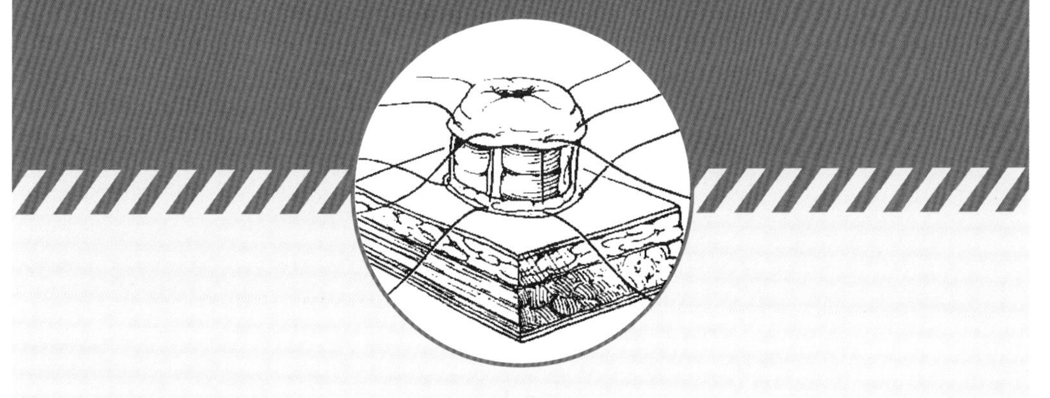

一、概　　述

乙状结肠造口的适应证包括无法保肛的低位直肠癌、各种原因所致的直肠低位肠梗阻、炎症性肠病、放射性直肠炎、医源性或者外伤性直肠损伤(例如内镜下肠息肉切除发生的直肠穿孔、直肠外伤性穿孔)、会阴部严重感染如坏死性筋膜炎、大便失禁等。其中乙状结肠造口按目的分为暂时性造口和永久性造口，按术式分为单腔造口、双腔造口和袢式造口。双腔造口和袢式造口的区别在于前者输入和输出肠管完全离断，后者未完全横断。Miles在1908年报道了腹会阴联合直肠切除术作为低位直肠癌的标准术式，其中需要行永久性乙状结肠单腔造口。乙状结肠袢式造口一般作为临时性造口达到粪便转流目的，使得直肠远端良性损伤愈合后择期行造口还纳手术，也可以作为姑息手术方式解除低位直肠肿瘤梗阻。

二、乙状结肠造口步骤

（一）术前教育

患者通常不能接受乙状结肠造口尤其是永久性造口，充满排斥、焦虑、恐惧甚至绝望心理从而拒绝手术治疗。因此，术前医护人员应对患者及其家属进行心理疏导，通过介绍肠造口相关书籍、多媒体演示等各种形式进行术前宣教，详细讲解手术的必要性和方法、肠造口日常维护措施、肠造口状态下如何进行生活社交等；也可以建议患者加入肠造口的微信患友群，彼此容易产生共情、相互鼓励。医护人员通过上述方式获得患者和家属的信任，增强患者的信心后使其愿意接受手术治疗。多项研究表明，术前教育有助于减少术后造口周围并发症、缩短住院天数、提高造口患者的生活质量以及造口自我护理能力[1-3]。

（二）术前定位

该项工作最好由经过培训或者认证的造口治疗师或者结直肠外科医生来完成。术前造口位置正确地选择可以很大程度降低术后护理的难度，减少造口并发症给患者带来的不便和痛苦。肠造口理想的位置应该是患者可以看见并且皮肤相对平坦、避开腰带或者皮带压痕、瘢痕组织以及骨性结构如髂骨等部位便于粘贴造口袋。乙状结肠单腔造口一般选择左下腹脐与髂前上棘连线的内三分之一、经腹直肌的位置（图 7-1）。对于肥胖病人，乙状结肠造口定位一般相对上述常规位置偏上方的腹壁脂肪最厚处，以避免站立时突出的腹部脂肪遮挡病人视线影响术后护理。乙状结肠袢式造口的位置一般定在左髂前上棘与脐连线中、外三分之一处附近（约反麦氏点周围）。这往往是乙状结肠距离腹壁最近的位置，可以避免游离过多乙状结肠就能无张力拖出造口肠管。由于急诊手术或者术中实际情况等原因，最终的造口位置可能会和术前最佳定位有一定不同。

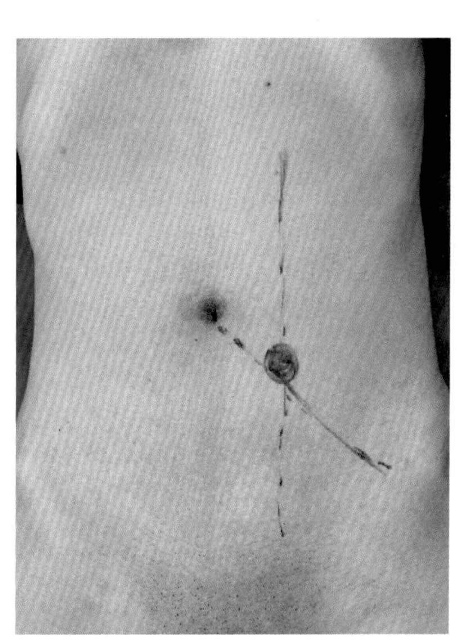

图 7-1　术前造口位置

（三）手术步骤

1. 单腔造口　主要是腹膜外造口（extraperitoneal colostomy），早在 19 世纪 50 年代 Goligher 就发现腹膜外造口可以减少造口旁疝、脱垂和回缩的发生率。目前美国结直肠外科医师协会编制的《造口手术临床实践指南》基于新增的高质量随机对照试验不推荐在造口时常规使用补片预防造口旁疝。但是考虑到各研究干预措施、使用补片的材料以及手术方法的异质性，给予弱推荐。

手术步骤：

（1）充分游离乙状结肠近侧断端后，沿左侧腹膜后方间隙尽量向左侧腹直肌方向分离延伸，建立潜行的腹膜外隧道（图7-2）。

（2）将术前预定造瘘口处直径约3cm（造口具体直径应根据病人乙状结肠粗细以及系膜肥厚程度决定）的皮肤连同皮下组织一并垂直切除，再十字形切开腹直肌前鞘，钝性分离腹直肌纤维后，显露腹直肌后鞘并打开。然后用手指或者器械钝性分离腹直肌后鞘与腹膜的间隙，避免撕裂腹膜，与左侧腹膜外隧道会师后，贯通腹腔（图7-3）。

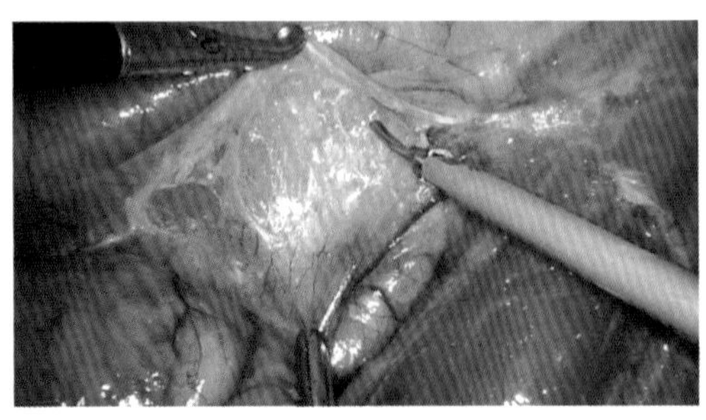

图7-2　构建腹膜外隧道

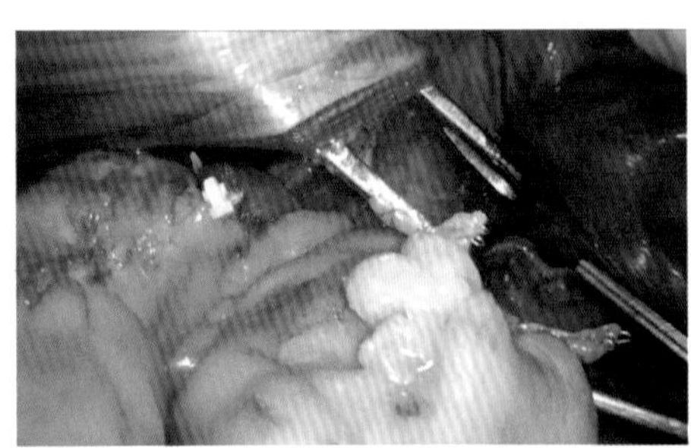

图7-3　钝性分离腹直肌后鞘与腹膜的间隙

（3）乙状结肠近侧断端经该隧道拖出至腹壁造口处，确认肠管无扭转（图7-4、图7-5）后将造口端乙状结肠全层与皮肤真皮层间断外翻缝合。一般是将肠管上下左右分别以3-0可吸收线依次缝合肠管末端全层、肠壁浆肌层以及皮肤真皮层各一针使肠管末端外翻并分成四个象限（图7-6）。然后于四个象限内各自间断缝合肠管全层和皮肤2针，术后即可形成“嘴唇样”结构（图7-7）。

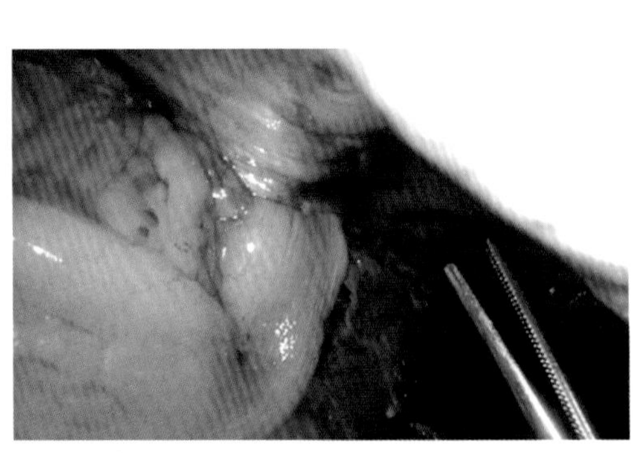

图7-4　乙状结肠近侧断端拖出至腹壁造口处

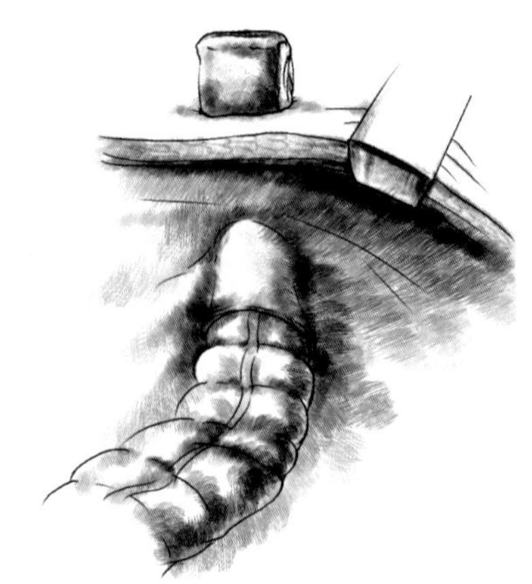

图7-5　乙状结肠近侧断端拖出至腹壁造口处示意图

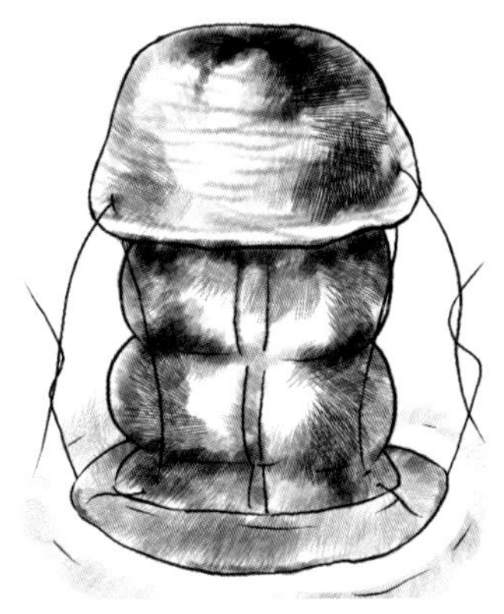

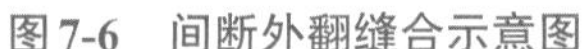

图7-6 间断外翻缝合示意图

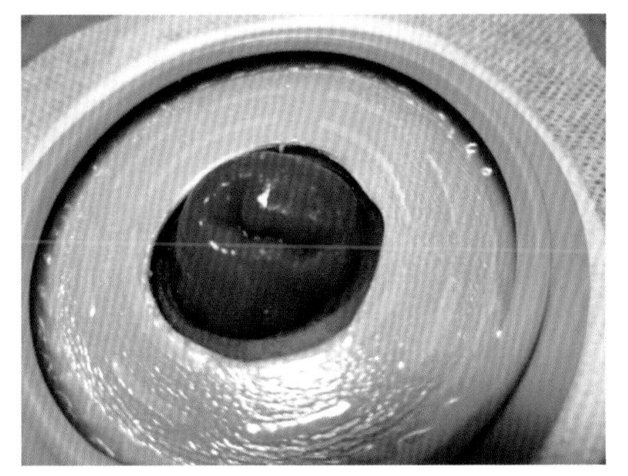

图7-7 术后即可形成“嘴唇样”结构

一般来说结肠造口应突出皮肤约1cm，回肠造口应突出皮肤约2cm。腹膜外造口应在腹腔镜直视下将乙状结肠经腹膜外隧道拖出，避免肠管发生扭转导致术后肠梗阻。左侧腹膜游离要保证一定宽度避免腹膜压迫肠管导致术后出口梗阻。部分外科医生选择缝合关闭乙状结肠与左侧腹膜的间隙，我们术中一般不关闭此间隙，而是在手术结束前将小肠重新整齐排列并在撤掉气腹过程中使用腹腔镜观察小肠是否疝入腹膜外间隙。一般撤掉气腹后，腹膜外间隙因为腹内压降低而闭合，术后很快形成粘连，较少发生内疝。如因肠梗阻肠管明显水肿、肠道术前准备不充分等原因无法行肠管吻合选择Hartmann术并且计划行二期乙状结肠造口还纳的临时性单腔造口则不宜选择腹膜外造口方式，一般采用经腹膜造口。对于腹膜外造口困难的肥胖病人也可以直接经腹膜造口。国内外有文献报道使用管状吻合器行单腔结肠造口，相对于传统造口方法可以缩短手术时间，但是使用吻合器增加了手术费用。

2. 经腹膜造口（transperitoneal colostomy）

（1）将术前预定造口处直径约3cm的皮肤连同皮下组织一并垂直切除，再十字形切开腹直肌前鞘，钝性分离腹直肌纤维后，显露腹直肌后鞘并打开，剪开腹膜后钝性扩大腹膜开口约2指避免压迫乙状结肠肠管。

（2）乙状结肠近侧断端经腹膜开口拖出后，把腹直肌后鞘连同腹膜以及腹直肌前鞘分别缝在乙状结肠浆肌层固定肠管。

（3）最后造口端乙状结肠全层与皮肤真皮层间断外翻缝合，方法同腹膜外造口。

开腹手术可将腹腔内乙状结肠与左侧腹膜缝合数针防止内疝或者肠管脱垂等术后并发症。腹腔镜手术外科医生一般不关闭此间隙。

3. 袢式造口（loop colostomy）

（1）左下腹预定造口处切开皮肤、皮下组织，再十字形切开腹外斜肌腱膜，钝性分离腹壁肌肉，切开腹膜。

（2）适当游离乙状结肠后用红色导尿管或者橡皮管穿过乙状结肠系膜无血管区提出体外。

（3）关闭腹膜数针，以能通过一指尖为宜。

（4）腹外斜肌腱膜与乙状结肠浆肌层缝合数针固定肠管后，将一根玻璃棒穿过之前切开的系膜无血管区作为支撑。

（5）切开肠腔，行乙状结肠全层与皮肤真皮层间断外翻缝合。如乙状结肠梗阻明显可先在预切开肠壁处行荷包缝合后插入减压导管行结肠近端减压后再行肠造口。作为支撑的玻璃棒一般在术后2周拔除。

乙状结肠造口术都可以通过开腹、腹腔镜或者机器人手术完成。只是在手术步骤上稍有不同，但总体的手术原则都是一样的。

三、降结肠造口

如果是行姑息性袢式结肠造口，为了避免游离降结肠困难，一般可以选择横结肠造口或者乙状结肠造口。降结肠造口通常是因为病情需要切除整段乙状结肠而采用降结肠单腔造口，造口位置一般位于左中上腹。降结肠单腔造口的方法同上述乙状结肠单腔造口。

四、术后造口护理和并发症

肠造口最常见的并发症是造口周围皮肤并发症和造口旁疝。乙状结肠和降结肠造口的并发症包括造口缺血坏死、造口皮肤黏膜分离、造口脱垂、造口回缩、造口旁疝、造口周围皮炎等。本书有专门章节讲述造口护理，具体详见相关章节。

五、乙状结肠及降结肠造口还纳

乙状结肠及降结肠造口还纳可以选择开腹或者腹腔镜手术方式，常见的并发症包括吻合口漏等。本书有专门章节讲述肠造口还纳术，具体详见相关章节。

（刘　超　胡　海　祁柳倩）

参考文献

[1] CHAUDHRI S, BROWN L, HASSAN I, HORGAN AF. Preoperative intensive, community-based vs. traditional stoma education: a randomized controlled trial [J]. Dis Colon Rectum. 2005, 48(3): 504-509.

[2] MILLAN M, TEGIDO M, BIONDO S, et al. Preoperative stoma siting and education by stomatherapists of colorectal cancer patients: a descriptive study in twelve Spanish colorectal surgical units [J]. Color Dis. 2010. 12(7 Online): e88-92.

[3] ALTUNTAS YE, KEMENT M, GEZEN C, et al. The role of group education on quality of life in patients with a stoma [J]. Eur J Cancer Care. 2012.21(6): 776-781.

[4] GOLIGHER JC. Extraperitoneal colostomy or ileostomy [J]. Br J Surg. 195. 46(196): 97-103.

[5] DAVIS BR, VALENTE MA, GOLDBERG JE, et al. The American society of colon and rectal surgeons clinical practice guidelines for ostomy surgery [J]. Dis Colon Rectum. 2022. 65(10): 1173-1190.

[6] ODENSTEN C, STRIGÅRD K, RUTEGÅRD J, et al. Use of prophylactic mesh when creating a colostomy does not prevent parastomal hernia: a randomized controlled trial-STOMAMESH [J]. Ann Surg. 2019. 269(3): 427-431.

[7] PRUDHOMME M, RULLIER E, LAKKIS Z, et al. GRECCAR research group. End colostomy with or without mesh to prevent a parastomal hernia (GRECCAR 7): a prospective, randomized, double blinded, multicentre trial [J]. Ann Surg. 2021. 274(6): 928-934.

[8] CORREA MARINEZ A, BOCK D, ERESTAM S, et al. Methods of colostomy

construction: no effect on parastomal hernia rate: results from Stoma-const—a randomized controlled trial [J]. Ann Surg. 2021. 273(4): 640-647.

[9] AYIK C, ÖZDEN D, CENAN D. Ostomy complications, risk factors, and applied nursing care: a retrospective, descriptive study [J]. Wound Manag Prev. 2020. 66(9): 20-30.

[10] CHRISTAKIS C, CHATZIDIMITROU C, KONTOS N, et al. Use of intraluminal stapler device for creation of a permanent colostomy [J]. Tech Coloproctol. 2004.8 Suppl 1: s93-96.

[11] 马丹, 张朝军, 陈祖林, 等. 管形吻合器乙状结肠造口术在腹腔镜下腹会阴切除术中的应用 [J]. 重庆医学, 2014, 43(5): 556-557, 560.

第八章

特殊情况肠造口术

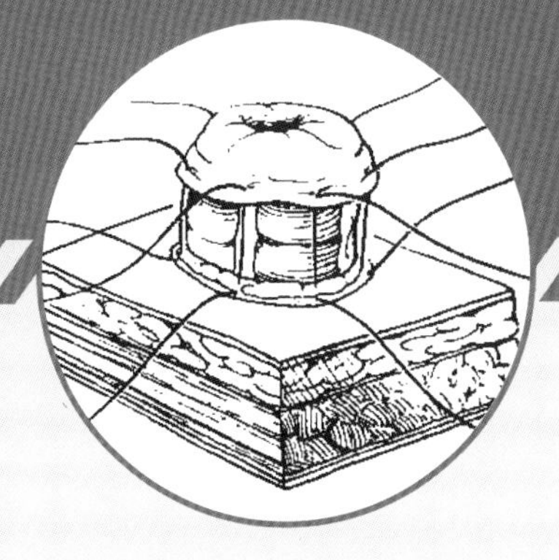

第一节 肥胖患者的肠造口术

肥胖在全世界范围内已经成为严重的社会性健康问题。2016年《柳叶刀》杂志发表的文章指出，中国已经成为世界上第一肥胖大国。《中国居民营养与慢性病状况报告（2020年）》最新数据显示，我国超过1/2的成年人超重或肥胖，超重和肥胖率分别为34.3%和16.4%。肥胖会增加肿瘤发生的概率，包括结直肠癌的发病率。而结直肠患者由于肥胖会增加手术困难，从而使造口概率增高。不同于欧美肥胖人群，亚洲人群肥胖以腹型肥胖为主。过大的腹围，过厚的腹壁厚度，使得造口难度明显增大，并且使腹壁造口肠管缺血坏死、回缩等并发症升高。这些对于外科医师均是严峻的挑战。

一、术前准备

对于肥胖患者，减重的宣传教育要贯穿围手术期以及随访期。可以采用营养配餐，指导合理运动，对血容量高的患者可以适当利尿脱水，在有限的时间内使患者降低体重，改善心脏功能，消除水肿，利于手术的实施及术后患者的恢复。

手术医师、护士和肠造口治疗师术前均需与患者及家属交流造口事宜，充分宣教，解除患者对造口的顾虑及紧张感，为术后造口生活做好心理准备。同时，各方共同制订肠造口计划，包括以下内容。

1. **造口的目的** 临时性造口还是永久性造口。
2. **造口的肠段** 末端回肠、横结肠、降结肠或乙状结肠。
3. **造口的方式** 单腔造口、双腔造口或袢式造口。
4. **造口的位置** 上腹壁或下腹壁，左侧或右侧。
5. **临时造口预计还纳的时间。**

6. 造口还纳前的减肥计划。

希望通过精心的计划，减少肠造口相关并发症，增加造口舒适度，以及有利于将来造口还纳的实施。

术前造口定位应由手术医师、肠造口治疗师和患者及家属共同完成。除造口位置选择常规原则外，对于肥胖患者还应注意选择的造口位置是否有利于患者本人的观察和操作。由于我国肥胖人群以腹型肥胖为主，且下腹壁较上腹壁厚度更大，且皮肤皱褶更多。对于严重肥胖，患者不能观察到下腹壁或下腹壁过厚且皱褶多的情况，肠造口可考虑适当上移，甚至于上腹壁造口。

二、肠造口的手术操作

肥胖患者腹壁皮肤较薄，且皮下脂肪多，张力大，切口容易外翻扩大。造口皮肤切口不宜过大，根据准备行单腔或袢式造口，一般做2～2.5cm圆形皮肤切口，并且皮下脂肪层多且厚，提出肠管空间小，故提起切开皮肤，连同其下脂肪做圆柱形切除，直至腹直肌前鞘。充分打开腹直肌前鞘，分离腹直肌，切开腹直肌后鞘及腹膜，如切开仍不足以提出造口肠管，可考虑十字切开鞘膜，并横断部分腹直肌以扩大切口，保证肠管周围能通过一指的间隙。

如考虑永久单腔造口，为避免造口旁疝发生，可行腹膜外造口，不切开腹膜，在腹直肌后鞘及腹膜间疏松组织间分离，构建造口肠管的腹膜被盖。但此操作需更多的游离肠管长度。而且目前缺乏更多循证医学证据，证明腹膜外造口造口旁疝发生率更低。故是否腹膜外造口根据患者术中情况及术者经验判断。

肥胖患者腹壁脂肪层厚，需要有更好游离度的肠袢或更长的肠管提出至腹壁外。另外，由于肥胖患者肠系膜肥厚短缩，使得肠管或肠袢无张力提出的难度更大。对于准备行小肠造口的患者，最好行袢式造口，如腹壁肥厚，肠系膜短缩，不必局限于末端回肠以及下腹壁造口，可以向近端找寻游离度更大的肠袢及对应腹壁相对薄处行肠造口。

为避免患者出现腹泻及营养不良情况的发生，保证造口近端小肠大于200cm。对于最大游离度肠袢仍不能无张力提出腹壁外，可考虑游离切断小肠边缘弓及肠管，在保证造口肠管血运良好情况下，必要时切断1、2支干血管，使肠管得到更大游离度。同法适用于远端肠管，必要时切除部分小肠，使远近端肠管均能提出腹壁外行双腔造口，以利于二次还纳。如远端肠管仍不能提出腹壁外，可考虑近端肠管单腔造口，为使再次还纳手术更为方便，建议将远端肠管固定于造口下方腹壁或造口肠管腹内段。对于未行肠道准备的患者，这端肠管也可以置管造口，有利于回肠道清洁，避免形成干硬粪便，不利于还纳。

肥胖患者肠系膜增厚且糟脆易出血，血管走形也不宜辨认，分离肠系膜要轻柔、仔细，避免损伤边缘血管，保证造口肠管血运良好。并且在肠管提出腹壁外再次确认造口肠管的血运情况。

对于永久造口，建议在腹膜及腹直肌后鞘、腹直肌前鞘、皮下分三层缝合。为避免造口旁疝或肠管缺血坏死的并发症，不能缝合过于疏松或紧密，腹膜及腹直肌后鞘、腹直肌前鞘层建议间隔1cm缝合1针，手指触碰觉有缝隙但指尖不能通过为宜，真皮层缝合等同于肠吻合缝合密度。对于临时造口，可以仅缝合真皮层即可，如果腹壁造口肠管间隙过大，为避免急性造口旁疝嵌顿，可于腹直肌前鞘间断缝合4～6针以缩小间隙。

对于肥胖且需行肠造口患者，又符合减重手术指证，是否同期行减重手术。笔者认为在患者知情愿意，且身体情况可耐受叠加手术的情况下，如果非肿瘤性疾病手术并造口的患者，可考虑同期减重手术治疗。患者术后体重下降，合并症减少，利于再次还纳手术的实行。如果是肿瘤性疾病手术并造口的患者，不建议同期行减重手术，减重手术的围手术期并发症，及术后减少进食，缺少营养可能不利于患者的尽快恢复以及进一步的辅助治疗。减重手术可考虑推迟至与造口还纳同期进行。

三、造口并发症

1．造口缺血坏死 造口缺血坏死是术后早期常见的严重并发症之一。对于肥胖患者，由于腹壁厚，系膜张力相对较大或边缘血管损伤等原因，造口缺血坏死的发病率更高。保证充分的皮下及腹壁腱膜肌肉间隙，防止卡压。术中应仔细游离边缘血管，反复确认造口肠管血运，从而减少此并发症的发生。

2．造口旁疝 造口周围间隙过大，腹压增高是造口旁疝发生的重要原因。

在保证造口肠管血运的情况下，减少间隙时是减少造口旁疝重要保证。有时为减少切口数量，采用经造口去除标本的方式，可能或扩大造口间隙，对于过大的造口间隙，间断腹壁全层缝合以缩小间隙是十分必要的。

3. 造口回缩 造口回缩的主要原因还是与造口肠管的张力过高有关。术中充分游离肠管，降低张力是减少造口回缩的主要方法。另外，由于肥胖造成造口周围感染及肥胖合并糖尿病，伤口愈合不佳也是重要原因。控制伤口感染及控制血糖也是十分重要的。

4. 造口梗阻 切开腹壁各层次尽量垂直，使肠管能垂直拉出。另外拖出肠管是要注意系膜或肠袢没有扭转，以避免造口梗阻的发生。术中造口缝合后，手指探查可进腹腔也是重要的检查手段。术后造口肠管急性水肿所造成的梗阻，可采用在造口肠管置入引流管的方式，引流内容物，缓解梗阻。

第二节 急诊患者的造口术

肠梗阻，肠穿孔，外伤肠破裂及肠缺血性病变等急症情况，患者可能需要行肠造口手术治疗。由于急诊状态以抢救生命及手术简便有效为原则，且术前准备及肠道准备不充分，故术后造口并发症的发生率可高达20%以上。

大肠梗阻多见于大肠肿瘤，严重便秘，乙状结肠扭转及先天性巨结肠，多为闭袢性肠梗阻，病情进展快，需要积极干预治疗。大肠梗阻在大肠癌相关的紧急情况中约占80%（占结直肠癌的15%～30%），穿孔占剩余的20%（占结直肠的1%～10%）。最常见的结直肠癌梗阻部位是乙状结肠，75%的肿瘤位于脾曲远端。大肠梗阻，尤其是左半结肠梗阻常需要进行肠造口达到减压目的。不同位置肠梗阻对于是否肠造口以及肠造口的目的和方式均有不同，掌握不同位置肠造口的术式和技巧尤为重要。

一、小肠造口

小肠或右半结肠切除一般可以一期吻合，急诊情况下小肠造口并不常见。但对于患者一般情况差，腹腔严重感染、腹腔肠管广泛肿胀，或肠管血运不佳、肠缺血性病变，吻合口可能愈合不良的情况下，可考虑行小肠造口。另外在大肠肿瘤切除吻合并远端肠管灌洗后预防造口，也可考虑小肠造口。

小肠造口应尽量靠近回盲部，保证造口以上有足够长小肠，避免造成高排出综合征造成的脱水、营养不良以及消化液对造口周围皮肤所致造口并发症。

小肠造口多为临时性造口，多需二期造口还纳，为下次手术便利，尽可能行远近端肠管的双腔造口或袢式造口。如远端肠管确实无法经造口提出，可考虑远端肠管封闭后插管造口，以减轻远端肠管压力及便于清洁远端肠管内的肠内容物及粪便。

二、盲肠造口术

在右半结肠癌引起急性梗阻的情况下，右半结肠切除加一期吻合术是首选。如果认为一期吻合术不安全，那么回肠末端造口术式伴结肠置管造口是一种有效的选择。如果患者一般情况差，重要器官功能不全，不能耐受切除病灶的手术，或无法耐受内镜下自膨式金属支架置入术（SEMS）等情况，尤其是在回盲瓣未开放，闭袢性肠梗阻情况下可考虑行盲肠造口术。可行经皮肤切开盲肠造口或盲肠插管造口，但后者不如前者减压效果好，且护理麻烦，需反复冲洗，不做首选。

在急诊梗阻状态下，盲肠增粗明显，故相当于部分肠壁皮肤吻合术，需注意未减压大量肠内容物对造口周围及腹腔的污染而造成的严重感染。

由于盲肠造口减压效果欠佳，且有很高的故障率和并发症，故被认为应该予以放弃，并行其他结肠造口的方式。对于不能切除的右侧结肠癌，可以在末端回肠和横结肠之间进行侧对侧吻合术的内转流手术，而取代肠造口术，但仍要警惕吻合口渗漏造成腹腔感染的风险。

三、横结肠造口术

横结肠造口多采用袢式造口方式，相比于盲肠造口，其转流效果更加彻底，且有类似于回肠袢式造口的易于还纳的优点，所以应用更为广泛。

对于左半结肠癌合并梗阻患者，内镜下自膨式金属支架置入术（SEMS）联合择期手术序贯治疗，尽管有争论，但有越来越多的文献证实其提高患者一期吻合率，降低永久造口率及并发症发生率。但是对于SEMS禁忌或不耐受，以及置入失败的患者，可考虑横结肠袢式造口术；用于不能切除病灶，或先减压再进行新辅助或转化治疗后手术，以及手术切除吻合，但适用于吻合口肠壁水肿、血运欠佳、张力高等愈合不良因素存在的患者的预防造口。

对于乙状结肠扭转，横结肠袢式造口可对近端结肠进行减压，但并没有解决扭转的乙状结肠本身的闭袢，甚至血运障碍肠坏死的问题，在没有解决乙状结肠扭转的情况下不适宜行结肠造口术。

梗阻状态下，横结肠也扩张增粗，提出困难，但仍需注意腹壁切开不要超过直径3cm，以及结肠扩张消除后造口旁疝的风险，可先行解压，或部分提出，保护切口情况下结肠解压后再完全提出。造口横结肠肠袢需要游离其附着的大网膜，使其游离度提高，更易提出腹壁外。缝合松紧适宜，可容一指即可。固定肠壁时注意缝合浆肌层，避免全层缝合针眼渗漏，导致造口周围甚至腹腔感染发生。

四、乙状结肠造口术

乙状结肠造口可分为乙状结肠袢式造口及乙状结肠单腔造口。乙状结肠造口可能距离病灶或梗阻点更接近，转流效果更好。

乙状结肠袢式造口可用于乙状结肠、直肠癌伴梗阻或穿孔，且不能切除病灶，或先减压再进行新辅助或转化治疗后手术，以及非肿瘤性乙状结肠、直肠上段穿孔的患者；不适用于乙状结肠近端以上梗阻患者。选取乙状结肠游离度大的部位做造口，可适当游离乙状结肠与侧腹壁的粘连，增加其游离度。对于乙状结肠穿孔，可将穿孔部位直接提出作为造口，而直肠穿孔可在穿孔修补的基础上作为保护性造口。其余事项同横结肠袢式造口。

乙状结肠单腔造口，多见于腹会阴联合直肠癌切除术或Hartmann手术。Hartmann手术与直肠癌会阴前切除和一期吻合术（RPA），在没有其他危险因素的情况下，RPA应是无并发症的恶性左侧大肠梗阻的首选选择。但对于高手术风险的患者，Hartmann手术时间更短，治疗效果更好，可避免水肿、血运差及有张力的吻合口漏的发生。乙状结肠单腔造口二期手术还纳手术难度较大，手术创伤可能不亚于第一次手术，故多成为永久性造口。但随着手术技术的提升，患者对生活质量要求的提升，多数患者仍有二期手术还纳的要求。因此，首次手术中仍要考虑为二次还纳手术提供便利条件。游离肠管时在保证根治要求肠管切除范围的前提条件下，尽量多保留远端肠管。且远端段肠管尽量提出腹壁外做双腔造口，或固定于造口下方腹壁内，左髂窝或盆腔入口左侧，并尽可能与小肠隔绝以防形成粘连包裹。二次还纳时根据患者情况，仍有可能完成腔镜下游离及造口还纳，笔者单位已有多例腹腔镜下乙状结肠单腔造口还纳成功的案例。

第三节 其他特殊情况的肠造口术

一、妊娠患者造口

妊娠患者造口情况比较少见，多由于炎症性肠病，妊娠期间结直肠肿瘤、外伤穿孔以及直肠阴道瘘的发生。由于妊娠原因，腹壁造口多为回肠、横结肠在上腹壁的造口为主。

由于妊娠期间腹压增高，患者呕吐等原因，造口常会出现肠管脱垂的并发症。脱垂严重可以予以还纳。轻度一般无须处理，患者应避免增加腹压的活动，加强自我观察，选择一件式造口袋，调整造口袋的大小以避免肠黏膜的创伤。中度脱垂可回缩肠曲后在肛袋内侧加棉垫或海绵系以腰带加压即可。另外，由于妊娠患者的体重增加及腹围增加，也会出现造口回缩及造口缺血问题。随着体重的变化，会出现造口周围皮肤的变化，需及时调整适合的造口产品，以防止造口周围皮肤并发症的发生。待产后4周，造口可恢复至术前状态。

二、新辅助治疗的结直肠患者造口

近期，随着局部晚期中低位直肠癌新辅助放化疗的广泛应用以及直肠癌肝转移转化治疗、保肛需求的加强放化疗及靶向治疗、免疫治疗或靶向免疫联合治疗等应用，可以使局部控制率、保肛率及生存期得以提升。但同时，由于放化疗、靶向治疗、免疫治疗造成的局部水肿、粘连、出血等问题，对吻合口愈合也带来了影响。对于术前新辅助及转化治疗的中低位直肠癌患者，我们更倾向于预防性造口的方式帮助吻合口更加良好地愈合以及减少并发症的发生。

常选择的造口方式为末段回肠袢式造口或横结肠袢式造口，其手术及二次还纳都简便、安全、易操作。由于回肠造口更简单、易操作，术后肠道功能恢复更快，造口周围感染发生率以及造口旁疝发生率更低，建议为首选方式。如果患者预期还纳可能性低、有水电解质紊乱风险及皮肤耐受性差，可考虑行结肠袢式造口。

三、脊髓损伤患者造口

目前对于脊髓损伤后出现排便功能障碍的患者，很少考虑进行结肠造口来解决排便的问题。但对于严重排便障碍的患者，择期结肠造口尽管有相应的手术相关并发症及死亡风险，但仍有改善患者排便困难，减少腹胀，增进食欲，减少粪便对会阴部皮肤的刺激，减少护理时间等诸多优点，可以给患者带来更好的生活质量。建议权衡风险收益比后慎重开展。

肠造口以及还纳手术一直以来被认为是一个简单易行的手术，是一系列大手术中的一个附带手术，而没有得到充分重视。但对于这些特殊类型的肠造口手术，在术前准备、术中操作及二期还纳都有需要注意的细节，这些细节没注意，可能会造成一系列肠造口并发症的发生、肠造口失败、二次造口手术困难甚至造成生命危险。细节决定成败，希望本文中提到的细节能对特殊类型的肠造口提供帮助。

（李智飞　陶　明）

第九章

节制性回肠造口术

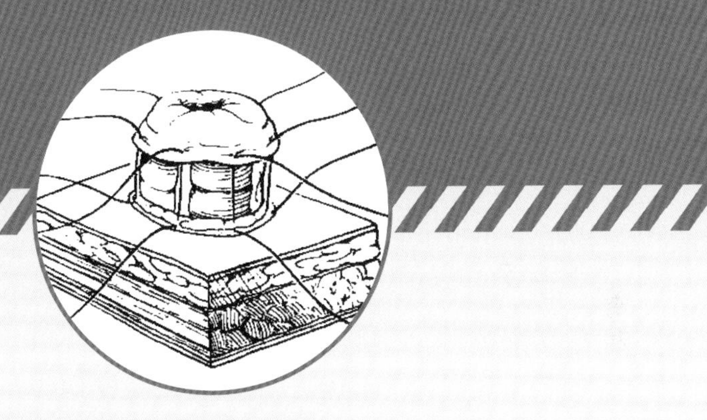

第一节 节制性回肠造口术

外科学的发展伴随着多项手术技术的发明和改进，回肠造口术在过去的七八十年间陆续经历了传统造口术（conventional ileostomy，IS）、节制性肠造口术（continent ileostomy，CI）和回肠肛管吻合术（ileal pouch–anal anastomosis，IPAA）三个阶段，新技术和新术式的出现代表着理念的更新和器官功能保留，但老的手术方式也仍然有存在的价值。

半个世纪以前，节制性回肠造口术概念被尼尔斯·科茨克（Nils Kock）教授首先提出，目的是为了解决因严重的溃疡性结肠炎（Ulcerative Colitis，UC）、先天性巨结肠症（Hirschsprung's Disease）、家族性腺瘤性息肉病（familial adenomatous polyposis，FAP）等行全大肠切除手术的患者控制性排便问题。由于行回肠造口患者排泄物大多为液体状，经造口排泄量大，且缺乏规律性，因此造口周围出现湿疹、渗漏等发生率高，给患者造成心理负担，增加了护理成本。因此，如何构建节制性回肠造口对提高患者生活质量意义重大。

目前临床上实施的节制性回肠造口术主要包括Kock储袋（Kock pouch，KP）、Barrnet节制性小肠储罐（Barnett continent intestinal reservoir，BCIR）和T形储袋（T-pouch，TP）三种。Kock教授1969年提出的"Kock pouch"是通过手术将末端回肠远端形成一个"U"型高容量-低张力储袋，再将出口段回肠进行套叠（图9-1中白色箭头所示），形成一个活瓣阀门结构，使得近端储袋可以容纳500～1000ml粪水，并且可以暂时储存。该活瓣阀门平时处于关闭状态，可以通过导管引导开放完成粪水排泄，因此起到节制性排便的功能。

但值得注意的是，"Kock pouch"手术的术后急性和慢性并发症发生率较高，主要是因为活瓣阀门容易发生移位和失套叠，进而使得活瓣阀门失去节制功能，因此Kock教授后续利用固定缝合等方式改进了活瓣阀门的稳定性，使得手术死亡率和手术并发症发生率显著下降，使得"Kock pouch"术式得到认可。但由于该术式的再手术率高达45%，并且术后造口出现储袋炎较为常见，更有

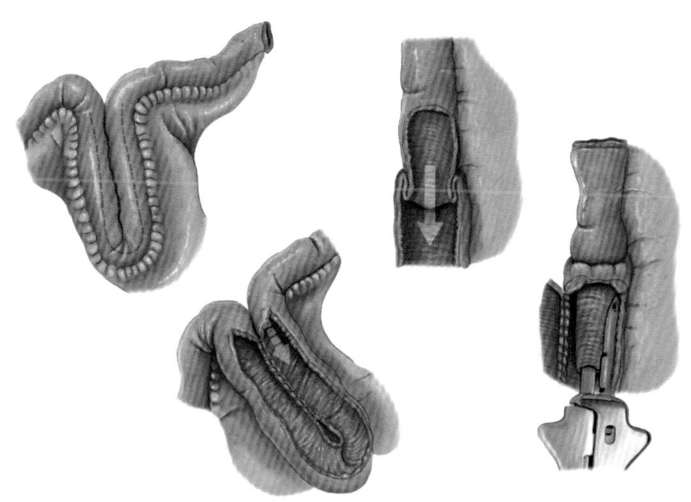

图 9-1 “Kock pouch”术式
（图片引自 Colorectal Disease. 2021；23：2286-2299）

严重者出现了活瓣阀门瘘管形成、肠坏死以及肠脱垂等严重并发症，适得其推广应用收到一定限制。

在接下来的几年里，许多技术用于克服活瓣阀门滑脱问题，史泰钦（Steichen）用吻合器固定阀门的方法，法齐奥（Fazio）描述了一种用于乳头瓣固定的钉接技术，这些技术改进减少了阀门滑脱的发生率。后来，合成材料如聚丙烯（Marlex）或聚酯（Mersilene）也被用于支持阀门机构。滑脱问题在很大程度上得到了控制，但这些材料的使用可能导致瘘的发生。

巴尼特（Barnett）引入了一种等径阀方法来避免滑脱问题，就是BCIR技术，U形囊由远端小肠构成（图9-2中实箭头）。与Kock袋一样，传出肢被套入以形成乳头阀，并被钉在适当的位置以稳定结构。一个“活肠项圈”被包裹在传出肢体上，以提供进一步的控制措施（图9-2中虚线箭头）。在该技术中，造口近端小肠被用来构建具有等肠肠套叠的乳头瓣。最初报道的16例CI患者在3年随访期间没有一例因瓣膜滑脱而需要再次手术。而且发现瓣膜最薄弱的地方是在肠系膜侧，在那里肠套叠会产生巨大的肿块，导致

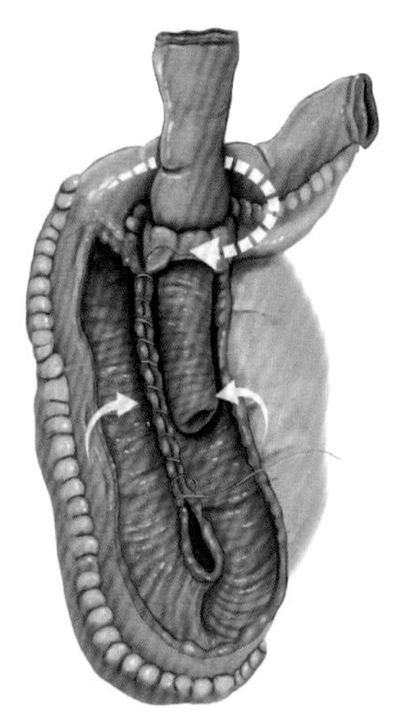

图 9-2 BCIR技术
（图片引自 Colorectal Disease. 2021；23：2286-2299）

滑脱。Barnett确信，为了避免这个问题，支架是绝对必要的，因此他寻找了一种不会腐蚀阀门的材料。1986年，他在出口导管周围增加了肠段以控制瓣膜滑脱。这个“活肠项圈”盘绕在瓣膜产生滑脱的肠系膜侧来减少滑脱的发生（图9-3）。

因此包括肠项圈和等径瓣膜，减少了瓣膜滑脱和瘘管形成的发生率。由于与瓣膜肠套叠相关的并发症，1998年斯特因（Stein）开发了一种新的设计袋，可以起到很好的抗反流作用，用于膀胱切除术后的尿分流。初步结果表明，这种创新的皮瓣阀机制水储袋（T-pouch）可以有效控制液体，但长期的结果尚未报道。

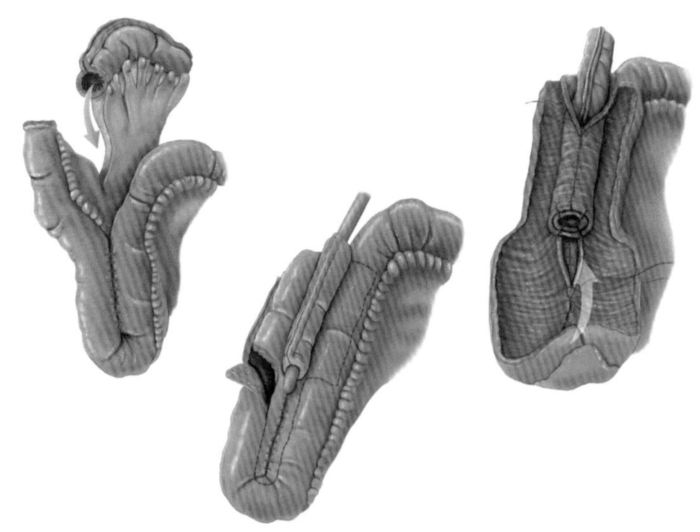

图9-3 “活肠项圈”

（图片引自Colorectal Disease. 2021；23：2286-2299）

节制性回肠造口术的发明和改进使得部分回肠永久造口患者改善了生活质量，也启发艾伦·帕克斯（Alan Parks）爵士和约翰·尼科尔斯（John Nicholls）教授在1978年发明了一种恢复肠道连续性的回肠储袋，并通过回肠储袋与肛管相吻合，也就是IPAA术，保留了肛门括约肌功能。IPAA的优点使节制性回肠造口术的数量减少了，但对那些不适合回肠袋肛瘘（IPAA）或IPAA可能失败的患者中，节制性回肠造口仍然发挥作用。此外，采用传统回肠造口术的患者，如果不愿意使用外置造口袋，也可以选择节制性回肠造口术。

当然，也有人通过研发机械性可控阀门装置来起到节制性排便的作用，其中马丁（Martin）等通过将回肠储袋远端安装一个软组织锚定的经皮口被用作蓄水池回肠的机械保持阀，并对8只狗的造口术进行功能和形态学评价（图9-4）。在随访期间，皮肤未能附着于置入物，但造口内的肠似乎与网状物相连。到达足够的粪水体积后，通过在置入物上附着一个盖子，使泌尿造口变得平坦。由于该装置未能与组织较好地融合，因此在后续研发过程中，需要继续改进装置的材质，提高组织相容性。

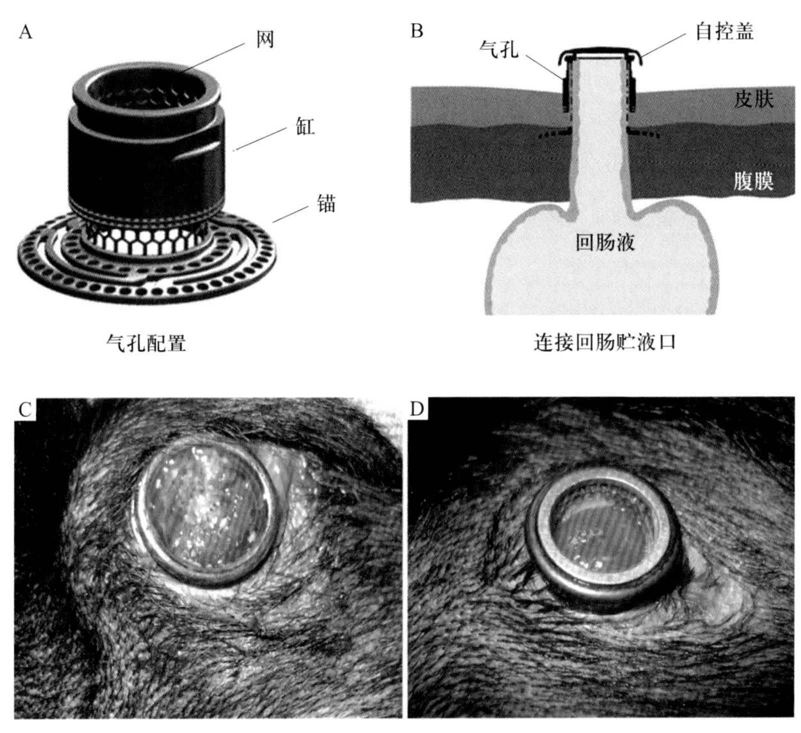

图9-4 Maitin研制的阀门装置

［图片引自Journal of Materials Science：Materials in Medicine（2022）33：7］

除了自身免疫性肠病（IBD）和先天性遗传性疾病患者需要行回肠永久造口外，随着结直肠癌患者的不断增加，部分行预防性末端回肠造口患者由于许多原因，导致预防性末端回肠造口不能顺利还纳，导致造口永久化，也增加了此类人群的心理负担和生活照护成本，因此，不断改进末端回肠造口节制性功能，并结合回肠肠道本身的生理特点，开发集节制性、经济性和有效性于一体的造口产品装置，并努力实现回肠代结肠的作用，真正实现此类患者从生理到心理融入社会。

第二节 节制性结肠造口术

由于低位直肠癌、急诊结直肠肿瘤梗阻/穿孔等疾病，患者需要行结肠永久性造口，也就是人工肛门，也有部分患者在会阴部重建人工肛门，称为原位人工肛门。我国每年新增永久性结肠造口患者十余万，造口袋是目前使用最广泛的造口器具，优点是方便使用、一次性更换方便等，但缺点是容易泄漏、造口周围皮损以及隐蔽性差，部分患者难以接受且给工作生活带来不便。节制性结肠造口（continent colostomy，CC）也称为节制性人工肛门，通过增强造口患者的术后自主排便控制能力，改善患者生活质量。增强结肠造口的控制能力主要包括两层含义：第一，通过夹闭和封堵来实现；第二，通过“新括约肌”重建来实现。

一、夹闭式节制性人工肛门装置

夹闭式人工肛门多位置入装置，最常应用于原位人工肛门，设计较为复杂，主要原理是通过夹闭装置模拟肛门括约肌功能对肠管进行压迫，来实现节制性控制排便的能力，因此也称为人工肛门括约肌（artificial anal sphineter，AAS）。

1. 套囊式人工肛门括约肌 1987年由约翰·克里斯琴森（John Christiansen）教授通过人工尿道括约肌改装而成。1996年，美国医学系统公司将其改进后，设计成一套包括钳夹袖套、控制泵和储液囊袋三部分组成的产品。当装置充满液体时，储液囊袋膨胀起来并维持一定的压力，被环绕的肠管周围的钳夹袖套膨胀，从而压闭肠管；当需要排便时，患者可自行控制操作泵，将钳夹袖套中的液体泵入储存囊袋，进而使得袖套压力减低，肠腔重新开放，完成排便。并且1～3分钟后储液囊袋再次收缩，进而再次关闭肠腔。也有人尝试通过建立人工排便生物反馈系统，利用压力传感器来建立人工排便反射。有研究通过将控制泵和储液囊袋进一步集成化为蠕动泵装置，并通过经皮能量传输系统为蠕动泵供电。上述装置目前仍较为复杂，体积较大，将其放置于体内解剖部位后可能导致手术风险，并可能导致肠坏死等情况发生。

因此，有学者提出理想的人工肛门括约肌需要符合以下几个要求：第一，使用低压低容量套囊，减少肠管被压迫缺血坏死风险；第二，置入装置元件尽量要少，并且便于维护；第三，方便置入，容易操作。根据上述观点，其设计出一套由聚亚安酯的双袖套套囊，并创新性地将钳夹套囊、储液囊和控制泵一体化，并且使得闭合压力控制在24～58mmHg，降低了肠管缺血坏死风险。

但由于该型装置设计过于复杂，容易发生线路故障，且维修困难，限制其广泛应用。

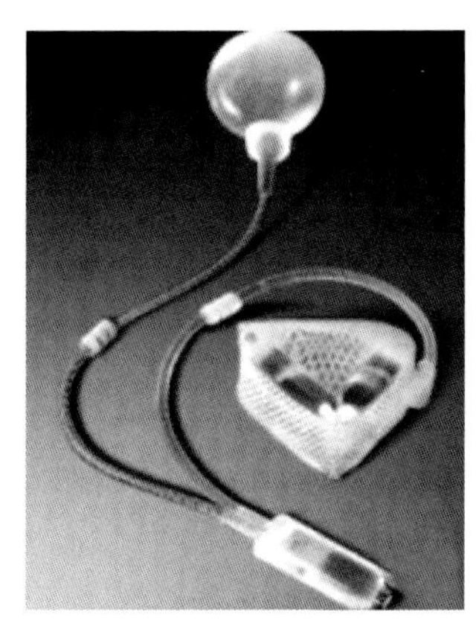
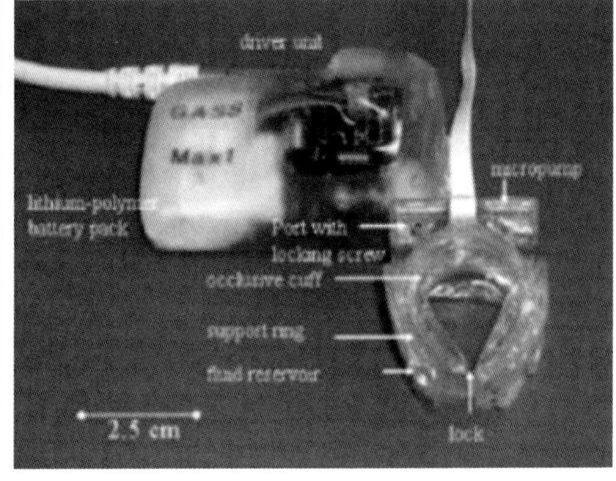

图9-5　人工肛门括约肌系统

（图片引自中华胃肠外科杂志，2014，17（12），5）

2. 形状记忆合金（shape memory alloy，SMA）人工肛门　2001年由日本学者开发设计，整个系统包括执行机构、经皮能量传输系统和过热保护装置组成。通过两片钛镍SMA夹闭肠管，未通电状态下人工肛门处于关闭状态，提供约40mmHg压力，当通电后，SMA板温度升高弯曲呈弧形，当温度升高至55℃时，两片SMA板之间形成33mm间隙，进而完成排便。为了降低热损伤风险，SMA合金条附有硅胶弹性垫片，具有隔热和缓冲SMA金属板对肠管的压力作用。该装置在动物实验表现出了较好的组织相容性和安全性，未发现肠道损伤情况发生。近年来也有研究者通过对SMA装置进行改进，目的是进一步加大肠管通过直径，降低热损伤风险，但与套囊式人工肛门相比，SMA人工肛门体积较小，安装相对简单，并且对腹壁造口也同样适用，并且由于钛镍合金的形变稳定性和组织相容性较好，能够为肠管提供均匀稳定的压力，减少对肠管和周围组织的炎性反应，降低肠坏死概率。

二、封堵式人工肛门

封堵式人工肛门的设计较为简单，通过封堵装置对造口进行封堵，当造口近端肠道内固体粪便达到一定程度时，患者可自行取下封堵装置完成排便。与套囊式和SMA人工肛门相比，封堵式人工肛门结构简单，体积小巧，隐蔽性好，并且不需要通过手术方式置入体内，可自行完成更换和清洗护理，发生感染等并发症风险小。目前较为成熟的封堵式人工肛门主要包括造口栓和Vitala装置两类（图9-6）。

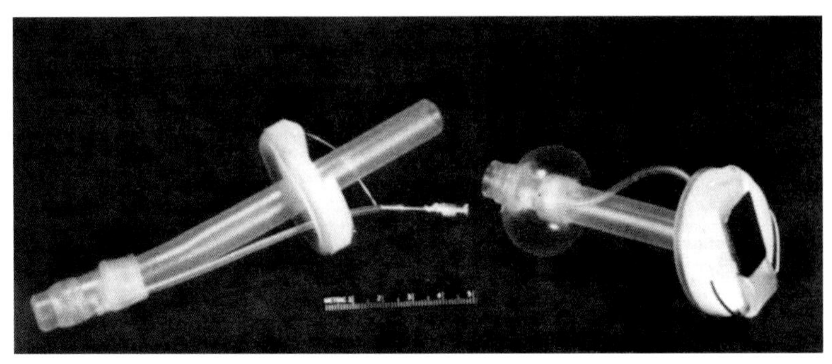

图9-6　封堵式人工肛门

（图片引自Ann Surg，1983，197（5）：618-626）

利用装置封堵造瘘早在1975年就见文献报道，菲斯特（Feustel）和赫尼格（Hennig）教授设计了“磁圈型节制性人工肛门”，通过在造口周围皮下置入一磁性圈，然后通过磁力吸引插入人工肛门的磁性闭孔塞，达到封堵造口的目的，进而起到对粪便节制性控制作用。在随后的应用过程中，该型装置对一半的受试者能够发挥作用，同时研究者也发现此设计对手术要求较高，比如尽可能垂直脱出结肠，尽可能减少黏膜外翻，尽可能避免感染等。同时对患者体型也有一定要求，过胖或者过瘦都不能很好地使用该型装置。1983年，普莱格（Plager）教授等设计了一款“硅环-气囊栓型”节制性人工肛门装置，通过带凸起的环形硅囊缝合在腹壁造口处，随后将造口结肠从环内垂直脱出，术后可以通过合适体积的硅胶气囊进行封堵，研究结果发现部分患者因肠坏死和肠瘘导致失败，因此使用过程中不能急于求成，应该循序渐进。

1984年，伯奇斯（Burcharth）教授等设计出一种一次性造口栓（图9-7），为节制性结肠造口照护带来较大进步，栓子造型上类似“蘑菇伞”形状，跟圆形吻合器的钉毡造型也较为相似，“伞柄”材质上采用聚亚胺酯泡沫，压缩于溶水性薄膜内，“伞面”黏附于造口周围皮肤上的基板，既能保护皮肤，又能为栓子提供附着能力。当栓子插入造口后，溶水性薄膜很快溶解，栓体吸水膨胀后完美封堵肠腔，此外，栓子内部还设计有活性炭过滤器，能够吸附肠腔内气体，减少异位排出。后续的研究数据表明，约75%的患者能够通过该型造口栓达到节制性排便目的，且排气无味。该型造口栓在国外较为常用，并且由丹麦康乐保公司进行商品化生产，但在国内仍需要进一步推广。国内也有学者提出类似的气囊封堵概念，栓子部分改为硅胶设计，螺旋气囊，并可以通过压力感受器，完成报警后进行节制性排便。相信随着医工交叉学科的不断发展，以及对造口患者人群的不断重视，会有更多经济、安全的造口封堵装置面世。

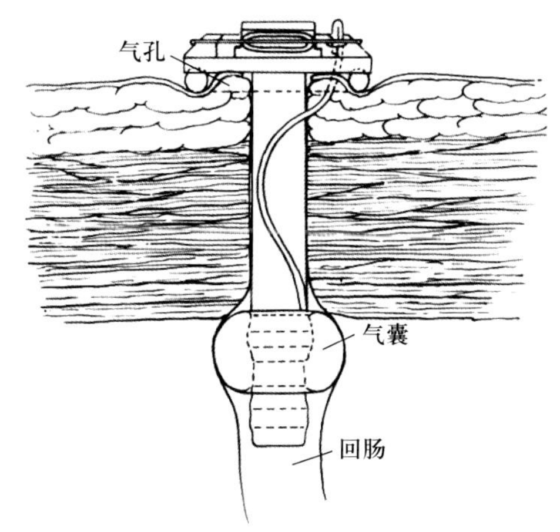

图9-7　一次性造口栓

（图片引自Ann Surg，1983，197（5）：618-626）

Vitala装置是由美国康维德公司研发的一款造口术后修复装置，装置外层是一塑料防气盖，内层是由可膨胀泡沫材料组成，它不需要手术置入人体，也与造口栓不同，只需要在造口周围贴上适配的造口底盘，便可将防气盖牢牢地固定在上面，内层泡沫紧密地填充在造口周围，在装置移除前，内置的污物袋可以收集粪便。但该型装置也存在学习曲线长等问题。

三、“新括约肌”重建

由于行直肠癌腹会阴联合手术的患者无法保留肛门，人们尝试在人造肛门周围重建新的肛门括约肌。1952年，皮克塞尔（Pickcell）等将股薄肌移位并包绕会阴，让原位人工肛门具有更好的节制性，优点是不改变身体结构，也没有增加护理难度，但不管是单侧股薄肌还是双侧股薄肌包绕，效果均不理想，主要原因可能是股薄肌移位后的肌肉萎缩问题，后续研究者通过电刺激来解决股薄肌萎缩，让动力性股薄肌成形术成功用于治疗大便失禁患者，效果令人满意。

1979年，施密特（Schmidt）教授等将远端大约10cm结肠去除肠壁外脂肪、系膜以及肠壁内黏膜层，仅保留结肠浆膜肌层，并沿结肠带纵行切开浆肌层，通过抗生素浸泡以及拉长来克服肌肉痉挛，将这部分肠管包绕在结肠周围并缝合1周，形成新的“括约肌”，并将其远端结肠缝合固定于肛门皮肤和皮下组织，后续随访结果发现手术安全性较高，可以节制性控制排便患者达79.9%，患者术后不需要长期使用造口器具。也有学者通过将造口近端结肠外翻，行浆肌层和浆肌层缝合，形成结肠人工折叠，也能起到节制性排便能力。

虽然上述两种思路经过数十年的探索，也取得了一定的临床效果，但由于材料学和造口袋制造工艺的突飞猛进，节制性造口技术和相关产品并未能广泛应用，早期探索性应用需要告知患者相关风险，严格把握手术适应证。相信随着材料学、人工智能、脑机接口等新兴学科的发展，早日实现此类患者控制性自主排便，原位人工肛门装置会陆续出现，早日造福患者。

（陶　明　李智飞）

参考文献

[1] Ecker K W, Tonsmann M, Ecker N, et al. Salvage surgery for continent ileostomies (CI) after a first successful revision: more long-term blame on the reservoir than the nipple valve [J]. Int J Colorectal Dis, 2022, 37(3): 553-561.

[2] Johansson M L, Hulten L, Jonsson O, et al. Achieving stomal continence with an ileal pouch and a percutaneous implant [J]. J Mater Sci Mater Med, 2022, 33(1): 7.

[3] Ecker K W, Dinh C, Ecker N. Development of a systematic approach to conversion of the ileoanal pouch into continent ileostomy [J]. Tech Coloproctol, 2021, 25(11): 1233-1242.

[4] Deputy M, Worley G, Patel K, et al. Long-term outcome and quality of life after continent ileostomy for ulcerative colitis: A systematic review [J]. Colorectal Dis, 2021, 23(9): 2286-2299.

[5] Nessar G, Wu J S. Evolution of continent ileostomy [J]. World J Gastroenterol, 2012, 18(27): 3479-3482.

[6] Down G, Leaper D. The Conseal continent colostomy appliance: Southmead Hospital experience [J]. Bristol Med Chir J, 1989, 104(2): 59-60.

[7] 林羽, 崔龙. 可控性人工肛门装置的研究进展 [J]. 中华胃肠外科杂志, 2014, 17(12): 5.

[8] Pemberton J H, van Heerden J A, Beart R J, et al. A continent ileostomy device [J]. Ann Surg, 1983, 197(5): 618-626.

第十章

肠造口还纳术

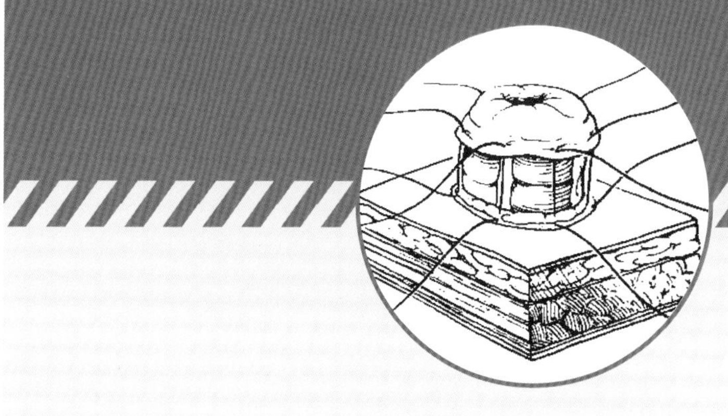

第一节 肠造口还纳手术时机和指征

肠造口术是外科常见的一种手术方式，在结直肠肿瘤、肠道外伤、肠系膜血管缺血性疾病、炎症性肠病、先天性结直肠肛门疾病等疾病的外科治疗中应用比较广泛，近年来随着新辅助治疗的应用、保肛技术的提高和医疗器械的革新，越来越多的低位直肠癌患者施行了保肛手术治疗，预防性肠造口术的患者比例也明显增加。研究表明，预防性回肠造口可以减轻因吻合口漏导致的腹盆腔感染或脓肿等并发症的严重程度，从而避免因吻合口漏导致的二次手术。但肠造口手术可能会给患者带来造口脱垂、造口回缩或造口旁疝等并发症，甚至让患者产生情绪紧张、焦虑、恐惧等精神心理压力，导致患者生存质量明显下降，因此，预防性肠造口作为一种暂时性的治疗措施，当其达到保护作用后，需要行肠造口还纳术，使患者消化道恢复连续性，提高生存质量。

一、肠造口还纳的手术时机

预防性肠造口的还纳时机仍有争议。考虑到患者的经济负担和生活质量等因素，有学者提出了早期关闭回肠造口的理念，认为回肠造口术后8～13天内还纳造口是安全可行的。但有学者认为，早期行造口还纳可能推迟术后辅助化疗，同时还纳术后部分患者存在低位前切除（low anterior resection，LAR）综合征，会加重化疗的不良反应，故建议辅助化疗后再行回肠还纳手术。也有学者认为对无须术后辅助治疗的肿瘤患者，随诊12 周以上且检查无肿瘤复发转移时考虑行造口还纳；对需行辅助化疗或放化疗的患者，将回肠造口还纳时间选择在末次治疗后8周以上，这是因为较长的等待时间，可有效降低化疗药物对机体愈合的不良影响，组织的愈合能力得以恢复。在相关研究和指南明确结论之前，肠造口术后3～6个月内行回肠造口还纳手术，是一个相对安全的时间点。

二、肠造口还纳的手术指征

肠造口还纳的手术指征包括：吻合口完全愈合、造口周围皮肤及腹腔无感染、原发疾病得以控制、全身情况耐受等情况。

（一）吻合口完全愈合

吻合口和吻合口漏完全愈合后施行肠造口还纳手术，还纳术前需要进行充分的评估，主要包括远端肠管病变是否已愈合、吻合口有无狭窄、远近端肠管是否通畅、肛门直肠控便能力等。

（二）造口周围皮肤及腹腔无感染

由于肠造口周围皮肤长期受到粪便浸渍，属于Ⅱ类切口。手术部位感染是回肠造口还纳术后最常见的并发症，增加了患者的痛苦和住院费用，延长了住院时间。因此，如何减少切口感染是肠造口还纳术的重点之一。术前需评估肠造口周围皮肤有无粪水性皮炎等情况，及时纠正皮炎问题，注意保持肠造口周围皮肤清洁、完整，以降低肠造口还纳术后发生切口感染的风险。

（三）原发疾病得以控制

外科治疗结肠直肠肿瘤、直肠肛管损伤、肠梗阻、肠坏死、炎性肠病等的过程中，行肠造口术的目的是暂时性作为排泄物的出口，缓解肠道压力，避免肠内容物继续污染吻合口或漏口。所以在行肠造口还纳术前应保证原患疾病得以控制。

（四）全身情况耐受手术

手术前的检查应包括心肺功能检查、营养状态判断、贫血状况评估、水电解质平衡状况、精神状况评估等，保证患者能耐受麻醉，做好围术期的术前评估。

第二节 回肠造口还纳术

近年来，低位和超低位直肠癌患者保肛后行预防性回肠造口逐渐增多，随着吻合口愈合和肿瘤得以控制，预防性回肠造口大多需要行回肠造口还纳术。常规开放回肠造口还纳术，是临床上最常见的回肠造口还纳方式。但常规开放回肠造口还纳入路在分离造口肠管及周围粘连时视野受限，所以容易出现副损伤而增加术后并发症的发生率。近年来，有学者提出了腹腔镜下回肠造口还纳术（laparoscopic stoma closure，LACS）的概念，LACS的入路能避免操作空间狭小和术野局限等问题，可在直视下松解造口周围粘连，为回肠造口还纳提供便利，本文将分别介绍其手术步骤。

一、开放回肠造口还纳术

（一）术前肠道准备

口服复方聚乙二醇，行机械性肠道准备，远端肠道自肛门逆行或经造口顺行性清洁灌肠。

（二）麻醉

气管内插管，全身麻醉。

（三）体位

水平仰卧位或截石位。

（四）手术步骤

1. 填塞或封闭结肠造口 先揭除造口袋及底盘，清洁周围皮肤后使用碘伏消毒造口及周围15 cm的皮肤，然后封闭结肠造口。封闭造口的方式有多种，内容如下。

（1）填塞法：使用纱布或油纱填塞近远端造口，防止肠内容物在手术过程中流出（图10-1）。

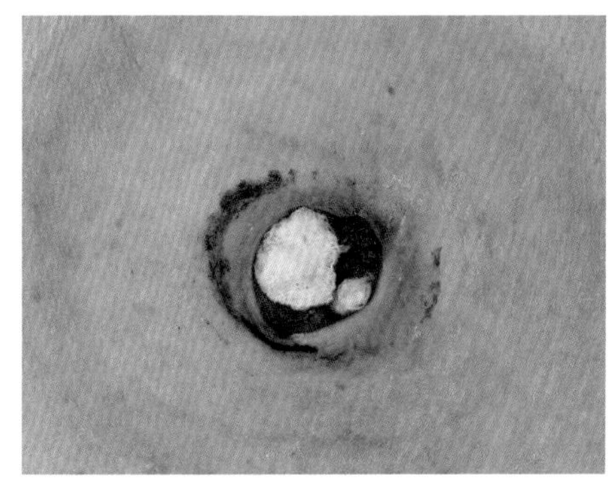

图10-1 纱布填塞近远端造口

（2）缝合法：缝合方式可选择：连续纵行缝合、间断纵行缝合或荷包缝合；如肠造口张力较大，无法直接缝合皮肤，也可用双荷包缝合关闭肠黏膜，防止肠内容物流出。

然后按照腹部手术的要求重新消毒、铺巾。

2. 选择造口周围皮肤切口 腹部皮肤切口可根据造口填塞及缝合方式的不同来选择：如梭形切口、类圆形切口、菱形切口，如图10-1选择类圆形切口，造口周围0.5cm皮肤切口。

3. 游离回肠造口 切开造口周围皮肤，使用组织钳抓持造口边缘处皮肤或中央部已经缝合的皮肤，牵拉分离皮下组织，直视下用电刀临近肠壁向下切开至腹直肌前鞘层面。沿肠壁周围切开腹直肌前鞘，肠管各个方向均须充分游离，然后选择一个相对薄弱的方向切开腹膜进入腹腔，注意保护肠管避免损伤。首先将手指伸入腹腔，探查造口周围是否有粘连，然后在手指的引导下，从粘连较少的方向切开腹膜，直至肠壁充分游离，选择合适的切口保护套保护切口（图10-2，图10-3）。

4. 切除吻合 吻合方式主要包括手工吻合和吻合器吻合。手工吻合一般采用端端吻合，而吻合器吻合往往采用侧侧吻合，吻合方式在一定程度上决定了回肠还纳术后消化道功能和并发症风险。手工吻合可能使吻合口变窄，术后的水肿也会进一步加重吻合口的狭窄。另外吻合器吻合具有：显著缩短造口还纳手术时间、患者术后胃肠功能恢复更快、术后住院日降低等优势，所有综合文献和临床实践经验表明，回肠造口还纳时使用吻合器吻合更具优势。

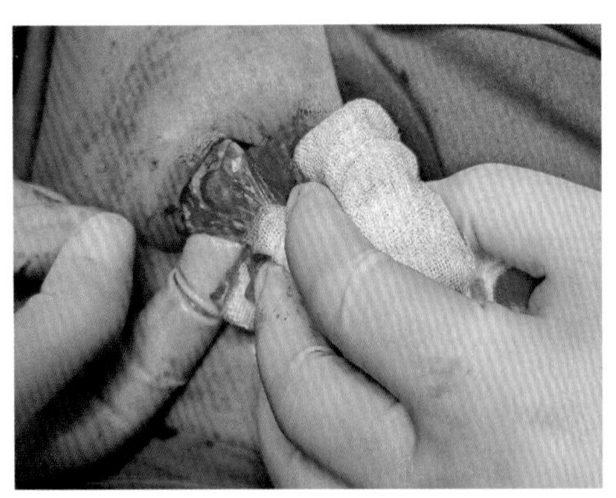

图 10-2　手指引导下分离游离肠壁

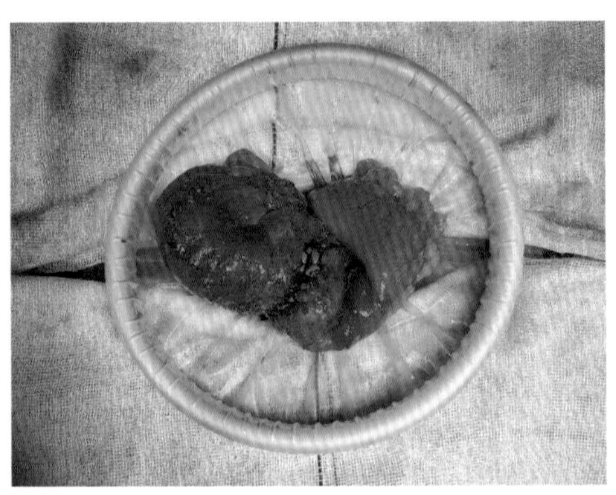

图 10-3　充分游离肠管，保护切口，把肠管提出切口

（1）侧侧吻合：游离后的回肠提出腹壁外可达10 cm以上，在距离造口2cm处的近远端回肠对系膜缘各做0.5cm切口，将直线型切割闭合器的粗头端置入较粗的近端回肠，细头端置入较细的远端回肠，收紧闭合器，激发前用示指及中指自闭合器头端下方伸入近远端回肠系膜之间，确保系膜未被闭合器夹闭，随后激发闭合器。激发后使用卵圆钳夹持较干燥的碘伏棉球置入近远端肠道，确保无出血及黏膜桥的存在。使用直线型切割闭合器闭合残端，切除外置肠袢、周围的瘢痕组织及部分正常柔软的肠壁，系膜分段结扎（亦可以用超声刀紧贴肠壁处理系膜）并关闭系膜裂孔。4-0可吸收线间断加固缝合数针，特别是拐角及吻合钉交界处。腹腔内常规不留置引流管（图10-4～图10-7）。

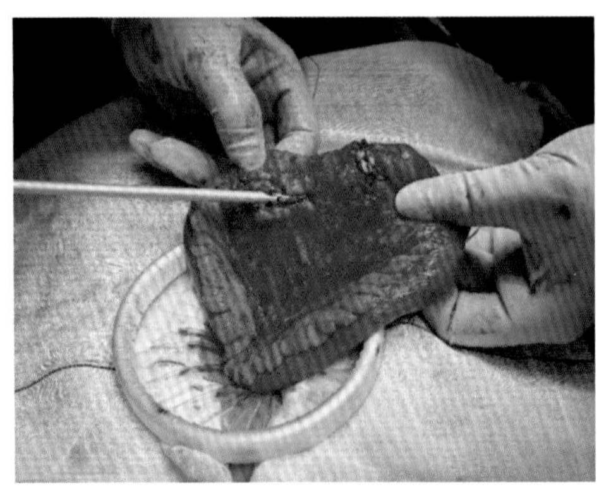

图 10-4　超声刀紧贴肠壁处理肠系膜

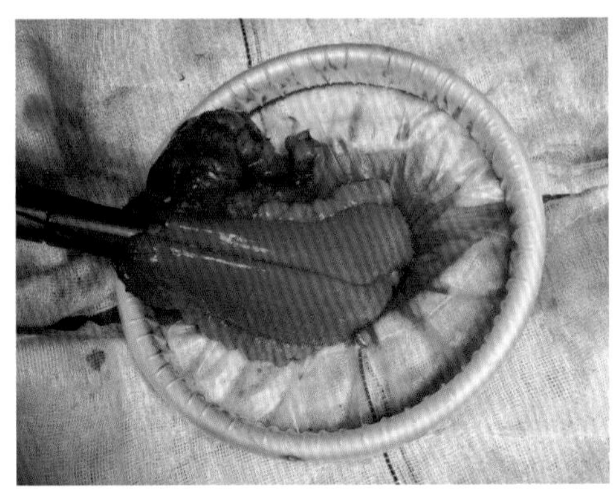

图 10-5　切割闭合器侧侧吻合

（2）端端吻合：如肠管游离度有限，不足以将肠壁提出行侧侧吻合，则切除造口两端肠管，4-0可吸收线沿横轴单层间断缝合肠壁，在无张力的情况下完成吻合。腹腔内不常规留置引流管。

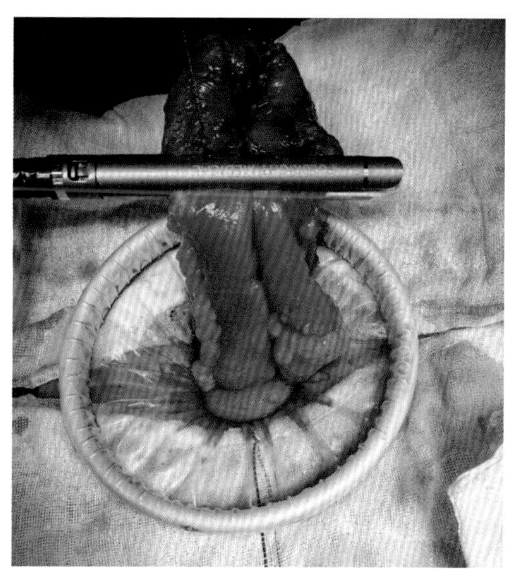

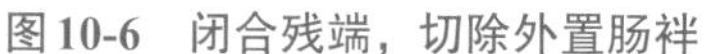
图10-6　闭合残端，切除外置肠袢

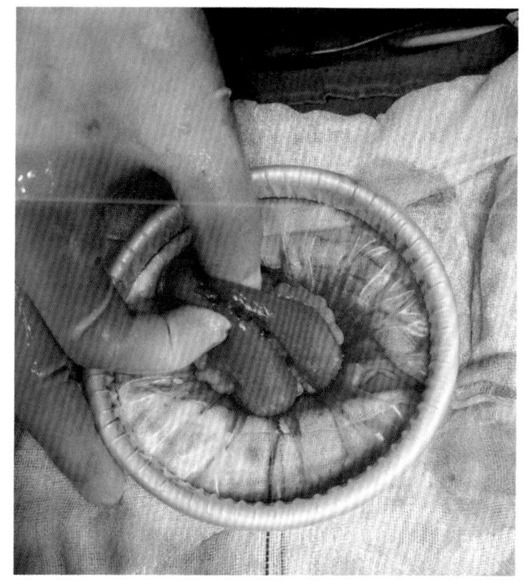

图10-7　检查吻合口

5. 关腹　回肠造口还纳术中根据具体情况采用适当的关腹方式，关腹方式是影响还纳术后切口愈合的重要因素。目前，常用的缝合方式包括线性缝合、荷包缝合和“十”字缝合等。

（1）改良直接缝合（modified primary closure）：首先置入皮下负压引流管，然后使用2-0丝线行全层垂直褥式缝合，缝合时可采用大小边距交替的方式，即首先以边距1cm、针距2cm均匀缝合切口，注意避免残留无效腔，之后在两针之间以0.5cm边距加针缝合。

（2）荷包缝合（purse string skin closure）：不缝合皮下脂肪组织，使用3-0聚丙烯缝线（PDS）直接行皮内荷包缝合，收紧缝线，在缩小的切口中央（0.5～1 cm）放置引流条后包扎，8～10天后拆除缝线（也可用可吸收倒刺线缝合伤口，不用拆线），90%的患者可望在8周内愈合。

造口皮肤荷包缝合法本质上是改良的二期缝合法，不直接全部关闭皮肤的创口，利用荷包缝合中央的孔隙形成一个引流的通道，以利于局部渗液引流排出，消除了易感染渗液聚集的机会，从而达到二期愈合的目的。多项荟萃分析表明，荷包缝合相对于线性缝合可以显著降低术后切口感染率和切口疝发生率，并且获得更高的患者满意度（图10-8）。

（2）改良十字缝合（modified gun sight closure）：“十”字缝合技术又称“瞄准器”缝合技术，由莉姆（Lim）于2010年首先提出；该方法不关闭结肠造口，

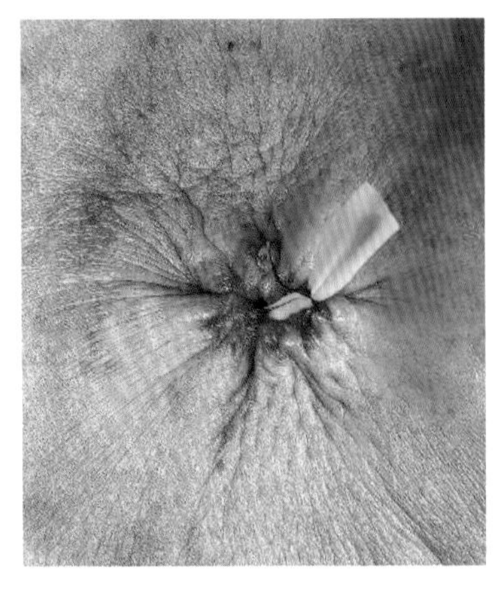
图10-8 荷包缝合关闭切口

而是直接做菱形皮肤切口，肠管吻合完成后行“十”字缝合。

改良“十”字缝合是在关闭造口、完成吻合、关闭腹膜及前鞘层的基础上，首先将类圆形皮肤切口修剪成菱形，2-0可吸收缝线环形缝合皮下脂肪组织，然后使用2-0可吸收缝线行四点皮内缝合，收紧缝线后中央保留0.5cm孔隙，形成“十”字。最后使用2-0丝线在“十”字的四条边中间各全层缝合1针。该缝合方法可以减小切口张力，使切口中心残留较小的引流间隙，感染率低、瘢痕较小、美容效果（图10-9）。

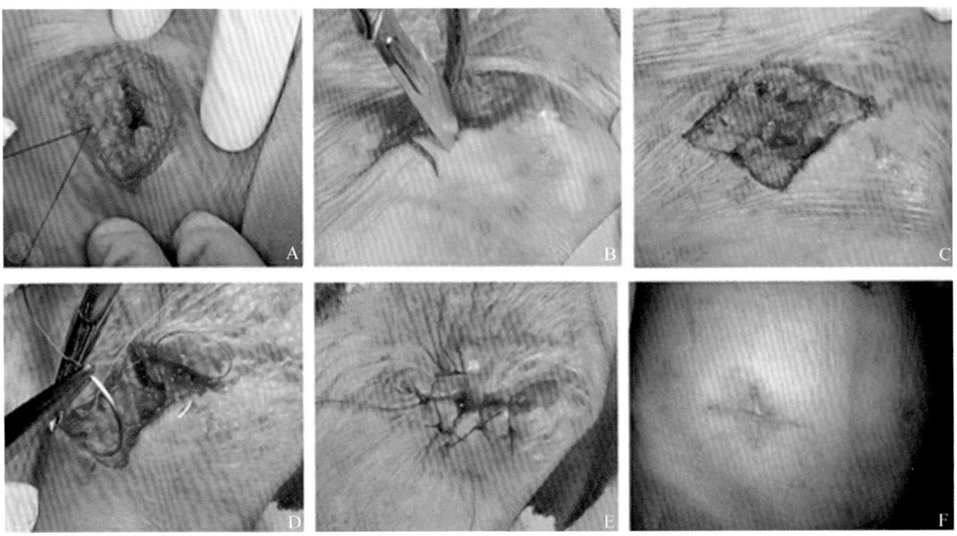

图10-9 改良“十”字缝合法（韩加刚教授供图）

（五）术后处理

术后应保持切口处敷料干燥清洁，密切关注切口处及皮下引流管有无脓性渗出，术后5～6天观察无异常可拔除皮下引流管或引流条，使残留皮损自行愈合。如出现切口感染，应及时敞开切口，换药处理，必要时二期缝合。患者排气后给予流质饮食，在不常规留置腹腔引流管的情况下，注意监测患者的体温及腹部体征，及时发现吻合口漏等潜在并发症的发生。

二、腹腔镜回肠造口还纳术

（一）术前准备

口服复方聚乙二醇行机械性肠道准备，远端肠道自肛门清洁灌肠或造口顺行性灌肠。

（二）麻醉

气管内插管全身麻醉

（三）体位

平卧位或截石位

（四）手术步骤

1．填塞或封闭肠造口　参见开放小肠造口还纳术。

2．戳孔位置　脐上置入10mm戳卡为观察孔，于脐上5cm左侧腋前线处置入12mm戳卡为主操作孔，左侧反麦氏点置入5mm戳卡为副操作孔（图10-10）。显示器放置患者右下方。

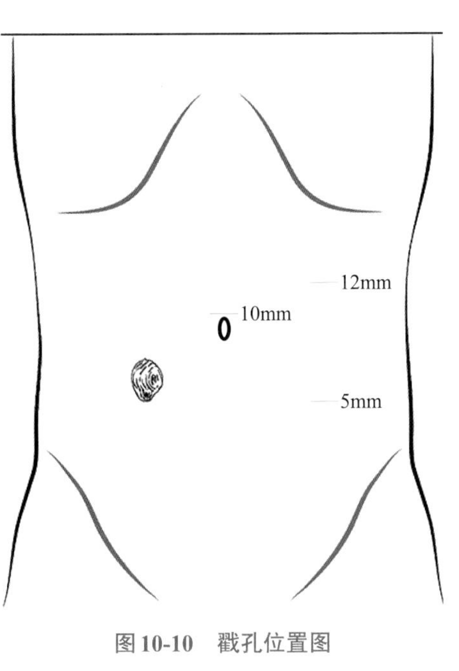

图10-10　戳孔位置图

3．腔镜下肠切除吻合　分离腹腔内粘连，辨认并反向牵拉造口肠管远近端，分离造口处肠袢与网膜及腹壁组织的粘连，裁剪系膜组织并裸化肠管

（图10-11），使用腹腔镜下切割吻合器于血供良好处分别离断造口远、近端肠管（图10-12）。将近端及远端肠管重叠摆放，于肠管断端闭合处对系膜侧切开1cm切口，置入腹腔镜下切割吻合器行肠管侧侧吻合（图10-13）。牵拉开共同开口并缝合3针用于牵拉固定肠管，使用腹腔镜下切割吻合器关闭肠管共同开口（图10-14、图10-15）。

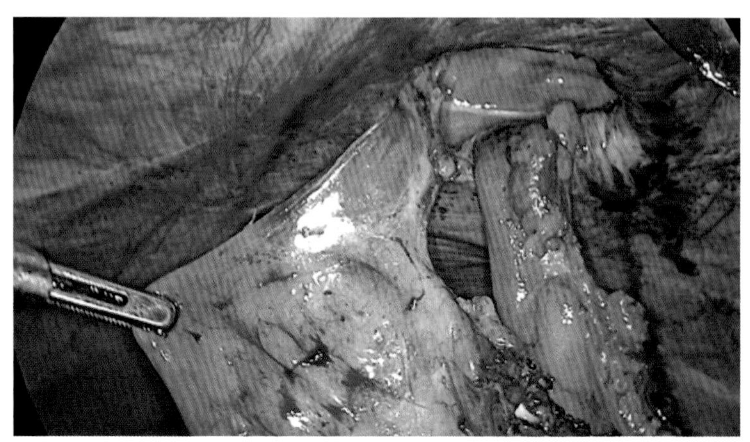

图10-11　完全腹腔镜回肠造口还纳术分离肠粘连裸化肠管（周海涛教授供图）

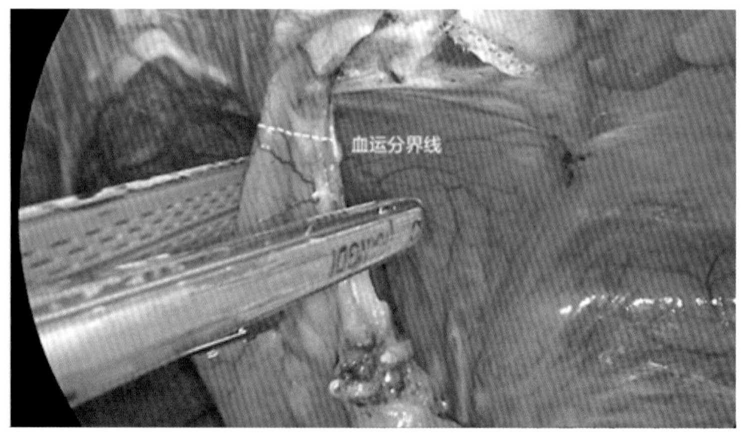

图10-12　完全腹腔镜回肠造口还纳术中辨认血运分界线（周海涛教授供图）

4. 切除造口　关闭气腹，沿造口周围0.5cm处切开皮肤，逐层分离进腹并切除造口，以上为完全腹腔镜下肠切除吻合。亦可将造口肠管自内向外游离至造口皮肤黏膜交界处下方，后在体外完成肠切除吻合。

5. 关腹　同开放肠造口还纳术。

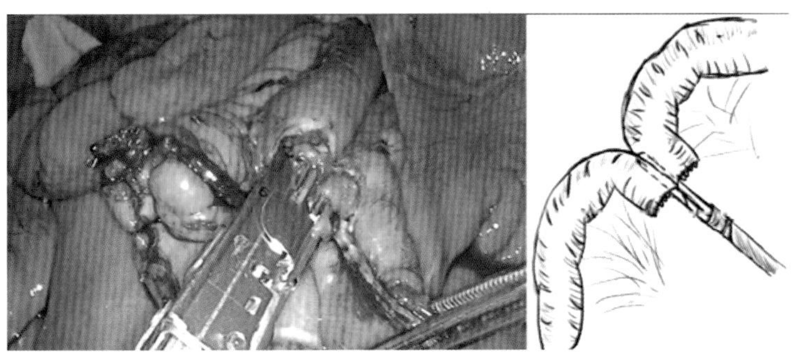

图 10-13　完全腹腔镜回肠造口还纳术近端远端肠管侧侧吻合（周海涛教授供图）

A：手术图；B：示意图

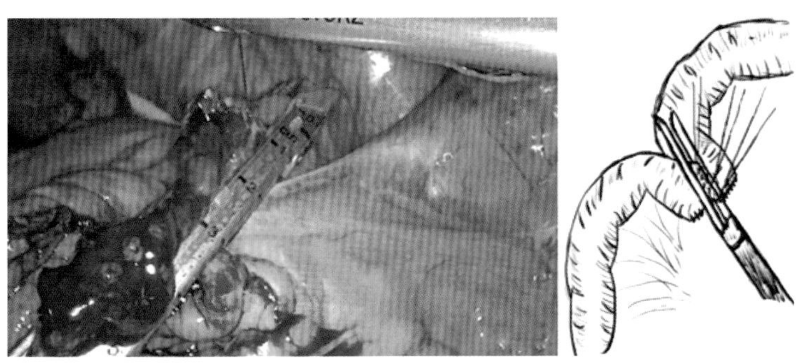

图 10-14　完全腹腔镜下回肠造口还纳术闭合肠管断端共同开口（周海涛教授供图）

A：手术图，B：示意图

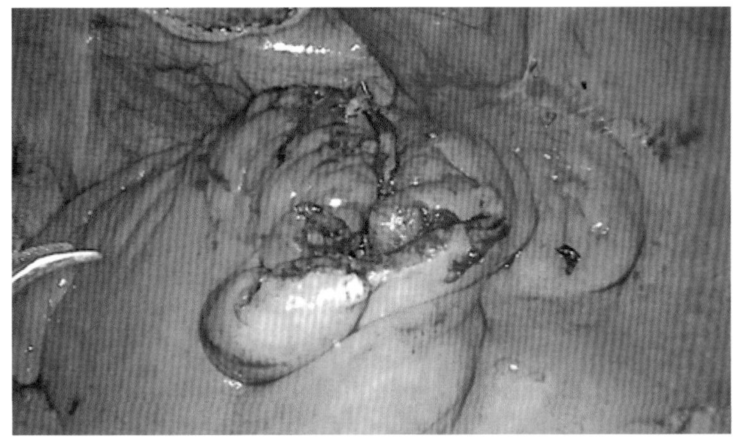

图 10-15　完全腹腔镜下回肠造口还纳术中改良三角吻合法完成后的吻合口（周海涛教授提供）

（五）术后处理

同开放回肠造口还纳术。

第三节 结肠造口还纳术

结肠本身的解剖学特征决定其游离程度往往不如回肠，结肠造口还纳手术较回肠造口还纳更加复杂，术中应根据具体情况及时调整手术策略。本节将以袢式造口（双腔造口）及单腔造口分别介绍。

一、袢式结肠造口还纳术

（一）术前准备

口服聚乙二醇行机械性肠道准备，远端肠道自肛门清洁灌肠或从造口顺行性灌肠。改善全身状况，排除远端梗阻，控制造口周围皮肤炎症。

（二）麻醉

气管内插管全身麻醉。

（三）体位

平卧位或截石位。

（四）手术步骤

1. 填塞或关闭结肠造口 参见回肠造口还纳术。

2. 游离结肠造口 参见回肠造口还纳术。

3. 切除吻合

（1）侧侧吻合：如张力允许，游离后的结肠提出腹壁外达5 cm以上，则可行结肠近远端的侧侧吻合。具体方法可参照回肠造口还纳术。

（2）端端吻合：如结肠游离度有限，不足以将结肠壁提出行侧侧吻合，则切除造口边缘约0.5cm的肠壁（包括皮肤和瘢痕组织），4-0可吸收线沿横轴单层间断缝合肠壁，在无张力的情况下完成吻合。

4. 关腹 参见回肠造口还纳术。

二、乙状结肠单腔造口还纳术

乙状结肠造口多为Hartmann术后的临时性造口，主要适用于不宜行一期吻合的情况。二期还纳的难点在于近端肠管和远侧残端的游离。通常需游离脾曲，松解近端肠管，有时甚至需游离肝曲。远侧残端周围须仔细分离粘连，获得良好的暴露后行吻合。因此，精细、合理的术中操作是本术式的关键。研究显示，腹腔镜辅助乙状结肠造口还纳术与开放还纳相比，具有术后并发症少、肠功能恢复快及住院时间短等优点。2011年史密斯首先报道了经造口进入单孔腹腔镜下造口还纳手术，具有可行性，可有效的避免明显粘连区域，但需要有熟练腹腔镜操作经验和技巧。

（一）术前准备

口服聚乙二醇行机械性肠道准备，远端肠道自肛门清洁灌肠；术前尽可能了解前次手术情况，预计残端寻找困难者，术前可使用造影剂造影，初步确定残端位置，必要时术前预置双J管标记输尿管位置或辅以术中肠镜，便于残端的寻找。

（二）麻醉

气管内插管全身麻醉。

（三）体位

截石位。

（四）手术步骤

1. 填塞或关闭结肠造口 参见回肠造口还纳术。

2. 腹部切口 腹部切口可选择前次手术切口进入腹腔或剖腹探查口，以便延长切口，游离脾曲。如为腹腔镜辅助的结肠单腔造口还纳，可于脐部上方开放法建立气腹，根据腹腔内的粘连情况，灵活选择戳孔位置。

3. 分离粘连 由于前次手术的缘故，二期还纳时腹腔内多有粘连，入腹后应小心分离，避免肠管等重要脏器损伤。使用腹腔镜技术分离时，须严格把控适应证，在腔镜下分离困难时，应果断中转开腹，切勿强行分离，造成不必要的副损伤。

4. 游离残端 残端的寻找和游离是本术式的难点，术中可能遇到多种情况，如无法找到残端或残端与周围组织粘连严重无法分离等，必要时可结合直肠指诊、术中肠镜等辨认远侧残端。

5. 游离造口及近端肠管 经腹游离造口腹腔侧肠管周围粘连后，于造口周围做皮肤切口（方式可参照回肠造口还纳），依次切开入腹。游离近端肠管后应与残端靠拢，多数情况下需游离脾曲。在游离过程中须注意个体化裁剪系膜，避免损伤边缘血管弓造成肠管缺血。近端肠管的游离长度以吻合后的结肠可以松垮地卧于骶骨表面为准。

6. 吻合 近端肠管游离完成后切除接口皮肤及瘢痕化的肠管，置入抵钉座后荷包缝合。注意观察近端肠管的血运、远端肠管未夹杂其他周围组织，吻合前确定血运良好。圆形吻合器自肛门置入，完成吻合。检验近远端肠管切环完整，必要时用4-0可吸收线加固缝合数针。

7. 吻合效果检验 生理盐水冲洗腹盆腔，使用肠钳夹闭吻合口近端肠管，将吻合口置于生理盐水中，自肛门口注入空气，观察吻合口周围有无气泡出现，如无气泡产生，说明术中吻合效果良好。

8. 放置引流管、关腹 在盆腔（或熊前）放置引流管。引流管可选择双套管。以便出现吻合口漏时及时冲洗，充分引流。亦可于盆腔（或骶前）左右两侧各放置一根普通引流管，便于对口引流。分层关腹，腹部大切口张力较高时可行减张缝合，使用钉皮机或2-0丝线间断缝合表皮，皮下放置负压引流管。造口部位切口的关闭可参照结肠袢式造口还纳部分。

（五）术后处理

术后腹部使用腹带加压包扎，保持切口处敷料干燥清洁，密切关注腹腔内引流管引流液的性状，关注切口处及皮下引流管有无脓性渗出。患者排气后给予流质饮食，注意监测患者的体温及腹部体征，密切关注腹腔引流管引流液的性状及引流量，及时发现吻合口漏等潜在并发症。

第四节 造口还纳术后并发症的防治

回肠造口还纳术后总体并发症发生率为16.4%～40.0%，其并发症主要包括手术部位感染、肠梗阻和切口疝等。糖尿病、高血压、高龄、肿瘤分期、手术时间和腹部手术史等都是造口还纳术后发生并发症的高危因素。与回肠造口还纳术相比，结肠造口还纳术后并发症发生率更高，可能与结肠造口张力大、污染重及结肠本身的血运特点有关。

一、手术部位感染

手术部位感染（surgical site infection，SSI）：手术部位感染是肠造口还纳术后最常见的并发症，总体发生率甚至高达40%，如何减少切口感染是肠造口还纳术的重点。

（一）关闭造口

与其他胃肠道手术的II类切口不同，肠造口周围皮肤长期受到粪便浸渍，尤其是合并粪性皮炎，属于Ⅲ类切口；若合并粪性皮炎，则更加影响切口的愈合。因此，做造口周围切口前，需要填塞或关闭造口，然后重新消毒铺巾，同时防止术中造口内容物流出，污染切口。

（二）关腹方式

临床工作中广泛使用的缝合方式包括线性缝合、荷包缝合和“十”字缝合等。造口皮肤荷包缝合法本质上是改良的二期缝合法，不直接全部关闭皮肤的创口，利用荷包缝合中央的孔隙形成一个引流的通道，以利于局部渗液引流排出，消除了易感染渗液聚集机会，从而达到二期愈合的目的。荷包缝合法可以降低切口感染发生率，并且不增加手术时间、住院时间及切口疝和肠梗阻的发生率。“十”字缝合法用于造口回纳手术的皮肤切口缝合，不但可以增加术野暴露，降低游离肠管过程中损伤肠管的风险，而且切口张力低，愈合时间短。

（三）感染

一旦发生切口感染，应及时敞开切口，充分引流，促进新鲜肉芽组织生长，以待二期缝合。当切口感染严重，引流量较大时，应注意感染来源是否来自腹腔内部，以排除吻合口漏导致切口感染的可能。

二、肠　梗　阻

据统计，回肠造口还纳术后肠梗阻的发生率为13%～20%。有研究显示早期造口还纳可以显著降低术后肠梗阻的发生率，但该研究指出，对早期造口还纳的临床应用仍需持谨慎态度。与之相比，吻合器吻合对预防肠梗阻的相关结论比较明确，一项纳入5084例患者的荟萃分析提示，使用吻合器行肠管侧侧吻合可以显著减少肠梗阻的发生，相对于手工吻合而言，吻合器吻合还有操作快捷等优势。造成梗阻的原因主要有腹腔粘连、吻合口水肿等。发生肠梗阻后，应及时禁饮食，给予肠外营养支持，充分休息肠道。如梗阻持续存在，无法解除梗阻，应考虑剖腹探查，根据术中情况行短路手术、切除肠段重新吻合，甚至再次行造口术。

三、切　口　疝

研究显示回肠造口还纳术后切口疝的发生率为6.1%。手术部位感染是导致切口疝的重要危险因素，所以，预防手术部位感染的相关措施有荷包缝合、“十”字缝合或切口引流等，均可显著降低切口疝的发生率。近年来，大量研究证实了生物补片在防治切口疝中的作用，无论在结肠造口、还是回肠造口的人群中，生物补片不但可以减少切口疝的发生率，还能显著降低浅表组织感染率。欧洲一项纳入37所大型医院多中心的随机对照试验证明：造口还纳术中预防性放置生物补片，可显著降低术后切口疝的发生率，且不导致伤口感染或血肿等不良事件的发生。鉴于目前的循证医学证据，在肠造口还纳术中，预防性使用生物补片是防治切口疝的可行方法。

（刘　铭　李文斌　张岳阳　徐　正　包满都拉　罗　寿　周海涛）

参考文献

［1］ 中国医师协会肛肠医师分会造口专业委员会，中国医师协会肛肠医师分会，中华医学会外科学分会结直肠外科学组，等．中低位直肠癌手术预防性肠造口中国专家共识 (2022 版) [J]. 中华胃肠外科杂志，2022, 25 (6): 471-478.

［2］ ZHOUMW, WANGZH, CHENZY, et al. Advantages of early preventive ileostomy closure after total mesorectal excision surgery for rectal cancer: an institutional retrospective study of 123 consecutive patients [J]. Dig Surg, 2017, 34 (4): 305-311.

［3］ 罗寿，苏昊，徐正，等．直肠癌根治术后患者行完全腹腔镜回肠造口还纳术的近期疗效 [J]. 中华肿瘤杂志，2022, 44 (12): 1385-1390.

［4］ 蔡明，励超，熊振，等．预防性回肠造口还纳技巧 [J]. 中华胃肠外科杂志，2022, 25 (11): 976-980.

［5］ KITAY, MORIS, TANABEK, et al. Clinical prospects for laparoscopic stoma closure of a temporary loop ileostomy: initial experience and report [J]. Asian J Endosc Surg, 2020, 13 (4): 618-621.

［6］ Sujatha-BhaskarS, WhealonM, InabaCS, et al. Laparoscopic loop ileostomy reversal with intracorporeal anastomosis is associated with shorter length of stay without increased direct cost [J]. Surg Endosc, 2019, 33 (2): 644-650.

［7］ LEUNG TT, MACLEAN A R, BUIE WD, et al. Comparison of stapled versus handsewn loop ileostomy closure: a meta-analysis [J]. J Gastrointest Surg, 2008, 12 (5): 939-944.

［8］ GONG J, GUO Z, LI Y, et al. Stapled vs. hand suture closure of loop ileostomy: a meta-analysis [J]. Colorectal Dis, 2013, 15 (10): e561-e568.

[9] SCHINEIS C, FENZL T, ASCHENBRENNER K, et al. Stapled intestinal anastomoses are more cost effective than hand-sewn anastomoses in a diagnosis related group system [J]. Surgeon, 2021, 19 (6): 321-328.

[10] 谢忠士，李春生，房学东．皮肤荷包缝合法在回肠造口还纳术中的应用 [J]. 中华胃肠外科杂志，2018, 21 (3): 354-355.

[11] JURATLIMA, NOUR-ELDINNA, ACKERMANNH, et al. Purse-string closure technique reduces the incidence of incisional hernias following the reversal of temporary ileostomy [J]. Int J Colorectal Dis, 2018, 33 (7): 973-977.

[12] LIMJT, SHEDDASM, HAYESIP. "Gunsight" skin incision and closure technique for stoma reversal [J]. Dis Colon Rectum, 2010, 53 (11): 1569-1575.

[13] 韩加刚，周建平，王贵英，等．十字缝合和荷包缝合技术用于肠造口还纳手术皮肤关闭的多中心随机对照研究 [J]. 中华外科杂志，2020, 58 (8): 608-613.

[14] HUYNH, H; TROTTIER, DC; SOTO, CM; BOUSHEY. RPLaparoscopic colostomy reversal after a Hartmann procedure: a prospective series, literature review and an argument against laparotomy as the primary approach. CAN J SURG. 2011-04-01; 54 (2): 133-7.

[15] SMITH BM, BETTINGER DA. Single-incision laparoscopic reversal of Hartmann procedure via the colostomy site only: first report. Surg Innov. 2011; 18 (4): NP5–7.

[16] MANVC, CHOIHK, LAWWL, et al. Morbidities after closure of ileostomy: analysis of risk factors [J]. Int J Colorectal Dis, 2016, 31 (1): 51-57.

[17] FOKC, FUNGT, KWOKKH. Predictors of morbidity related to stoma closure after colorectal cancer surgery [J]. Langenbecks Arch Surg, 2021, 406 (2): 349-356.

[18] GONGJ, GUOZ, LIY, et al. Stapled vs hand suture closure of loop ileostomy: a meta-analysis [J]. Colorectal Dis, 2013, 15 (10): e561-568.

[19] REINFORCEMENT OF CLOSURE OF STOMA SITE (ROCSS) COLLABORATIVE AND WEST MIDLANDS RESEARCH COLLABORATIVE. Prophylactic biological mesh reinforcement versus standard closure of stoma site (ROCSS): a multicentre, randomised controlled trial [J]. Lancet, 2020, 395 (10222): 417-426.

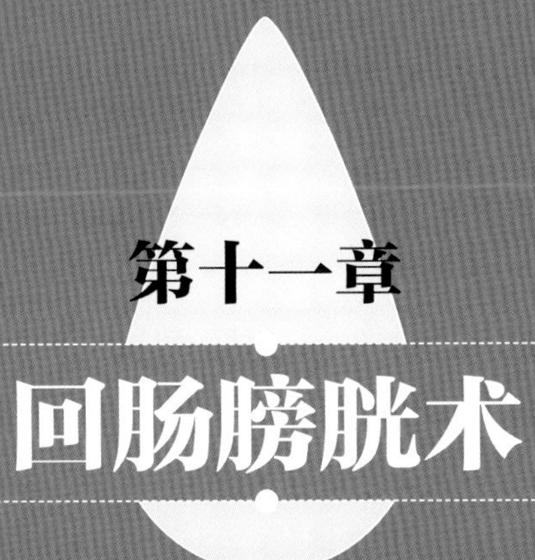

第十一章

回肠膀胱术

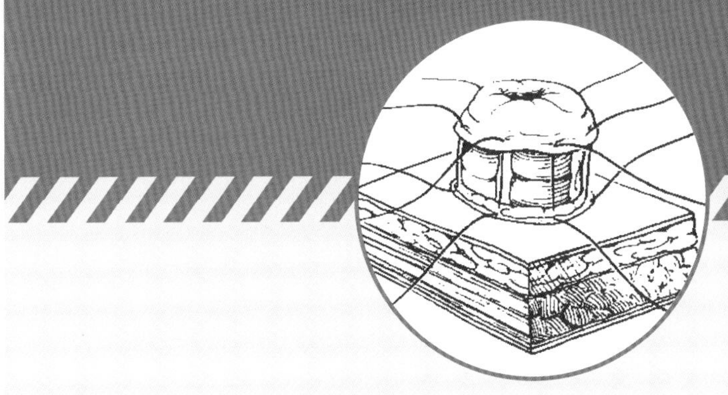

一、背　景

膀胱癌在全球恶性肿瘤中位于第11位，在男性恶性肿瘤则位于第7位。大约25%的膀胱癌患者存在肌层浸润，对于肌层浸润的膀胱癌以及高危复发性非肌侵性膀胱癌，根治性膀胱切除加尿流改道是目前治疗膀胱癌的标准方法。尿流改道的方式较多，其中回肠膀胱术由赛义夫（Seiffer）在20世纪30年代提出，并由布利克（Bricker）大力推广，目前仍然是膀胱癌根治性膀胱切除术后最常见的尿流改道方式，占全部尿流改道病例的60%左右。

二、手术适应证

因膀胱恶性肿瘤需要行根治性全膀胱切除的患者。伴有短肠综合征、小肠炎性疾病以及回肠接受过广泛放射治疗的患者不适合此种尿流改道术式。

三、术前准备

（1）术前清洁灌肠。

（2）患者试行佩戴造口袋，在腹壁标记皮肤造口位置。

四、手术步骤

1. 输尿管的游离　取下腹正中切口开腹，于左侧输尿管跨过髂血管位置，纵行切开后腹膜（图11-1）。此处输尿管位置表浅且容易寻找。将左侧输尿管下段游离，于输尿管近膀胱处（于此处输精管跨过输尿管）结扎并离断左侧输尿管。继续向近端游离左侧输尿管约8cm。右侧输尿管的游离方法同左侧。注意保护输尿管的系膜，防止损伤输尿管的血供，降低术后尿漏的风险。使用输卵管钳可以比较安全地进行输尿管的牵拉。在游离输尿管的过程中，可沿乙状结肠系膜打开后腹膜。该步骤不仅方便后续的淋巴清扫（扩大淋巴清扫），而且使得左侧输尿管从高位移到右侧的操作更加容易。右侧输尿管的游离方式类似左侧输尿管。

2．左侧输尿管的移位 在根治性膀胱切除及盆腔淋巴结清扫术后，需要将左侧输尿管从乙状结肠系膜后方移至右侧。于骶骨前方、乙状结肠后方做钝性的分离，形成一通道，通过此通道将左侧输尿管移至右侧。如果在淋巴结清扫的过程中进行了骶前淋巴结的清扫，那么该操作相对容易（图11-2）。

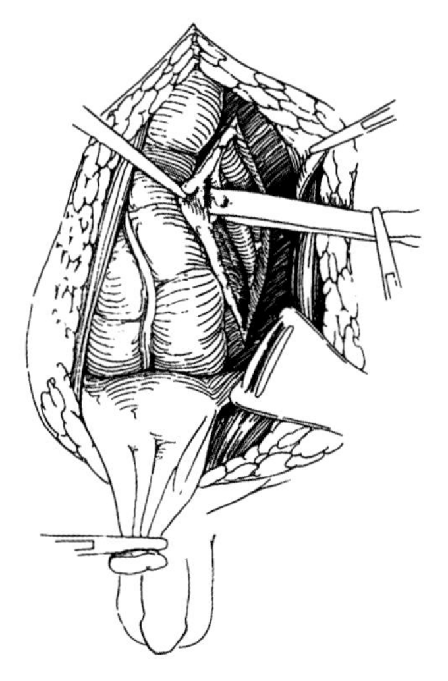

图11-1　纵行切开后腹膜

（泌尿外科手术学，梅骅等，2008）

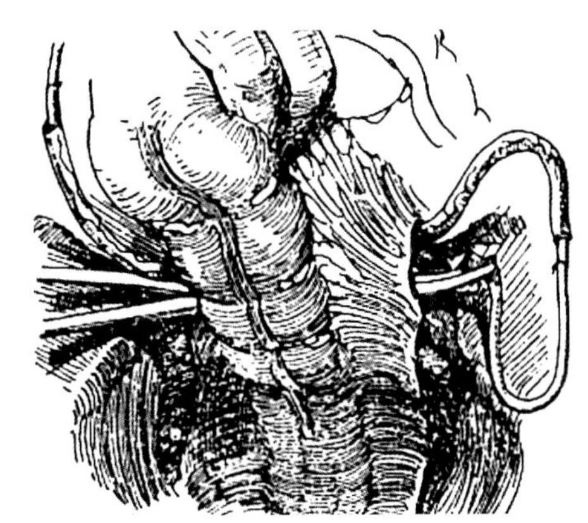

图11-2　左侧输尿管的移位

（泌尿外科手术学，梅骅等，2008）

3．回肠袢的制作 距离回盲部10～15cm处切除15～20cm的回肠袢，因回肠袢仅仅作为流出道使用，不宜截取过长。注意保留好回肠袢系膜的血运，最好保留2条弓形动脉（动脉功能）。以0.5%的稀碘伏进行冲洗肠腔。在游离肠袢的腹侧进行回肠远近断端的吻合，恢复回肠的连续性（图11-3）。

4．输尿管回肠袢吻合 将游离回肠袢从下腹正中切口处拉出体外。分别于两侧输尿管的背侧做纵行切开（图11-4），劈开的输尿管长度与肠腔宽度相等。以4-0薇乔线连续缝合输尿管后壁，形成并腔。然后置入双侧输尿管支架管，支

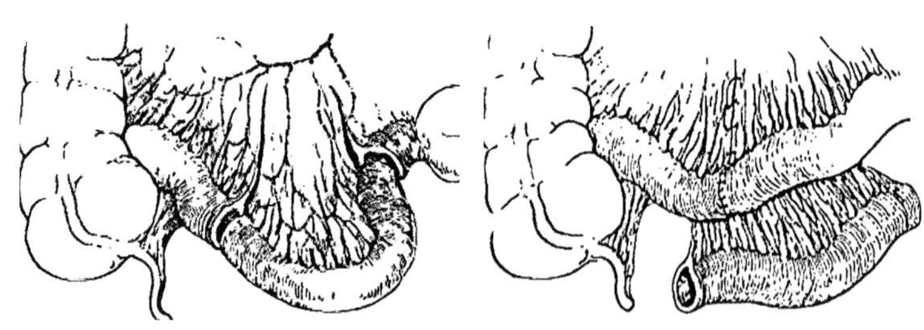

图 11-3　回肠袢的制作
（泌尿外科手术学，梅骅等，2008）

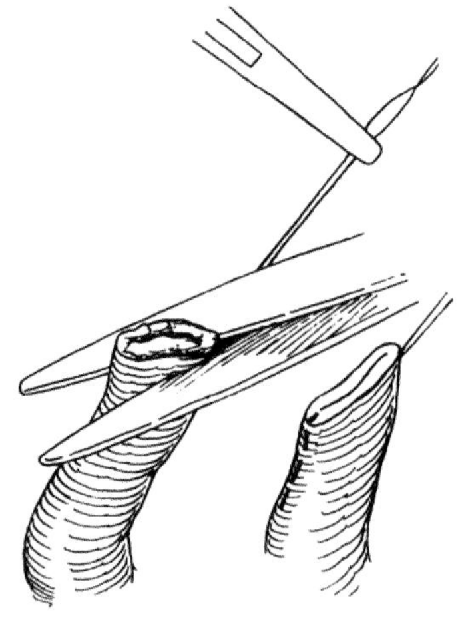

图 11-4　输尿管回肠袢吻合
（泌尿外科手术学，梅骅等，2008）

架管近端从肠袢远端引出，再与回肠袢近端做端端吻合（图 11-5）。此种吻合方法有助于减少吻合口的狭窄。将完成吻合后的肠袢放回腹腔。

5. 造口的制作　理想的造口位置一般处于脐与髂前上棘连线的正下方。特朗布尔（Tumbull）提出造口位置确定的五原则：①位于脐下；②位于腹直肌内；③位于腹壁皮下脂肪最高处；④避开瘢痕、皱折、皮肤凹陷和骨性突起；⑤患者眼能看到手能触到处。但对于我国人群，由于体型的限制，往往无法在腹直肌内做造口。于术前在腹壁上确定造口位置，选择患者站立及平卧

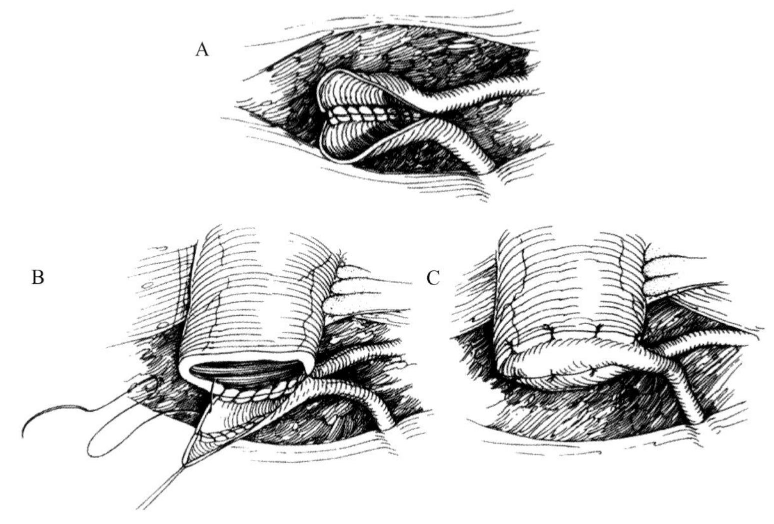

图 11-5　输尿管回肠袢吻合步骤
（泌尿外科手术学，梅骅等，2008）

时皮肤无皱褶处作造口，用划线笔标记造口（图11-6）。

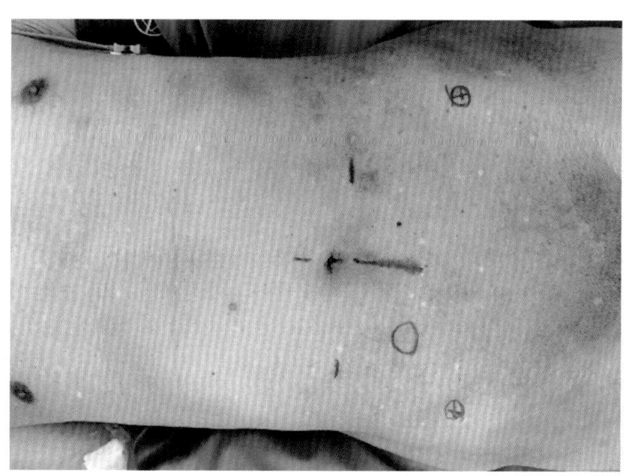

图11-6　标记造口

在切口右侧缘用Kocher钳夹住腹膜和筋膜，与皮肤对齐。然后使用Kocher钳提起造口标记处的皮肤，用圆刀平行腹壁切除提起的皮肤，即可形成一个类圆形切口，直径约2～2.5cm。提起下面的脂肪组织，柱形切除脂肪组织，电刀斜向内侧，以避免切除过多的脂肪，造成造口的塌陷。显露腹外斜肌腱膜，“十”字切开腹外斜肌腱膜，血管钳钝性分离肌肉，直至腹膜。放入甲状腺拉钩，显露腹膜，左手放入腹腔并垫在造口处以防止肠管损伤，然后“十”字形切开腹膜，使得示指和中指可以刚刚通过造口（图11-7）。以1-0丝线间断缝合腹外斜肌腱膜和腹膜创缘（图11-8）4针（线尾保留足够长），形成足够肠管通过的通道。将卵圆钳从造口置入腹腔，夹住肠袢远端并从造口处拉出。肠袢应在无张力的情况下露出皮肤表面2～3cm。使用小圆针穿1-0丝线（固定腹外斜肌腱膜

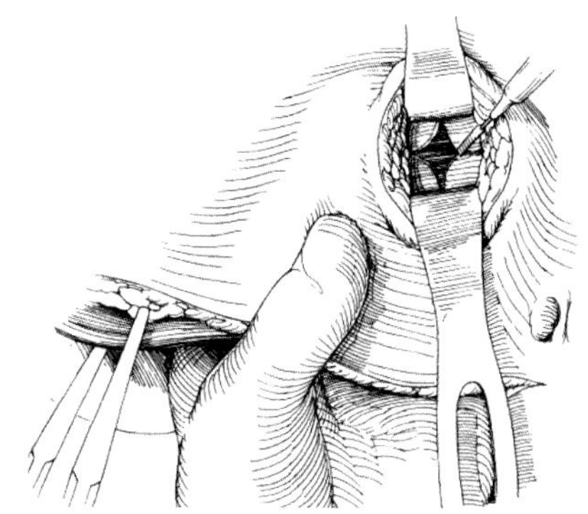

图11-7　示指和中指可通过

（Atlas of urologic surgery，Frank Hinman Jr，1998）

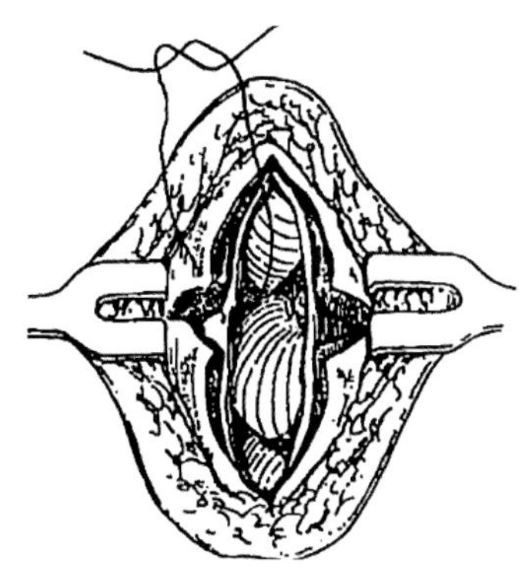

图11-8 间断缝合腱膜和腹膜创缘

（Atlas of urologic surgery，Frank Hinman Jr，1998）

和腹膜的线尾)，于肠袢出腹外斜肌腱膜处间断缝合肠管浆肌层，将肠袢固定于腹外斜肌腱膜处。将肠管分为4个象限，在每个象限分别以3-0可吸收线依次缝合肠管末端全层、皮肤下方的肠壁以及皮肤创缘各1针(图11-9)。然后于每个象限加缝肠管全层和皮肤2针，即可使肠管末端外翻，形成乳头(图11-10)。

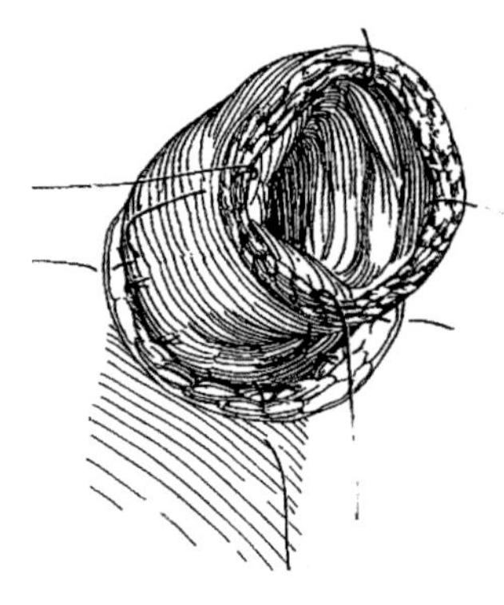

图11-9　依次缝合各层

(Atlas of urologic surgery，Frank Hinman Jr，1998)

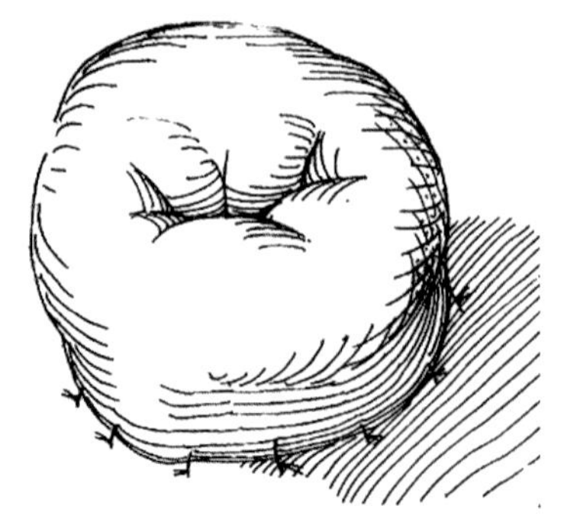

图11-10　形成乳头

(Atlas of urologic surgery，Frank Hinman Jr，1998)

五、改良术式

尽管回肠膀胱术被认为是最简单、最安全的尿分流方式，但患者需要腹壁造口、终身佩戴造口袋。回肠膀胱术后的造口并发症很常见，12.2%～42.3%的患者出现吻合口相关并发症，针对并发症的改良术式有很多处理措施。

(一)造口狭窄和造口脱垂

造口周围皮炎可导致造口狭窄。皮炎可发展为溃疡和结痂，最终导致表皮角化、瘢痕和狭窄。而造口脱垂是由于固定肠袢和腹外斜肌筋膜时不恰当造成的。

为了防止造口的狭窄和退缩等并发症，设计了下列方法。

1. “Z”形皮瓣回肠造口　在造口位置做“Z”形皮肤切口，并游离皮瓣。在皮瓣对应位置切开末段回肠的黏膜和黏膜下层，将皮瓣嵌入两侧肠管缺损处，以4-0可吸收薇乔线进行缝合(图11-11)。

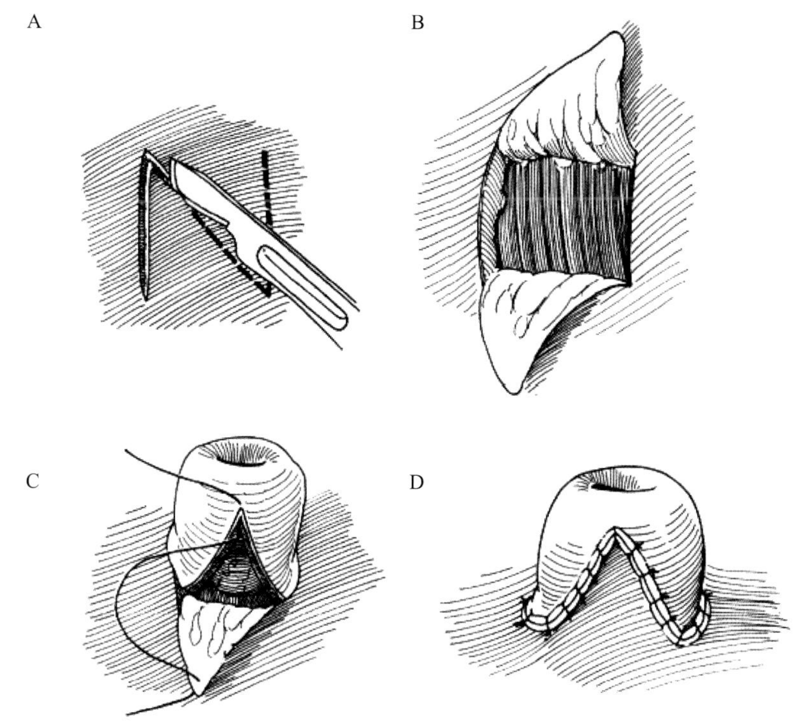

图11-11 “Z”形皮瓣回肠造口
（Atlas of urologic surgery，Frank Hinman Jr，1998）

2. 终袢式回肠造口

（1）适应证为：①肥胖患者；②末段回肠有病变；③要用终袢造口才可获得足够长度者，使用这种方式回肠袢需比通常情况下长8～10cm。

（2）手术：用玻璃棒在肠管下方穿过，将肠袢固定于腹壁外，其中有功能侧的肠袢应置于足侧。将偏向足侧（有功能侧）的肠管横行切开其周径的4/5，并用小圆刀在肠袢表面作纵向的浆肌层切口，使这一段肠袢失去蠕动功能。将有功能侧的肠袢黏膜外翻，以4-0薇乔线间断缝合黏膜、肠管的浆肌层和皮肤，外翻成乳头，无功能侧肠袢仅做创缘与皮缘的缝合；玻璃棒1～2周后可取出（图11-12）。

3. 预制乳头 传统的方法是将回肠袢从造口拉出后再行乳头的外翻。但是，回肠袢通过腹壁转位后会导致肠管的外翻变得困难，因为肠系膜张力的增加可能会导致造口的不对称（图11-13）和狭窄。在肠袢转位到腹壁外之前预制好乳头则可以避免乳头不对称的问题。该技术的关键是远端肠系膜去脂，在紧邻肠系膜的菱形位置放置外翻缝线，全层锁定缝线固定外翻。在2、5、7和10

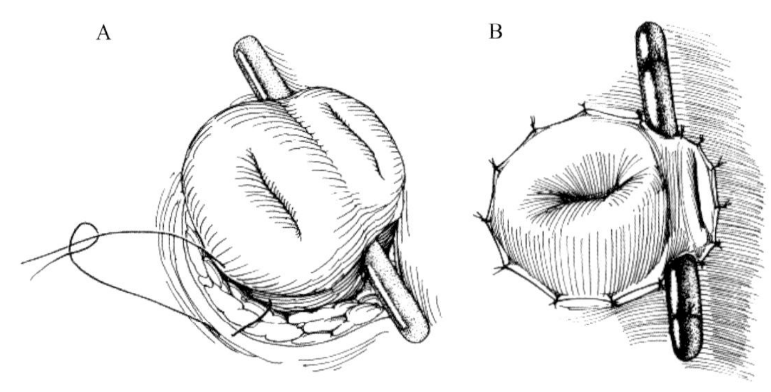

图 11-12　终袢式回肠造口

（Atlas of urologic surgery，Frank Hinman Jr，1998）

点钟位置以4-0薇乔线间断缝合肠管末端全层以及距离黏膜边缘近4cm处的肠管浆肌层，形成2cm的外翻乳头（图11-14）。接着以标准方式完成输尿管-回肠吻合。最后将回肠袢转位到腹壁外，间断缝合乳头和皮肤的创缘，从而可以有效纠正乳头的不对称（图11-15）。

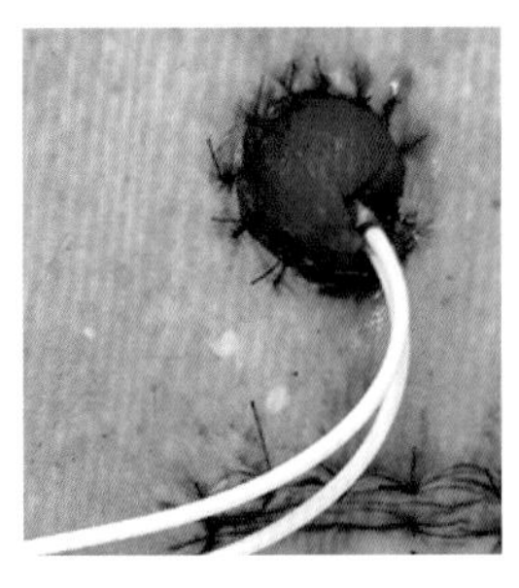

图 11-13　造口的不对称

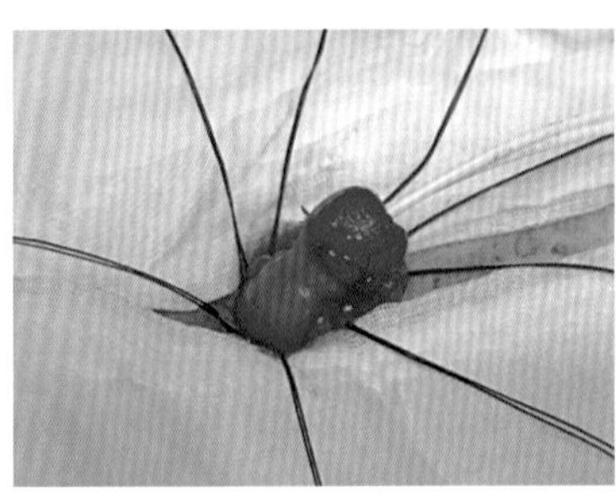

图 11-14　外翻乳头

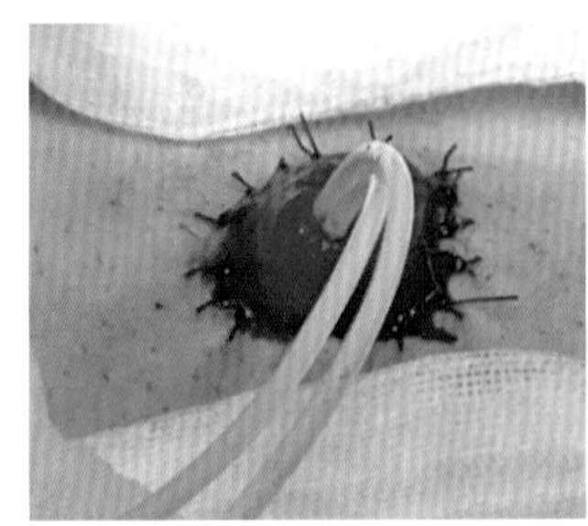

图 11-15　纠正后的乳头

（二）造口旁疝

约27.0%的患者在回肠膀胱术后1年会发生造口旁疝，48.0%的患者在术后2年发生造口旁疝。造口旁疝通常发生在肠袢的肠系膜缘，是由于腹膜开口处固定腹膜不恰当所导致的。另外，肌肉钝性分离过多也容易造成造口旁疝。如果造口旁疝已经出现较大影响，如疝的嵌顿导致肠梗阻以及疼痛、出血或导致造口皮肤破溃等情况，此时通常需要进行手术干预。手术方式包括通过腹腔镜下修补和二次开放手术。腹腔镜下修补术是用腹腔镜的特殊器械，在腹腔内进行肠管还纳，并对缺损的腹壁进行修补，操作难度相对较大，但对患者影响较小。如果采用的是开放手术，一般尽可能保持造口的原位不变，在造口旁边或者是疝突出明显的部位进行切开，并且将缺损的疝以及疝内容物还纳腹腔中，行肠袢固定并关闭筋膜的缺损。如不能修复，则在对侧面另做造口。

目前有研究发现：采用完全腹膜外的回肠袢会明显减少造口旁疝的发生。首先在腹直肌外侧、被标记为造口的位置，做圆形皮肤切口，清除皮下脂肪组织，切开腹外斜肌腱膜，钝性分离肌肉并切开横筋膜，但保持其下方腹膜的完整。用6条丝缝线间断缝合腹外斜肌腱膜和腹横筋膜。将缝合线系紧并保留以固定造口。然后从右输尿管外侧腹膜切口边缘向右下腹壁造口处直接造出一条腹膜后隧道（图11-16A）。将回肠袢远端通过腹膜后隧道拉出。使用保留的丝线将回肠袢的浆肌层和腹外斜肌腱膜缝合固定（图11-16B）。最后间断缝合肠壁边缘的全层、其下面的浆肌层和皮肤创缘（图11-16C）。由于造口下方的腹膜是完整的，整个回肠袢是完全腹膜外的，有助于预防造口旁疝。

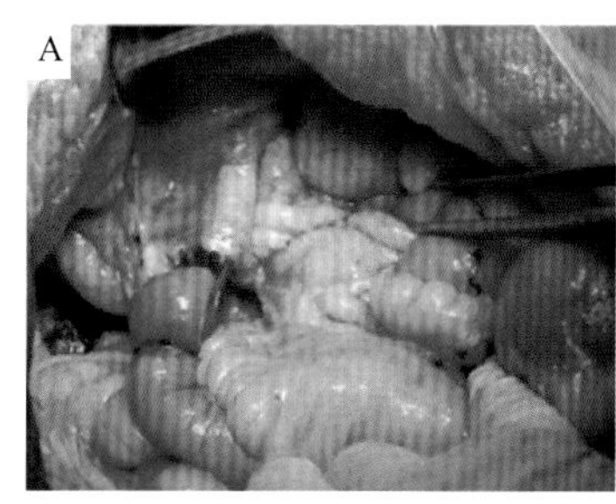

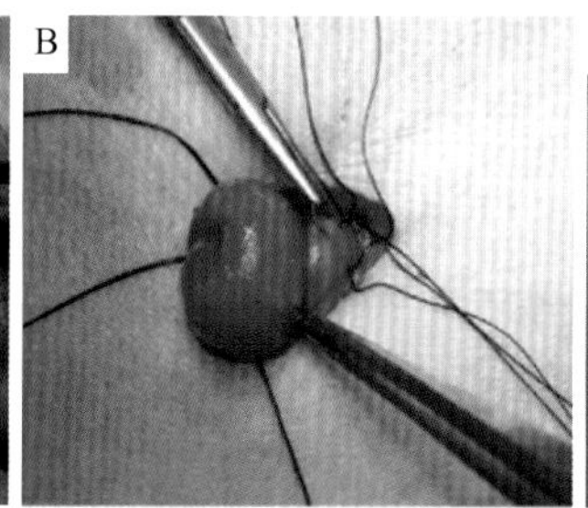

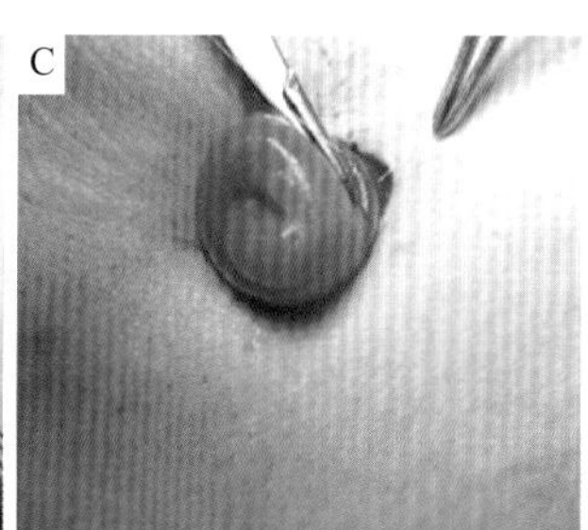

图11-16　完全腹膜外的回肠袢

（三）腹腔镜及机器人辅助腹腔镜回肠造口术

由于腹腔内重建技术的困难，目前腹腔镜下回肠膀胱术的开展并不广泛。随着吻合器的使用，腹腔内肠管的重建更加方便。吉尔（Gill）等报道了腹腔镜下回肠膀胱重建的成功病例。适当的手术策略、合理的设备选择、改进的手术技术、规范的手术程序可以简化腹腔镜下回肠膀胱术，从而缩短手术时间。其中，体内输尿管-回肠导管吻合是腹腔镜下回肠膀胱术中最困难的部分。邢念增等在输尿管回肠袢吻合之前，将游离的肠袢远端先从腹膜外通道拉出腹壁造口，从而使得回肠袢位置相对固定，方便了后续的输尿管回肠吻合。

机器人辅助腹腔镜下回肠膀胱术是在腹腔镜下通过机械臂复制了开放手术

的操作过程，机器人辅助的回肠膀胱造口是可行的，但手术过程复杂且具有挑战性，需要更多的研究数组来证实此种手术方式的优越性。

（张学斌　王　栋　张寅生　黄厚锋）

参考文献

［1］ ALFRED WITJES J, LEBRET T, COMPÉRAT EM, et al. Updated 2016 EAU Guidelines on Muscle-invasive and Metastatic Bladder Cancer [J]. Eur Urol, 2017, 71 (3): 462-475.

［2］ STENZL A, SHERIF H, KUCZYK M. Radical cystectomy with orthotopic neobladder for invasive bladder cancer: a critical analysis of long term oncological, functional and quality of life results [J]. Int Braz J Urol, 2010, 36 (5): 537–547.

［3］ BROWNE E, LAWRENTSCHUK N, JACK GS, DAVIS NF. A systematic review and meta-analysis of the long-term outcomes of ileal conduit and orthotopic neobladder urinary diversion [J]. Can Urol Assoc J, 2021, 15 (1): E48-E57.

［4］ TANEJA SS, GODOY G. Creation of urinary stoma before abdominal wall transposition of ileal conduit improves stomal protrusion, eversion, and symmetry [J]. Urology, 2009 , 73 (4): 893-5.

［5］ ZHANG ZL, LIU ZW, ZHOU FJ, et al. Modified technique to prevent complications related to stoma and ileoureteral anastomosis in patients undergoing ileal conduit diversion [J]. Urology, 2010, 76 (4): 996-1000.

［6］ GILL IS, FERGANY A, KLEIN EA, et al. Laparoscopic radical cystoprostatectomy with ileal conduit performed completely intracorporeally: the initial 2 cases [J]. Urology, 2000 , 56 (1): 26- 29.

［7］ LI J, YANG F, HE Q, XING N. Laparoscopic radical cystectomy with intracorporeal ileal conduit: one center experience and clinical outcomes [J]. Int Braz J Urol, 2019 , 45 (3): 560-571.

［8］ OTAOLA-ARCA H, COELHO R, PATEL VR, ORVIETO M. Totally intracorporeal robot-assisted urinary diversion for bladder cancer (Part 1). Review and detailed characterization of ileal conduit and modified Indiana pouch [J]. Asian J Urol, 2021, 8 (1): 50-62.

第十二章

小儿肠造口术

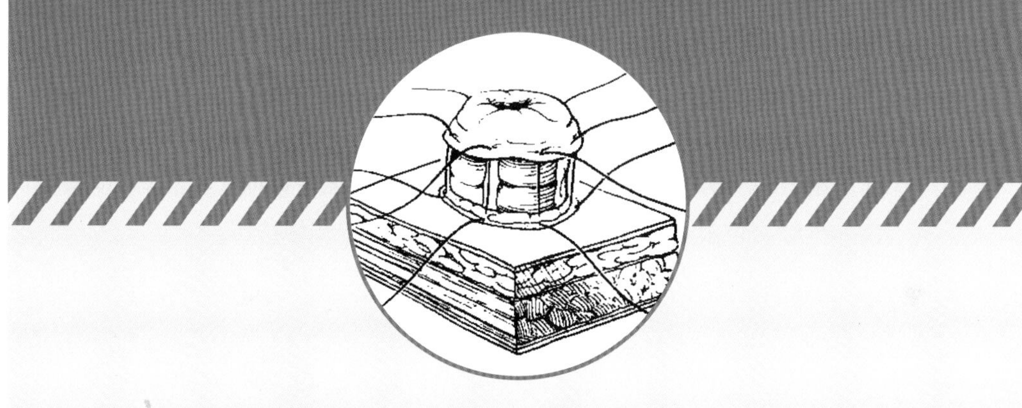

造口也称造瘘，是指有目的地在一段消化道与腹前壁皮肤之间构建吻合；当患者的临床情况不允许立即恢复肠道连续性或有相关禁忌证时，就需要通过造口来转流粪便。例如，下列患者在可安全恢复肠道连续性之前，建立临时造口或许对其有益：发生吻合口漏的风险较高的患者（如，营养不良者、使用大剂量糖皮质激素者）；肠吻合口与肛缘的距离小于5～7cm的患者（腹膜反折以下的低位吻合口）；血流动力学不稳定的患者（如创伤、脓毒症等）。

儿童肠造口术可用于多种疾病的治疗或缓解病情，但造口的指征和技术不同于成人患者，且大多数儿童造口都是暂时的，在原发病治愈后就可以关闭造口。本章将讨论儿童肠造口的主要指征、造口的类型、位置选择、手术方法、造口并发症及护理等。

一、造口的指征

1．急诊指征 在肠内容物漏入腹腔或肠道毒素吸收致腹膜炎、脓毒血症以及腹腔内高压致腹间隔室综合征等危及生命的情况下，需急诊行肠造口术。新生儿常见疾病包括肛门闭锁、坏死性小肠结肠炎以及先天性巨结肠等；婴幼儿及儿童常见疾病包括肠破裂、肠穿孔、肠坏死、绞窄性肠梗阻、肛门直肠外伤及重症肠炎等。

2. 择期指征 有一些慢性疾病无须急诊造口处理，但为了缓解症状、姑息治疗或促进伤口愈合需择期行肠造口术，如炎症性肠病、结直肠病变（肛门直肠畸形、先天性巨结肠等）、骶尾部病变（脊膜膨出、畸胎瘤等）及会阴部病变等。

二、造口的分类

通常根据用于造口的肠段和造口方式来进行分类。

1．根据位置分类

（1）小肠造口

1）空肠造口（jejunostomy）：将空肠起始部前壁打开与腹壁开口固定，主要用作喂养，但在新生儿肠闭锁或肠狭窄时可用作使近端极度扩张的肠管减压引流。

2）回肠造口（ileostomy）：多选择距回盲部20cm处的末段回肠，离断后将肠管提出腹壁进行造口，由于其手术操作较简便且不影响结肠，在儿童疾病中的应用比结肠造口更广泛。成人行回肠造口的目的主要是永久性引流，如克罗恩病或溃疡性结肠炎等，儿童炎性肠病则是为了缓解病情行临时造口，待药物治疗后症状得以控制或结肠切除后再行关闭造口，此种情况也适用于儿童的家族性腺瘤样息肉病。目前，其他涉及肛门、会阴及结直肠的病变也多选择此类造口。

（2）结肠造口（colostomy）

1）横结肠造口：为了引流或治疗远端结直肠梗阻，如先天性巨结肠、高位肛门直肠畸形等应急手术或准备手术，以便旷置左半结肠及肛门。

2）乙状结肠造口：用于急诊引流或治疗直肠梗阻，如中低位肛门直肠畸形等。在肛门闭锁时，应做双孔造口，防止远端因肠内容物潴留导致肠管扩张、肥厚等。

2．根据造口方式分类

（1）端式造口

1）单孔造口（图12-1，图12-2）：单孔造口较双孔造口手术操作更简便，可用于远端无须引流、可完全旷置的情况。必须注意单孔造口的远近端不可弄错，系膜的方向更不可扭转。

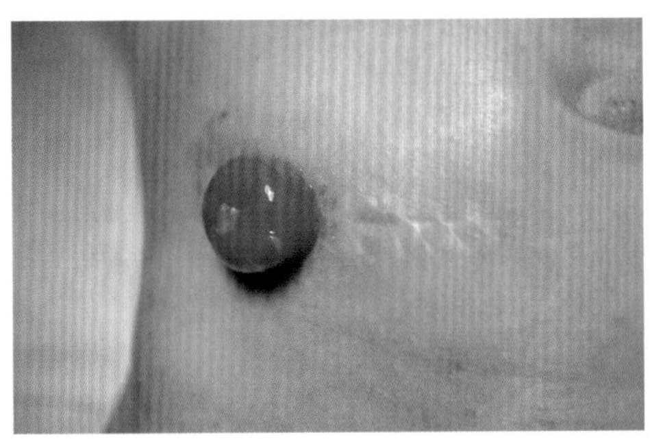

图12-1　回肠末端单孔造口

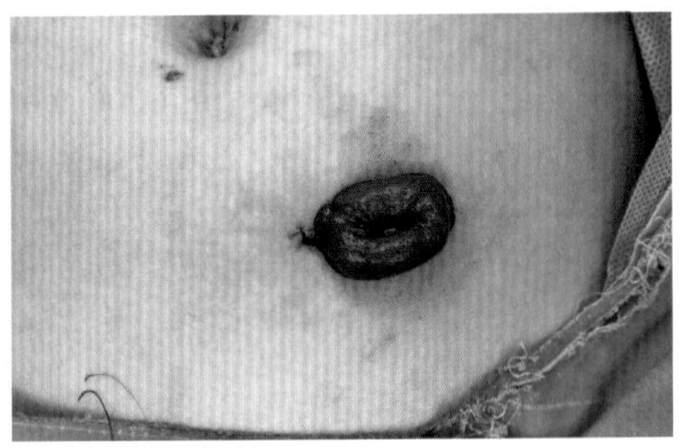

图12-2　乙状结肠单孔造口

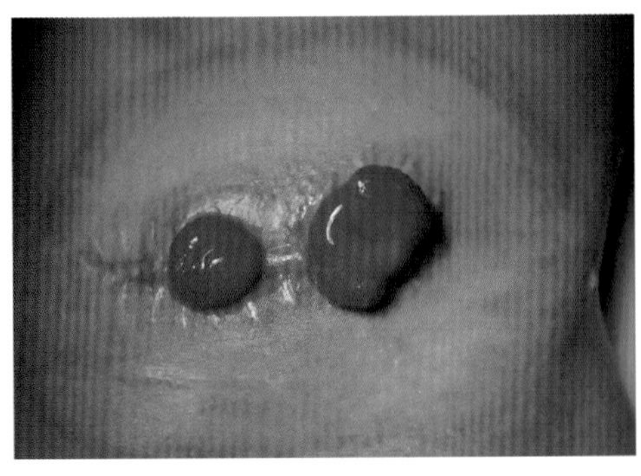

图12-3　乙状结肠双孔造口

2）双孔造口（图12-3）：肠管断开后，将造口远近端分别与腹壁进行固定，近端用于减压或粪便转流，远端用于造影检查或治疗（如肛门闭锁、炎性肠病等）。需要强调的是，无瘘型的肛门直肠畸形应行双孔造口，以便同时引流远、近端肠管，防止远端肠管因积聚消化液导致肠壁变性、肥厚。

（2）袢式造口（图12-4）：又称侧壁瘘，将肠管前壁切开后与腹壁切口三层缝合固定，用于短时间内的洗肠、减压等，长期来讲因无法带造口装置，护理困难，且粪便仍可到达远端，故不能达到完全旷置的目的。

（3）“T”形造口：多用于新生儿肠闭锁。远近端口径差别较大，直接吻合不能保证通畅，可将近端粗肠断端与远端细肠侧壁行端侧吻合，再把远端肠管断端外置造口。可以由此造口向近端插管以利引流，也可向远端插管喂养，并使远端肠管扩张，待吻合口逐渐通畅后可以拔管关闭造口。

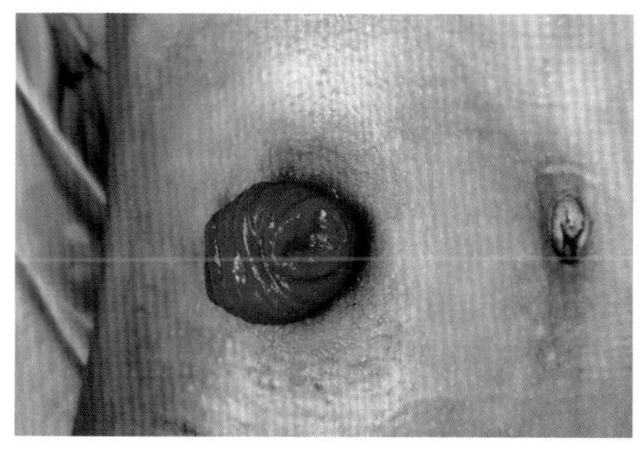
图12-4　回肠末端袢式造口

（4）肠外置术：仅于急诊挽救生命或肠管大面积缺血、血运不易判断时采用。患儿休克或生命体征不平稳时必须减少手术打击，缩短手术时间。开腹后迅速将病变肠管托出腹外，暂时贯穿腹壁全层关腹，继续抢救患儿。等待24～48小时情况完全稳定后，再行进一步处理。如果肠管情况好转可予以保留，逐层缝合关腹或造口；若病变肠管无生机则切除吻合或肠造口。

三、造口位置的选择

对于以转流粪便为目的而需要临时性造口的患者，我们多采用回肠造口，而非结肠造口，这是因为前者比后者更容易还纳。然而，对于新生儿或3月内的婴儿，我们会尽量采用结肠造口，这是因为结肠造口发生脱水和电解质紊乱的风险较低。

造口应位于腹中线的任意一侧，最好在脐的侧下方。造口的位置尽量与既往切口、腰带线、肚脐和骨性突起保持一段距离，以保证造口装置的贴合性。同时，患儿家长必须能够轻松地查看并更换造口装置。

四、手 术 方 法

1. 小肠造口

（1）空肠造口：切开腹壁及空肠起始部前壁，将空肠喂养管管端插向远端肠管，管尾放置于肠管近端肠壁外。从荷包缝合处开始，将近端肠壁纵向折叠，包裹肠外的部分导管。将折叠的肠壁密缝5cm左右，缝成管道，将部分导管包埋于肠壁间，再引出皮肤，拔管后可以自愈。

（2）回肠造口：包括单孔造口和双孔造口。方法是将距回盲部20cm处回肠断开，近端提出与腹壁分层固定，留取2～3cm肠管在腹壁外，便于戴造口袋，远端肠管封闭放回腹腔或同法固定于腹壁外。

2. 结肠造口

（1）横结肠造口：将横结肠提出腹壁，分离网膜，离断肠管后远、近端分别与腹壁固定；也有不离断肠管，仅将前壁与腹壁固定的袢式造口，此种方法较简便，但近端粪便仍能到达远端结肠，不能起到完全转流及旷置肠管的作用。

（2）乙状结肠造口：通常开口于脐左侧腹壁皮肤平坦部位，以便放置造口袋。包括双孔和单孔造口。将乙状结肠提出腹壁并离断，双孔造口时远近端肠管分别与腹壁固定；单孔造口时应注意区分远近端，系膜方向不可扭转，远端关闭后放回盆腔，近端分层与腹壁固定。

五、造口并发症

造口并发症因造口类型而异，端式结肠造口和端式回肠造口的并发症发生率较低，袢式回肠造口的并发症发生率较高。端式和袢式回肠造口最常见的问题是脱水和皮肤刺激（与消化液排出量大、排出物碱性酶含量高有关），但袢式结肠造口脱垂的发生率更高，尤其是横结肠造口。造口旁疝和造口回缩仍是最常见的并发症。

造口及造口周围并发症可能发生在术后早期或数年后，虽然早期和晚期造口并发症有所重叠（如，造口回缩既可发生于早期，也可发生于晚期），但通常差异较大。发生于术后数日内的并发症通常与技术问题有关，通常需要返回手术室处理。例如，肠管扭曲致肠梗阻、术后早期肠管脱垂等。

（1）造口坏死：术后早期造口缺血坏死的发生率高达14%，保留造口血供以及腹壁开口足够大是避免这一并发症的重要因素。

（2）造口脱出（图12-5）：是指肠管从造口脱出，可发生于所有类型的造口，端式造口多由腹壁固定过于松弛或腹壁组织薄弱所致，脱出后应及时还纳，防止脱出肠管套叠坏死。

（3）造口回缩（图12-6）：通常是由于腹壁固定不佳或张力过高致造口愈合不良所致，造口回缩可引起造口周围皮肤被消化液刺激及造口袋贴附困难。完全回缩时需急诊再次造口，防止肠内容物漏入腹腔。造口肠管保留适当的长度以及尽可能减小张力是预防这一并发症的重要因素。

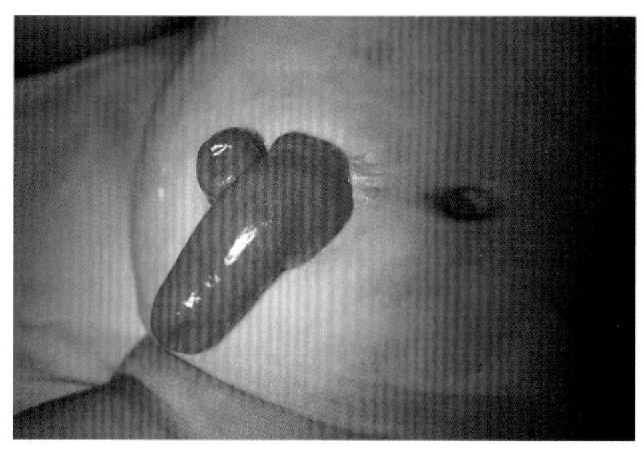

图12-5　造口脱出

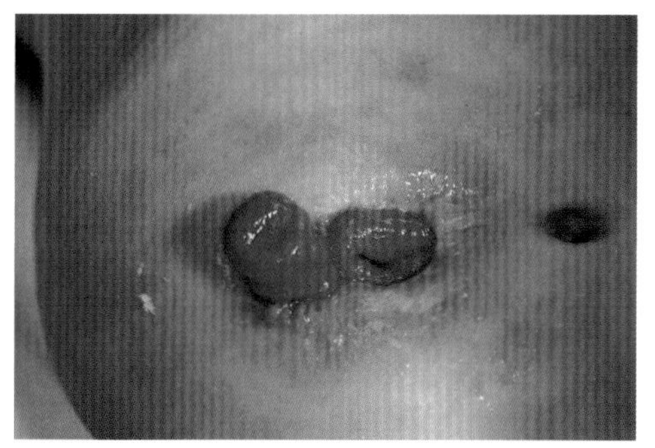

图12-6　造口回缩

（4）造口出血：固定造口时缝到系膜血管或患儿凝血功能差导致黏膜渗血，新生儿或小婴儿维生素K_1缺乏导致的造口出血也较常见，可压迫止血并应用止血药物，新生儿或小婴儿可肌注维生素K_1。

（5）造口狭窄：是指造口变窄，以至于造口近端梗阻。术后造口肠管与腹壁固定时腹壁开口过小，或造口后1周随着腹壁伤口愈合、瘢痕形成，端式造口开始出现不同程度的梗阻，须每天定时扩造口保持近端造口通畅。

（6）造口穿孔：在扩造口的过程当中患儿不合作或暴力操作所致，需急诊手术重新造口。

（7）造口梗阻：造口狭窄、脱出、回缩均可导致造口梗阻，此外，患儿进食不易消化的粗纤维食物或粪石积聚于造口下方亦可表现梗阻症状。术后肠粘连也可致造口不同程度的梗阻。

（8）造口旁疝：造口旁疝形成主要是由于腹部肌层薄弱、营养不良致伤口肌层裂开所致。大多数造口旁疝仅表现造口旁包块，无其他症状。

（9）造口周围皮肤问题：最常见的造口并发症是造口周围皮肤破损、皮炎、溃疡等。多继发于消化液的腐蚀，更常见于回肠造口。

六、造口的护理

肠造口后机体消化功能和局部免疫反应需要一个适应过程，必须妥善护理。临床上可分为急性期和慢性期。

1. 急性期护理

（1）全身护理：术后早期肠道的消化液较稀薄，尤其是位置较高的小肠造口，应注意补液，防止因手术打击及消化液丢失出现脱水及电解质紊乱。营养支持主要靠静脉营养维持，并保证正氮平衡。但应尽早恢复经口进食。

（2）局部护理：急性期的皮肤护理较为困难，这一时期皮肤易被消化液腐蚀发生溃烂，术后第一天即可套造口袋，不适于用造口袋的患者可嘱家长用吸引器在造口外吸引漏出肠液，造口周围皮肤可涂抹氧化锌油或贴保护皮肤的敷料，防止或减轻皮肤糜烂的可能。

2. 慢性期护理　造口排出物大多已成糊状，在戴造口袋的情况下，可以保证不外漏、不糜烂、无疼痛，保持患者衣物清洁、无异味。如果不能用密闭式造口袋，应及时更换造口上方覆盖的敷料，造口周围皮肤涂抹防腐蚀药物或贴保护性敷料。

七、关闭造口

1. 关闭造口的指征　儿童肠造口除极少数永久性造口外，暂时性造口完成任务达到目的即应关闭造口。如果进行的是回肠造口，通常在手术后1个月到3个月关闭造口，前提是原发病已治愈。

2. 关闭造口的禁忌

（1）造口远端有梗阻（如NEC后结肠狭窄），原发病未治愈（如肛门直肠畸形、吻合口瘘等）或未完全缓解（如炎性肠病等）。

（2）营养不良、负氮平衡，局部愈合能力不佳，免疫状态不正常，局部尚有未控制的感染等，均不宜关闭造口。

（3）如果关闭造口过程中发现隐藏脓肿等情况，应暂停手术，妥善处理后再择期关瘘。

（庞文博）

参考文献

[1] STEINAU G, RUHL KM, HÖRNCHEN H, SCHUMPELICK V. Enterostomy complications in infancy and childhood [J]. Langenbecks Arch Surg, 2001, 386 (5): 346-349.

[2] HARICHARAN RN, GALLIMORE JP, NASR A. Primary anastomosis or ostomy in necrotizing enterocolitis? [J]. Pediatr Surg Int, 2017, 33 (11): 1139-1145. doi: 10.1007/s00383-017-4126-z.

[3] MICHAUD L, COOPMAN S, GUIMBER D, GOTTRAND F. Percutaneous gastrojejunostomy in children: efficacy and safety [J]. Arch Dis Child, 2012, 97 (8): 733-734. doi: 10.1136/archdischild-2011-300653.

[4] EGNELL C, EKSBORG S, GRAHNQUIST L. Jejunostomy Enteral Feeding in Children: Outcome and Safety [J]. JPEN J Parenter Enteral Nutr, 2014, 38 (5): 631-636. doi: 10.1177/0148607113489832.

[5] CARR BD, GADEPALLI SK. Does Surgical Management Alter Outcome in Necrotizing Enterocolitis? [J] Clin Perinatol, 2019, 46 (1): 89-100. doi: 10.1016/j.clp.2018.09.008.

[6] VRIESMAN MH, NOOR N, KOPPEN IJ, BENNINGA MA. Outcomes after enterostomies in children with and without motility disorders: A description and comparison of postoperative complications [J]. J Pediatr Surg, 2020, 55 (11): 2413-2418. doi: 10.1016/j.jpedsurg.2020.05.027.

[7] LIU Z, ZHANG Y, LI S, HUANG J. Risk factors of enterostomy in neonates with Hirschsprung disease [J]. Int J Colorectal Dis, 2022, 37 (5): 1127-1132. doi: 10.1007/s00384-022- 04151-5.

[8] VOGEL I, EEFTINCK SCHATTENKERK LD, VENEMA E, DERIKX JPM. Major stoma related morbidity in young children following stoma formation and closure: A retrospective cohort study [J]. J Pediatr Surg, 2022, 57 (10): 402-406. doi: 10.1016/j.jpedsurg.2021.11. 021.

第十三章

肠造口局部并发症

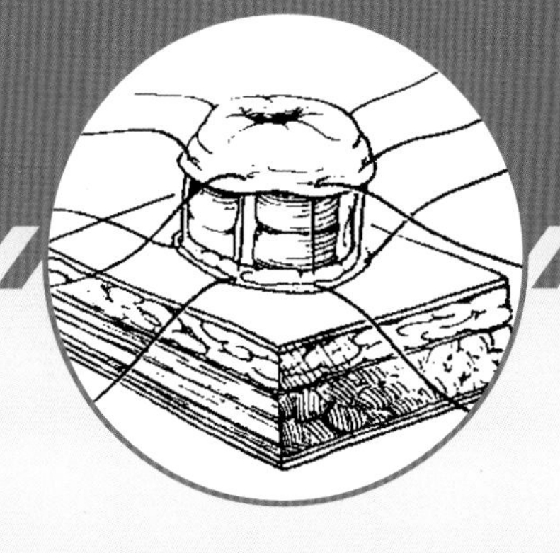

第一节 肠造口并发症及处理

正常的肠造口黏膜外观为红色或粉红色，表面平滑湿润，用手电筒侧照呈现透光状（图13-1），高于皮肤水平面1～2.5cm，像一朵开放在腹部的玫瑰花，周围的皮肤平整无皱褶、无瘢痕及偏离骨隆突处。

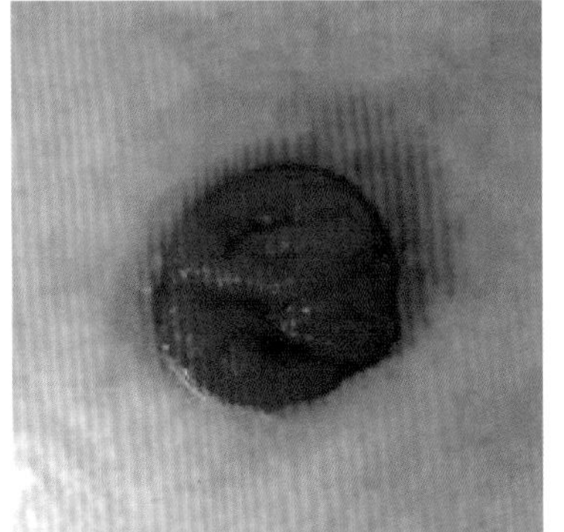

图13-1 正常肠造口黏膜

结直肠癌术后肠造口患者因疾病进展、造口护理不当、造口用品选择不当、粪便长期刺激、放化疗刺激等因素易发生各类肠造口并发症，肠造口并发症主要包括：造口周围皮肤并发症、造口出血、造口回缩、造口狭窄、造口皮肤黏膜分离、造口缺血性坏死、造口脱垂、造口水肿以及造口旁疝。相关研究显示，造口后5年内，并发症发生率高达70%。

（一）肠造口出血

肠造口出血是术后72小时内肠造口黏膜与皮肤连接处的毛细血管或小静脉出血，肠系膜小动脉未结扎或结扎线脱落所致的早期并发症（图13-2）。

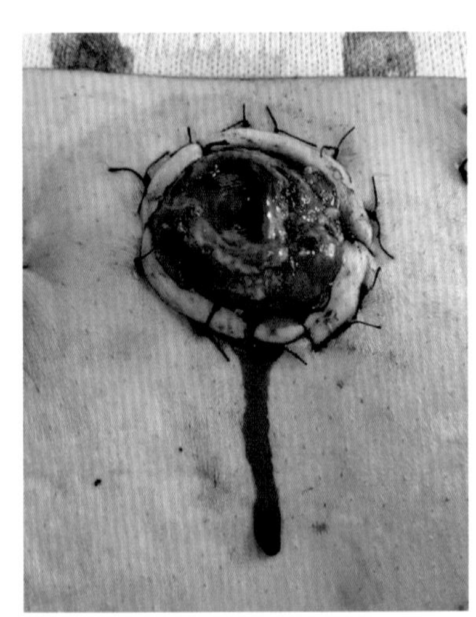

图13-2 肠造口出血

1. 原因 肠造口出血与术中止血不彻底或造口肠管边缘坏死有关。后期出血多见于造口底盘裁剪的孔洞摩擦造口肠管引起毛细血管或小静脉破裂出血。

2. 表现 往往从造口袋收集到血性液体而发现肠造口出血。

3. 处理方法 密切观察出血量、颜色，区分是否为肠腔内出血，若为浅表黏膜摩擦出血，涂抹皮肤保护粉（造口粉）压迫止血。非造口肠腔少量出血时使用软草纸或纱布压迫止血、冷敷，中量出血时使用1%的肾上腺素湿纱布压迫或云南白药粉外敷或硝酸银棒烧灼，大量出血时拆开1～2针皮肤黏膜缝线，找到出血点，钳夹出血点，结扎止血或电刀烧灼止血。

（二）肠造口水肿

肠造口水肿（早期并发症）是术后2～5天出现的并发症，表现为造口隆起、肿胀、绷紧、黏膜完整、发亮水肿（图13-3）。

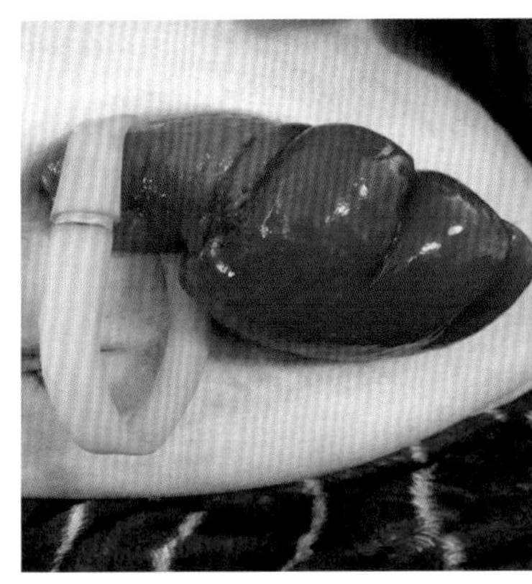
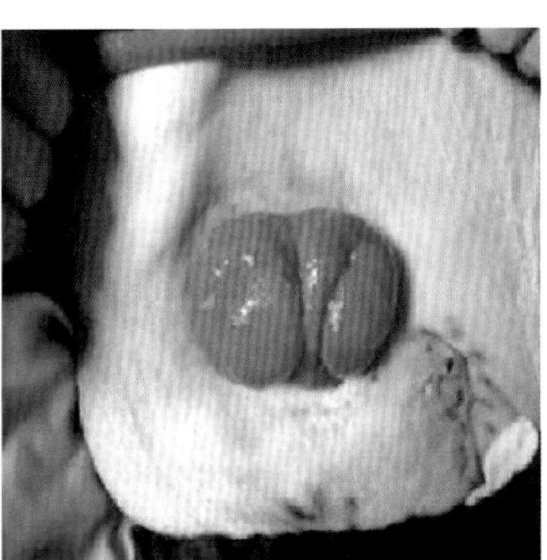

图13-3　肠造口水肿

1．肠造口水肿的原因

（1）腹壁及皮肤造口开口过小。

（2）患者正在进行放化疗。

2．肠造口水肿的处理方法

（1）合理剪裁造口袋：底盘略大于造口。

（2）轻度肠造口水肿可不处理，严密观察造口颜色，防止坏死。

（3）严重者可用10% NaCl湿敷或者50% $MgSO_4$稀释为25%后湿敷。

（三）造口皮肤黏膜分离

造口皮肤黏膜分离是肠造口的早期并发症，术后早期发生率可达28%；表现为肠造口处肠黏膜与腹壁皮肤缝合处的分离，从浅表至深部组织分离的全皮层裂开（图13-4）。

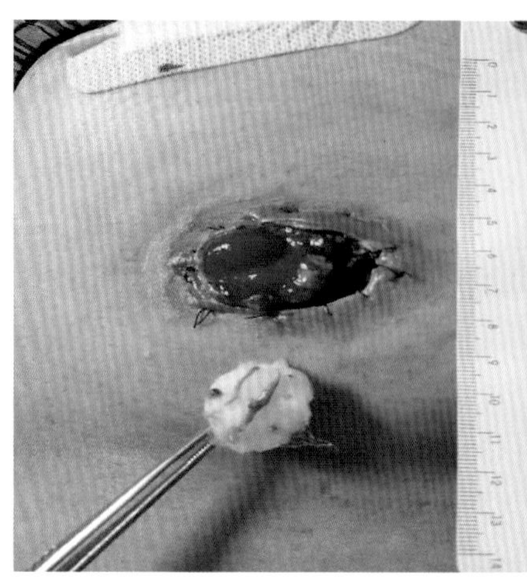

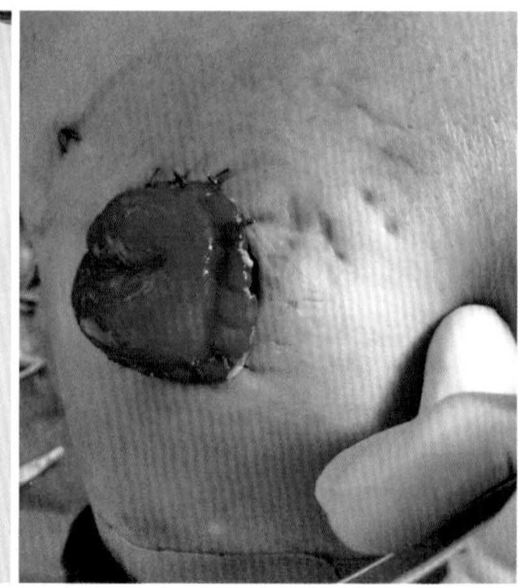

图13-4　造口皮肤黏膜分离

1. 造口皮肤黏膜分离原因　患者出现造口皮肤黏膜分离的可能原因有：造口肠管张力过大、肠造口黏膜缝线脱落过早、皮肤切口处感染、造口肠管边缘坏死、腹压过高；患者存在影响愈合的因素：手术中过度使用电刀对皮肤和肠黏膜烧灼，患者长期服用激素、免疫抑制剂等，患者有营养不良、糖尿病等。

2. 造口皮肤黏膜分离表现　皮肤与肠造口黏膜分离留下一个开放性的伤口。

3. 造口皮肤黏膜分离的处理方法　用棉签轻轻探查分离的深度，生理盐水冲洗干净造口及擦干分离部分；如果是造口皮肤黏膜浅层分离，渗液少时使用造口护肤粉喷洒撒局部；如果是造口皮肤黏膜深层分离，渗液多时首先去除黄色腐肉和坏死组织，使用藻酸盐类敷料充填伤口；造口皮肤黏膜合并感染时，可使用抗菌敷料。上述步骤完成后涂抹防漏膏（条）、防漏贴环或应用水胶体敷料隔离。造口皮肤黏膜分离较深或合并造口回缩者，可用凸面底盘并使用造口腰带或造口腹带固定。

造口皮肤黏膜患者应及时更换造口袋，造口皮肤黏膜浅层分离每2～3天更换1次造口袋，造口皮肤黏膜深层分离应每天更换2次，分离愈合后定期扩肛，防止造口狭窄。

（四）造口回缩

造口回缩是指造口术后6周内，造口凹陷于皮肤表面>0.5cm（图13-5），其早期发生率可达14%。

1. 造口回缩的原因 造口回缩多因造口肠管游离不充分，产生牵拉力所致，尤其是乙状结肠或降结肠造口时未充分松解脾曲。造口回缩的其他高危因素包括：肥胖、术后体重急剧增加，造口周围脂肪组织过多、肠系膜肥厚挛缩、造口肠管突出皮肤高度<1cm、造口周围缝线固定不足或缝线过早脱落、造口周围愈合不良，缺血坏死、营养不良或使用免疫抑制剂、袢式造口支架过早拔除（一般术后4～5天）等。术中充分松解肠系膜和肠管周围粘连，选择腹壁肌肉开口适当有助于预防造口回缩。

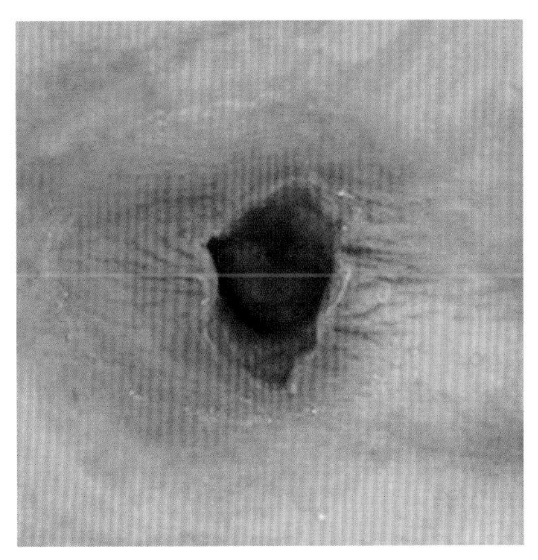

图13-5 造口回缩

2. 造口回缩的表现 肠造口回缩于皮肤表层下面，其外观像一个间隙或腹部的皱纹，而肠造口黏膜仅部分可见。

3. 造口回缩的处理方法 对于回缩的造口，如果皮肤黏膜连接尚完整，可使用凸面底盘+腰带、平面地盘+防漏环（膏）+腰带；如仍存在渗漏或造口狭窄，则考虑手术治疗。皮肤损伤者使用皮肤保护粉或无痛保护膜；乙状结肠造口皮肤有持续损伤者，可采用结肠灌洗法；术后应注意合理营养摄入、适当运动，控制体重，避免体重急剧增加，过度肥胖者应减轻体重。

（五）造口脱垂

造口脱垂是指造口肠袢自腹部皮肤的过度突出（图13-6）。结肠造口较回肠造口更常见，尤其是横结肠双腔造口，发生率在7%～26%之间，远端肠管脱出更为常见。

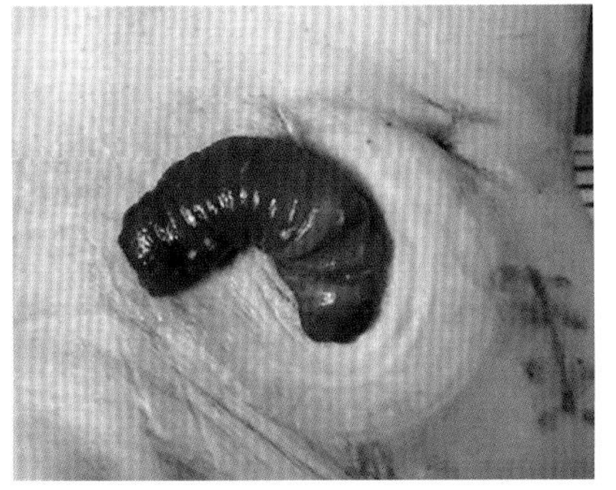

图13-6 造口脱垂

1. 造口脱垂的原因 高危因素包括肠管固定于腹壁不牢固、肠管肌层开口过大、存在肠梗阻、造口两端肠管过于冗长、患者腹部肌肉柔软等，还有患者腹壁薄弱、慢性咳嗽、便秘、腹水等各种腹压增加的因素。

2. 造口脱垂的表现

（1）患者肠管轻度外翻1～2cm。

（2）严重时患者整个结肠肠管外翻脱出，可能造成结肠套叠、梗阻。

3. 造口脱垂的处理方法

（1）对急性脱垂伴嵌顿而无绞窄的患者，可借助高渗溶液湿敷减轻水肿，轻轻复位，选择造口袋时应选用一件式造口袋，若选用两件式底环（易损伤肠管），要选择足够大并可容纳脱垂肠管的造口袋，准确剪裁造口底盘（以肠管最大直径为标准），选用较软的护肤胶，正确粘贴，减少更换次数。向患者及家属宣教肠梗阻和肠坏死的症状和体征，加强其疾病相关知识，出现问题时及时就医，并给予心理支持，减少患者焦虑抑郁等负性情绪，配合治疗，改善其健康结局。

（2）出现嵌顿和绞窄时需急诊手术切除脱垂肠管，重新造口。

（六）造口旁疝

造口旁疝是指一部分肠管经由筋膜缺口穿孔至皮下组织（图13-7）。据报道，有症状的结肠造口旁疝发生率为39%，而经影像学检查发现的无症状造口旁疝高达80%，其中结肠单腔造口发生率最高。

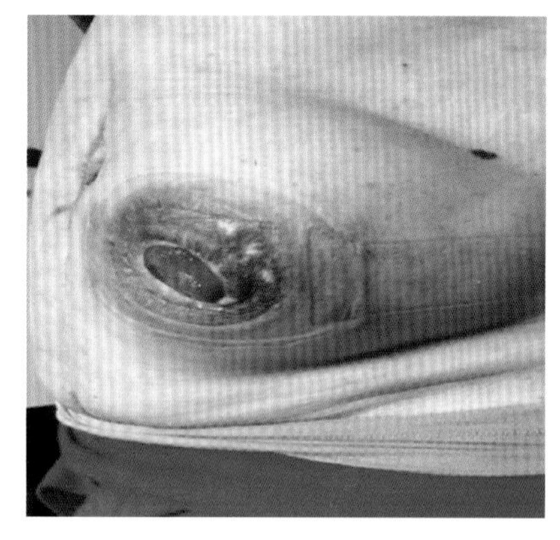

图13-7　造口旁疝

1. 造口旁疝的原因　造口旁疝的高危因素包括造口位于腹直肌外、腹部肌肉薄弱的肥胖者、老年人等，腹壁薄弱如腹部造口周围多次手术、胶原蛋白异常、应用激素、术后切口感染或腹腔脓肿、筋膜开口过大（＞3cm）以及持续性腹压增高如慢性咳嗽等。

2. 造口旁疝的处理方法　重点在于预防造口旁疝的形成，可通过食用高纤维饮食（20～35g/d），避免患者出现便秘和腹泻；术后6～8周内避免做增加腹压的工作（如提重物），伤口愈合后患者要开始进行中度身体锻炼以增强腹壁肌肉强度；同时要避免患者腹内压增高的因素：治疗慢性咳嗽或咳嗽时用手按压造口部位。

要重视选择造口袋，如选用软胶底板；指导患者换袋技巧：如借助镜子换袋；术后穿腹带或腹壁支持的内衣至少3个月，晚上休息时取下；3个月后，只有在举重物时才使用腹带，同时应注意避免使用有开口的腹带，必要时停用结肠灌洗。一旦出现造口旁疝，立即手术治疗。

（七）造口缺血坏死

造口术后早期的缺血坏死发生率可达20%，多发生于术后24～48小时。

1. 造口缺血坏死的原因 造成造口缺血坏死的主要原因有术中损伤结肠边缘动脉或提肠管时牵拉张力过大，扭曲及压迫肠系膜动脉，导致供血不足或静脉淤血、严重的动脉硬化也会造成动脉血供不足致使造口缺血坏死、造口开口过小或缝合过紧影响肠壁血供、肠梗阻引起肠管肿胀，导致肠壁长期缺氧、急诊手术、肥胖等，相关研究显示，肥胖患者发生造口坏死的概率较普通患者要高7倍。

2. 造口缺血坏死的表现 造口色泽发生改变，正常黏膜呈淡粉色，光泽有弹性，坏死性肠造口黏膜局部或完全变干、发暗，呈紫色或黑色，甚至出现腐肉（图13-8）。长期服用泻剂的患者结肠黏膜色素沉着，呈暗黑色，需注意鉴别。

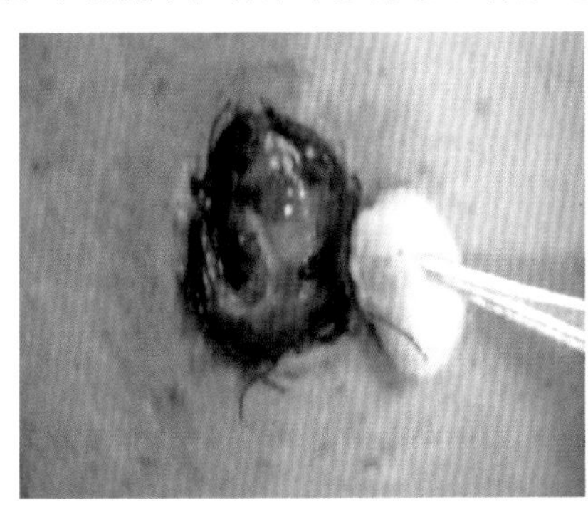
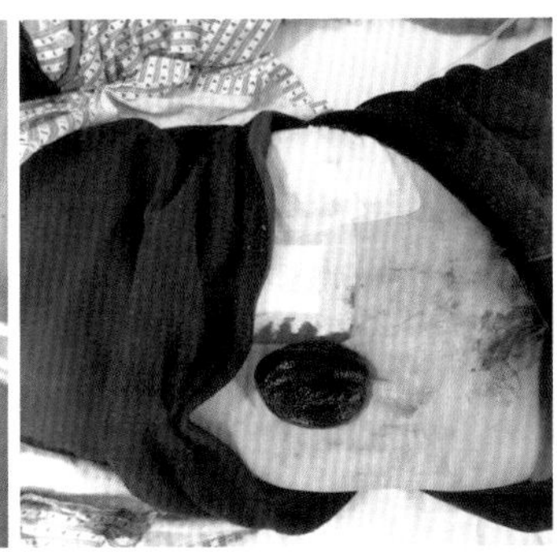

图13-8　造口缺血坏死

3. 造口缺血坏死的处理方法

（1）术后宜选用透明造口袋，便于观察造口处的血运情况，若造口颜色晦暗持续不缓解，需考虑缺血坏死，应立即通知医师。

（2）去除影响造口黏膜血供的因素，拆除造口周围碘仿纱布，解除所有压迫造口的用品。

（3）造口部分缺血坏死。如因造口边缘缝线结扎太紧所致，可拆除缝扎过紧的缝线，观察血运改善情况、清除坏死组织。使用0.1%呋喃西林溶液或生理盐水溶液清洗，生物频谱仪局部照射造口：每次30分钟，每日2次，促进血液循环。造口局部缺血（坏死）范围＜2/3 者，可在缺血（坏死）黏膜上局部使用水胶体粉剂或水胶体膏剂填充后使用造口袋。

（4）造口缺血（坏死）范围≥2/3 或完全坏死者，应报告医师，准备肠造口重建术。

（5）注意预防皮肤黏膜分离、造口回缩和狭窄等其他并发症的发生。

（八）造口狭窄

造口狭窄是造口缩窄或紧缩，造口皮肤开口细小，难见黏膜或造口皮肤开口正常，但指诊时肠管周围组织紧缩，手指难以进入，称为“箍指”（图13-9）。患者可有排便呈细条状或有不完全肠梗阻表现。

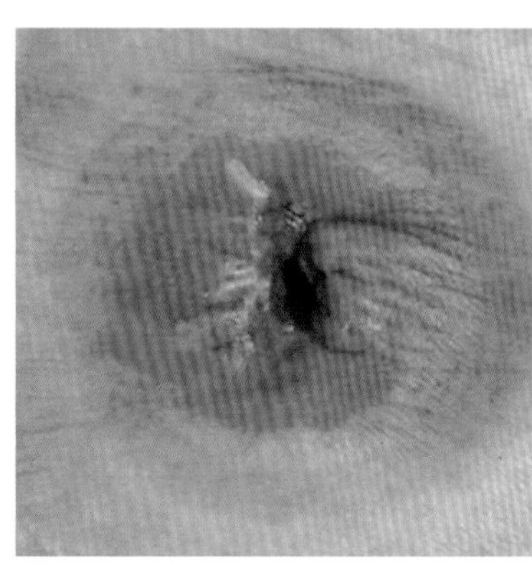
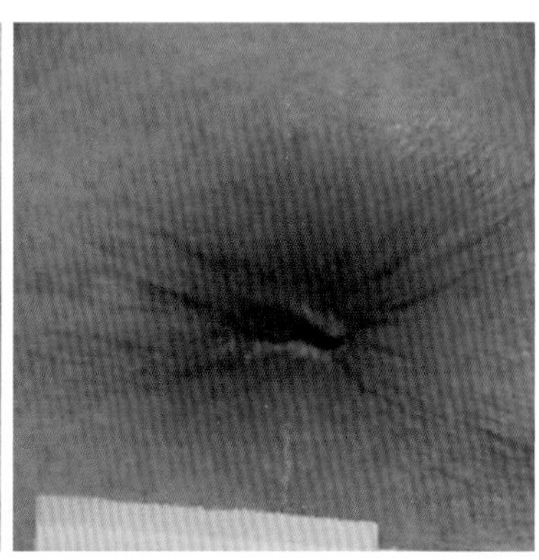

图13-9　造口狭窄

1. 造口狭窄的原因　术后早期发生的造口狭窄见于皮肤或腹壁内肌肉层开口小、肠管水肿或肠管有扭转的情况，大多数可自行缓解。晚期狭窄的原因包括周围感染、肠管缺血、克罗恩病复发、恶性肿瘤压迫肠管以及造口局部缺血坏死或皮肤黏膜分离后形成瘢痕等。

2. 造口狭窄的表现

（1）造口浅度狭窄患者，其造口外观皮肤开口缩小并且看不见黏膜。

（2）造口深度狭窄患者，其造口外观正常，但实际上指诊时可发现造口呈紧拉或缩窄状。

3. 造口狭窄的处理方法　轻度狭窄扩宽造口（小指戴手套沾润滑油缓缓进入造口停留3～5分钟，逐渐过渡到示指第二指节能伸入），降结肠或乙状结肠造口注意观察有无便秘堵塞造口，可服用泻药，向患者及家属进行饮食指导，保持排便通畅，防止堵塞造口；此外，向其讲解肠梗阻症状和体征，出现问题要及时就医。严重的狭窄以及炎症性肠病或缺血导致的狭窄，需要再次手术。

第二节　肠造口周围皮肤并发症的预防及处理

肠造口术的目的是重建患者正常的排泄功能，以期延长患者生命，据报道，国外造口周围皮肤问题的发生率为18%～73%，而国内为26.9%～56.36%。若肠造口周围皮肤时常受损，甚至发生溃疡，不仅造成粘贴造口袋的困难，更会严重影响患者对造口的自我控制感。正确选用造口用具及有效预防妥善处理造口周围皮肤并发症，是肠造口护理的重要环节。

一、肠造口周围皮肤受损的相关因素

当皮肤暴露在潮湿物质中，如尿液、粪便、汗液或伤口分泌物等，皆会造成皮肤受损或皮肤炎症问题，皮肤的弹性与质地会下降，容易造成皮肤受损。

1．化学性刺激　化学性刺激是指皮肤湿度、汗液、尿液及液态粪便对皮肤的刺激。

2．皮肤酸碱度　当皮肤的酸碱值（pH）接近7.1时会对局部皮肤造成伤害。

3．清洁　可以使用温水或生理盐水清洁皮肤。

4．排泄物刺激。

5．患者肠造口周围的皮肤若长时间处于潮湿排泄物刺激环境中，合并渗漏问题，易使皮肤酸碱值上升，造成皮炎。

6．个人皮肤状况　随着年龄的增长，皮下脂肪减少、真皮层变薄、弹性纤维减少，会造成皮肤的弹性与饱满度下降，免疫力降低；当肠造口周围皮肤损伤时，细菌易于皮肤损伤处生长繁殖，更增加感染的危险性。

7．微生物生长　患者造口周围的皮肤长时间受尿液、粪便及汗水刺激，使用不当的隔离产品，或选用不适当的造口底盘、不透气胶布等，容易增加菌落生长和皮肤感染的机会。

8. 造口产品选用不当 若选用不适当的造口产品常会使造口底盘的保护皮（skin barrier）与皮肤密合度差，排泄物容易渗漏并刺激皮肤，需频繁更换造口底盘。

二、造口周围并发症

（一）造口周围皮肤损伤

1. 造口周围皮肤损伤的原因

（1）潮湿相关性皮肤损伤。

（2）过敏性接触性皮炎。

（3）机械性皮肤损伤。

（4）粪水性皮炎（图13-10）。

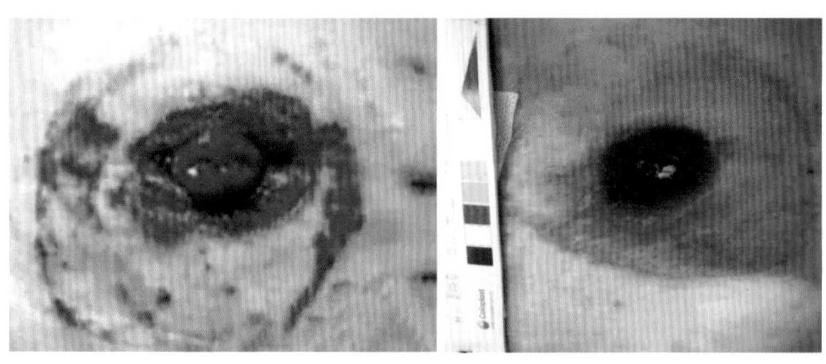

图13-10　粪水性皮炎

（5）放射性皮炎。

2. 造口周围皮肤损伤的处理方法

（1）评估造口周围皮肤损伤的部位、颜色、程度、范围、渗液情况等，判断损伤类型。

（2）若为潮湿相关性皮肤损伤，可使用无刺激皮肤保护膜、造口护肤粉或水胶体敷料，必要时涂抹防漏膏（条）或防漏贴环等。

（3）若为过敏性接触性皮炎，应停止使用含过敏原的造口护理用品，遵医嘱局部用药。

(4) 若为机械性皮肤损伤，可根据情况使用伤口敷料；黏胶相关性皮肤损伤，宜选择无胶带封边的造口底盘；压力性损伤应去除压力源。

(5) 若为放射性皮炎：①治疗期间使用柔软的卡拉亚材质的造口袋，以避免因用力撕除造口底盘造成二次皮肤破损。②肠造口周围皮肤已溃烂时，则需先使用藻酸盐敷料（alginate dressing）或亲水性纤维敷料（hydrofiber dressing）覆盖吸收伤口渗出液，再用水胶体敷料（hydrocolloid dressing）粘贴后，再粘贴造口袋。③需密切监测敷料吸收伤口分泌物后的情况，给予适时伤口换药，及早更换造口袋，以免造成再度的伤害。

(6) 若为粪水性皮炎：①应检查刺激源并去除病因。②治疗皮肤问题采用：粉＋膜＋膏。③重新指导患者选择造口用品，指导患者使用正确的安装技术。

(二) 造口周围肉芽肿

1. 造口周围肉芽肿　造口周围肉芽肿为良性组织，通常发生于黏膜与皮肤接触处，围绕造口边缘生长，边缘独立凸起（图13-11）。

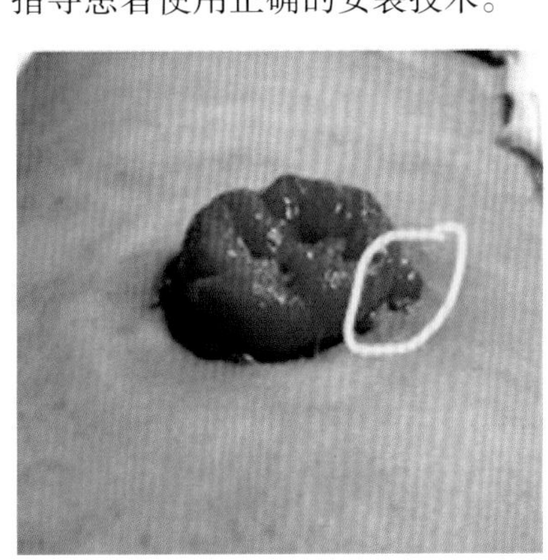

图13-11　造口周围肉芽肿

(1) 造口周围肉芽肿的原因。

1) 缝线刺激（多见）。

2) 坚硬的造口物品刺激（如底盘修剪毛刺）。

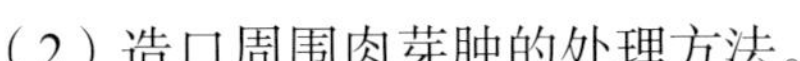

(2) 造口周围肉芽肿的处理方法。

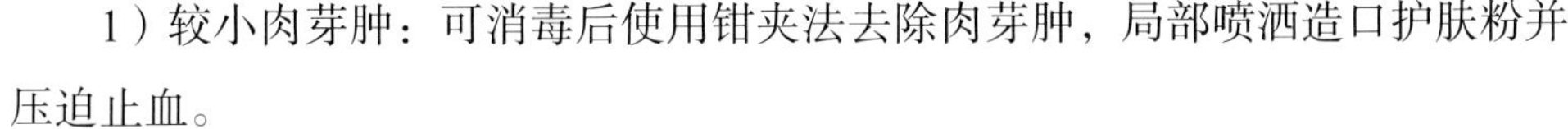

1) 较小肉芽肿：可消毒后使用钳夹法去除肉芽肿，局部喷洒造口护肤粉并压迫止血。

2) 较大肉芽肿：可用硝酸银棒分次点灼，一般每3天一次，直至完全消退。

3) 有蒂肉芽肿：可用无菌缝线套扎根部阻断血供而使肉芽肿逐渐坏死脱落。

4) 对处理困难的肉芽肿，应报告医师根据具体问题来解决。

(三) 造口周围毛囊炎

1. 造口周围毛囊炎（图13-12）

(1) 造口周围毛囊炎的原因：损伤造口周围皮肤的毛囊＋细菌感染。

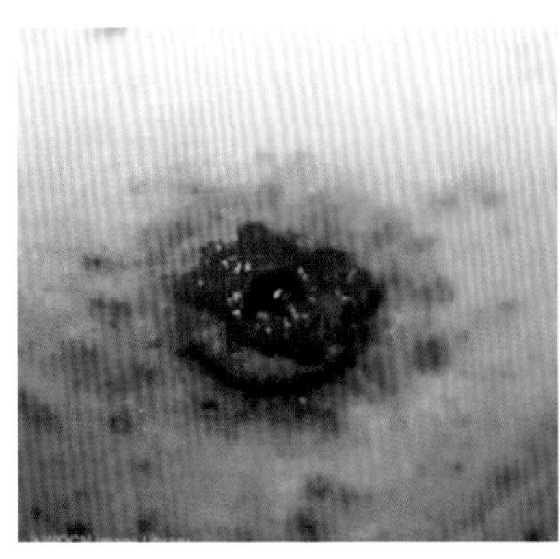

图13-12 造口周围毛囊炎

（2）造口周围毛囊炎的处理方法。

1）剃除造口周围毛发。

2）重新评估及指导患者撕离造口袋的技巧。

3）应评估造口周围毛囊炎的表现，遵医嘱进行细菌培养以明确感染类型，根据细菌培养结果进行药物治疗。

4）可使用抗菌皮肤清洗剂清洗造口周围皮肤。

5）局部可用0.9%生理盐水清洗后外涂抗生素软膏或粉末。

6）毛囊炎并发脓肿者，可配合医师切开排脓后使用抗菌敷料加水胶体敷料，再粘贴造口袋。

（宋丽娟　刘海义）

参考文献

［1］崔伟，孙亮，陈纲，等．造口相关并发症的研究进展 [J]. 中华普外科手术学杂志（电子版）, 2020, 14 (4): 430-432.

［2］CARLSSON E, FINGREN J, HALLÉN A M, et al. The Prevalence of Ostomy-related Complications 1 Year After Ostomy Surgery: A Prospective, Descriptive, Clinical Study [J]. Ostomy Wound Manage, 2016, 62 (10): 34-48.

［3］OH H K, HAN E C, SONG Y S, et al. Is the Use of a Support Bridge Beneficial for Preventing Stomal Retraction After Loop Ileostomy? A Prospective Nonrandomized Study [J]. J Wound Ostomy Continence Nurs, 2015, 42 (4): 368-373.

［4］ZINDEL J, GYGAX C, STUDER P, et al. A sustaining rod increases necrosis of loop ileostomies: a randomized controlled trial [J]. Int J Colorectal Dis, 2017, 32 (6): 875-881.

［5］SHABBIR J, BRITTON D C. Stoma complications: a literature overview [J]. Colorectal Dis, 2010, 12 (10): 958-964.

［6］ABOULIAN A. Ostomy Complications in Crohn’s Disease [J]. Clin Colon Rectal Surg, 2019, 32 (4): 314-322.

［7］PATEL S V, ZHANG L, CHADI S A, et al. Prophylactic mesh to prevent parastomal hernia: a meta-analysis of randomized controlled studies [J]. Tech Coloproctol, 2017, 21 (1): 5-13.

[8] 高志清 , 马龙洋 . 结肠造口并发症的处理和预防 [J]. 中华普外科手术学杂志 (电子版), 2011, 5 (4): 426-428.

[9] MURKEN D R, BLEIER J. Ostomy-Related Complications [J]. Clin Colon Rectal Surg, 2019, 32 (3): 176-182.

[10] HAUGEN V, RATLIFF C R. Tools for assessing peristomal skin complications [J]. J Wound Ostomy Continence Nurs, 2013, 40 (2): 131-134.

[12] WILLIAMS J, GWILLAM B, SUTHERLAND N, et al. Evaluating skin care problems in people with stomas [J]. Br J Nurs, 2010, 19 (17): S6-S15.

[13] 黄丽明 , 林月双 . 回肠造口周围皮肤损伤原因分析及防护进展 [J]. 齐鲁护理杂志 , 2015 (2): 53-55.

[14] 刘莺歌 , 吴燕 , 曹秋君 , 等 . 肠造口周围潮湿相关性皮肤损伤风险预测模型的构建及应用 [J]. 中华护理杂志 , 2021, 56 (11): 1612-1617.

第十四章

造口旁疝

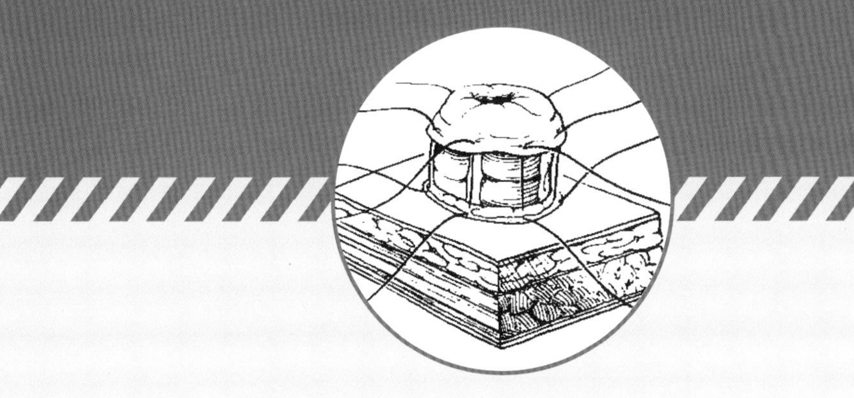

造口旁疝的定义目前尚未完全达成一致，临床上对造口疝的认识是逐步深入的。有学者认为咳嗽时造口部位可触到的冲击感即为造口疝；随着临床经验的深入，有部分学者认为在造口周围突出的任何结构都应认为是造口旁疝。近年来，伴随着影像技术的进步，有学者将造口旁疝定义为：CT检查中可见的沿结肠造口方向突出的任何腹腔内容物。然而上述造口旁疝相关定义均存在漏诊或误诊的问题，目前大多数学者建议将造口旁疝定义为：在做Valsalva动作时在造口旁出现可复性或不可复的肿物。

一、流行病学特征

自1887年Allingham完成首例结肠造口术以来，对于造口相关并发症的讨论一直持续到现在。造口疝可认为是一种特殊类型的切口疝，疝内容物可以是造口肠管、其他肠管或者网膜（图14-1）。不同的文献报道造口疝的发病率存在较大差异，究其原因可能与相关定义不同、手术方式差异以及随访时间不同有关。总的来说，术后1年、2年、3年以上预估造口旁疝发病率分别超过30%、40%和50%。理论上讲，只要随访时间足够长，造口疝的发病率将无限趋近于100%。

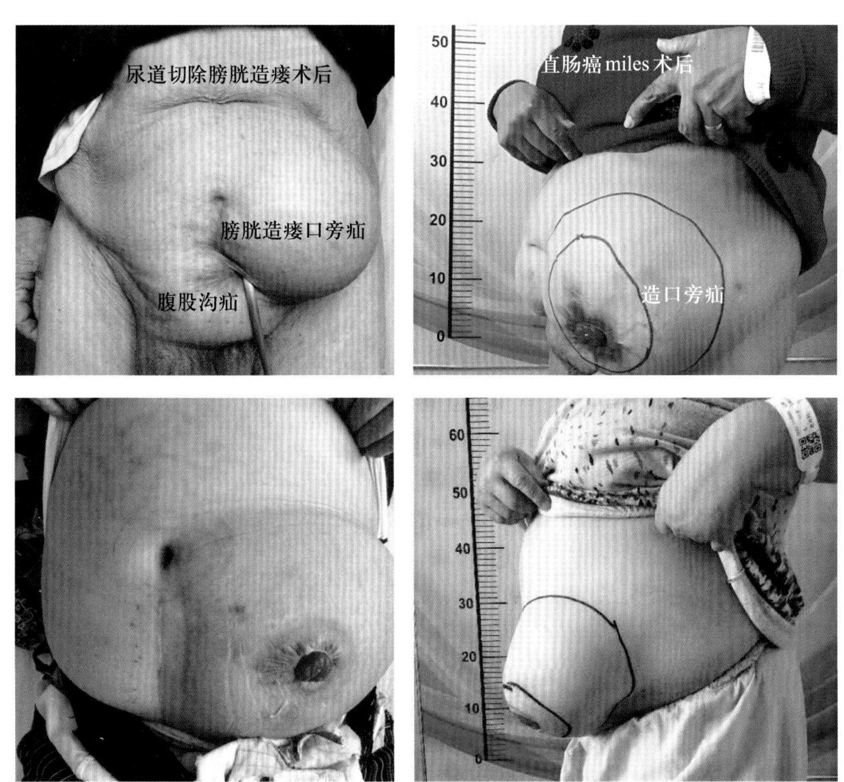

图14-1　造口旁疝

一般认为，结肠造口旁疝发病率高于回肠造口。对于末端结肠造口与末端回肠造口，术后10年造口旁疝两者发病率约分别为50%与30%。这其中的差异可能与结肠造口往往需要更大的腹壁开口有关。然而即便是回肠造口，袢式回肠造口和袢式结肠造口术后的造口旁疝发病率却相差无几。但是不易将袢式造口简单的末端造口进行对比，因为袢式造口往往为临时性造口，两者间的差异可能由于随访时间不同而导致。不同造口位置对造口旁疝的发生率似乎也有影响，有研究显示经腹直肌造口相较于腹直肌外侧造口的疝发生率更低。

二、发 病 机 制

疝的发生发展过程可能与结缔组织的分解代谢过程相关，在疝的患者中，I型胶原蛋白减少导致I型胶原蛋白与III型胶原蛋白比例失调，使胶原纤维抗张力能力下降。对于造口伤口而言，伤口愈合的第一步包括血管收缩、血小板凝集和凝血因子激活形成血凝块，在炎症阶段免疫系统清除伤口中的细菌，进而启动整个愈合程序；而造口处存在细菌，局部感染是影响手术伤口愈合的重要因素之一；在炎症反应期间成纤维细胞激活，从第3天起开始主导伤口愈合的增殖阶段；成纤维细胞产生I型及III型胶原蛋白促进伤口愈合，但研究显示，正常上皮组织中I型胶原蛋白与III型胶原蛋白比例分别为80%及20%，而这一比例在受伤真皮中为60%及40%；胶原蛋白比例失调导致胶原纤维厚度变薄，强度下降。

三、疾 病 病 因

1. 造口类型　大量研究显示结肠造口患者发生造口旁疝风险高于回肠造口。一项纳入90例患者的回顾性研究显示：在术后平均随访时间14月时，乙状结肠造口患者术后造口旁疝发生率为45.9%，而这一数据在接受回肠造口患者中仅为22.0%。然而不同研究对这一数据报道并不相同，另一项研究显示10年后两者造口旁疝发生率分别为50%及30%。目前对于该差异的原因尚未完全达成一致，可能与结肠直径较为宽大、肠外脂肪较多、造口处腹壁缺损较大、肠壁与腹壁缝合较为困难有关。

2. 造口位置 对于不同造口位置的选择是目前临床和护理工作的研究方向之一。对于不同类型造口位置的选择学术界尚未达成一致。一项基于全国性的问卷调查显示：对于临时性回肠造口位置的选择，选择麦氏点Trocar孔、右侧腹直肌取标本切口处、脐右侧Trocar孔、下腹部取标本口的术者分别占39.7%、28.2%、22.4%及3.24%；对于永久性结肠造口而言，选择脐左下方经腹直肌、脐左下方腹直肌边缘、脐下方腹直肌外、脐左侧Trocar孔的术者分别占39.9%、30.9%、18.5%及7.2%；对于横结肠双腔造口的位置选择，选择脐上腹白线、左侧肋缘下、右侧肋缘下的术者分别占34.3%、30.9%及29.9%。目前一般认为经腹直肌造口优于腹直肌外造口，相较于经侧腹壁造口的术式，经腹直肌造口一方面可使肠管获得尽可能多的支撑，另一方面腹直肌血供更加丰富，有助于造口修复。尽管目前尚无高级别证据对比两者优劣，但笔者同样认为条件合适时经腹直肌造口可能为更好的选择。

3. 术者操作 一项基于全国性的问卷调查显示81.5%医师认为造口相关并发症的发生“不在缝合多少，主要看技术水平”，研究显示大多数手术医师对于“皮肤切除形状、造口皮下组织是否切除、腹外斜肌腱膜切开形状、是否切断腹直肌（腹壁肌肉）、永久性结肠造口近端肠管保留长度、固定临时性造口时缝合层次、永久性造口固定时缝合层次、袢式造口肠管开放时切开方向”等手术技术均存在较大差异。仅就造口固定时缝合层次而言，尽管术后造口是否稳定可能造口与腹壁粘连有关，但笔者认为牢固固定肠管有助于粘连早期形成，这对于术后造口旁疝发生有一定的预防作用。

4. 患者原因 疝形成的机制包括腹壁强度下降及腹内压增高，对于一些特殊人群，如高龄、女性患者及吸烟患者，其腹壁肌肉薄弱导致腹壁强度下降，一切具有影响伤口愈合的因素均可导致术后造口旁疝的发生，如伤口感染、肥胖、糖尿病、长期应用糖皮质激素、营养不良等相关情况，这些情况将影响术后伤口愈合过程，导致术后伤口局部胶原蛋白比例失调，影响造口周围腹壁强度。另外，由于肠道术后胃肠功能紊乱、术后肠梗阻等情况导致腹腔内压力增高使造口周围受力不均，进而导致造口旁疝发生。

四、造口旁疝分型及分类

造口旁疝的分型及分类标准较多，根据查体、术中所见或影像检查手段不同，历史上造口旁疝的分型较为丰富，如Gil and Szczepkowski标准、Devlin标准、Rubin标准及Moreno-Matias标准等，但这些标准均存在对手术指导价值有限和术后随访复杂等缺陷导致目前临床应用有限。目前临床使用较为广泛的造口旁疝分型分类标准为2014年由欧洲疝学会提出的（图14-2），该标准将缺损大小、是否伴随切口疝以及是否为复发疝纳入分型标准中，对临床具有一定的指导意义。但即便如此，该标准仍存在对手术指导意义欠佳的缺点。

欧洲疝学会造口旁疝分型		小 ≤5cm	大 >5cm
伴发切口疝	否	I	III
	是	II	IV
		P □	R □

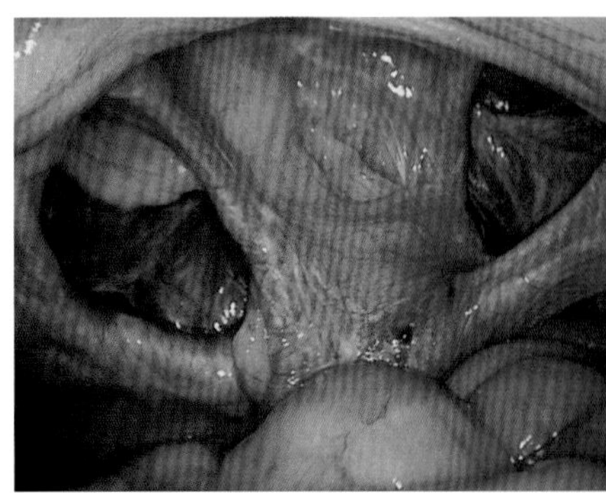
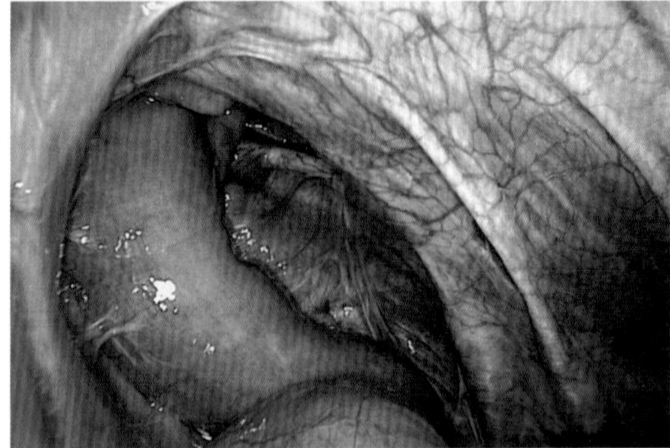

图14-2　造口旁疝分型分类标准

五、造口疝治疗

1. 保守治疗 对于造口旁疝而言，并非所有患者都需手术干预。在存在造口的患者中，常见的造口症状包括腹泻、渗漏、造口排便有声音、造口排便有气味、皮肤刺激、影响性生活、影响正常社交活动等。而在造口旁疝的患者中，这些造口症状可能会更加突出，但即便如此，大部分患者的症状并不是难以接受甚至是影响生活的。法国一项纳入了782例患者研究发现，有25%的患者发生造口旁疝，其中76%的患者有症状；但有症状的患者中仅半数患者的症状较重甚至影响生活，以至于需要接受修补术。对于部分症状轻微及部分体弱、一般情况较差的患者，可给予佩戴造口支撑带进行保守治疗。然而需要注意的是，造口支撑带作用为稳定造口部位，以尽可能减小皮肤膨隆，其主要作用不是还纳疝，而是辅助造口装置固定在稳定的位置并减小剪切力。对部分腹壁薄弱、肥胖的患者，加强腹肌锻炼、加强营养、避免过度消瘦及肥胖也是保守治疗的一种重要手段。

2. 手术治疗 造口旁疝手术修补的指证主要包含两部分，其一为有严重症状如难以忍受的慢性疼痛、造口袋粘贴困难导致造口周围皮炎严重及造口护理困难等，其二为出现肠管嵌顿、绞窄或反复肠梗阻等严重并发症。目前对于生活质量的评估可使用“造口-生活质量评分”工具（Stoma-QoL Score）进行评估。对于符合手术指征的造口旁疝患者，手术方式主要包括以下下几种：

（1）筋膜缝合修补术：筋膜缝合修补术与腹股沟疝和切口疝的传统直接缝合修补类似，该方法是通过永久缝线收拢造口环处的筋膜边缘来缩小疝缺损。直接修补需要将造口处的筋膜切开。该方法可在腹外对造口旁疝部位局部修补，可通过开腹术切口在腹内修补，也可在腹腔镜下修补。由于造口旁疝的物理性质以及缺损的性质不可避免地会对修补部位造成张力，继而导致高复发风险，有研究显示，筋膜缝合修补术复发率可高达50%至70%，因此该手术方法现已较少使用。

（2）造口移位术：在造口旁疝修补过程中，若造口处腹壁缺损严重，可考虑造口移位。然而即便实施造口移位，新造口的造口旁疝再发率仍较高。有研究报道称将造口转移至对侧下1/4象限腹部时再发造口旁疝风险与原发部位几乎相同，甚者可达24%～86%；将造口迁移至腹部同一1/4象限时需要更加谨慎，因此此种手术造口旁疝复发率更高。在造口迁移后原造口旁疝处腹壁缺损往往较大，其切口疝发生率较高。因此，原造口旁疝处腹壁缺损应同其他原因造成的腹壁缺损一样，必须通过补片技术修补腹部缺损。

（3）补片修补术：Hansson等人于2012总结了造口旁疝补片修补的各种方式及其优缺点，结果显示腹壁内任何层次的补片修补均具有较好的效果。大体上补片修补可分为腹壁肌肉筋膜浅层补片修补术（Onlay）、腹壁肌肉筋膜深层补片修补术（Sublay）及腹腔内补片修补术（IPOM）。在IPOM中，根据补片形状及放置方式不同，IPOM又可分为Keyhole手术、Sugarbaker手术及Sandwich手术（图14-3）。

Onlay技术最早于1977年由Chevrel报道，其是将补片放置于肌鞘前层，引导造口通过补片中的开口。这一术式的关键步骤为：①在放置补片前将疝环缘对拉关闭缺损，或将疝环两侧的腹直肌前鞘切开，对拉缝合后反转腹直肌前鞘覆盖关闭缺损；②充分固定补片周围与中心，使补片牢固贴合于肌鞘前层。该技术的优点在于不需要进入腹腔，其缺点为在造口需要重新闭合和重新定位时存在补片污染的风险，对于置入物而言，有时是毁灭性的影响，一旦发生补片感染，往往需要再行手术取出补片。另外，随着缺损的增大，在腹压的冲击下易导致补片边缘脱离，导致疝复发，甚至发生补片下疝。

Sublay技术由Rives首先提出，后经Stoppa和Wantz等人对其进行修改。该手术在肌鞘后层放置补片，使用Keyhole方式进行修补。相较于Onlay手术，其优点在于：①补片紧贴腹肌，便于血运丰富的肌纤维及结缔组织长入补片网孔，形成补片-瘢痕复合体；②补片放置于后鞘前或腹膜前间隙，腹内压对补片可产生并置缝合（suture of apposition）效应，因补片边缘脱离而产生的疝复发风险较低。

IPOM技术最早由Bourgeon提出，该术式将补片放置于腹腔内，使用钉枪将补片固定于腹膜内，可通过腹腔镜或传统开腹完成，其优势在于：①腹壁组织游离分离较少，术后不易形成伤口血肿或浆液肿；②补片贴附于腹壁内，腹内压增高时会使补片于腹壁贴敷更紧密，从而起到更好的加固效果；③补片放

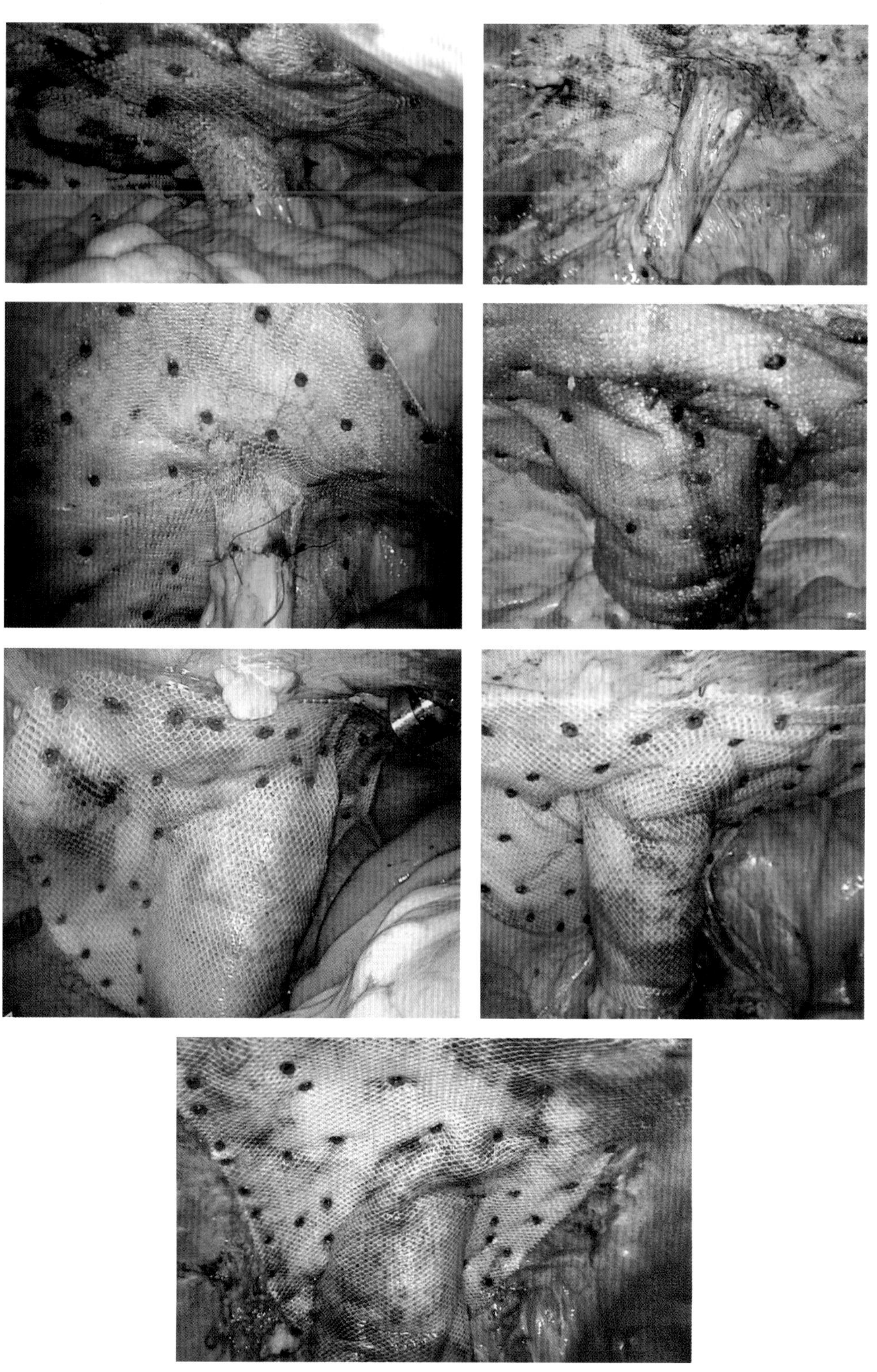

图 14-3　造口旁疝修补

置于腹腔内，发生感染风险较低。但该术式也存在部分缺点，如：①补片与腹腔内肠管直接相贴，存在术后肠管粘连或侵蚀肠壁导致肠瘘风险；②补片固定不当存在肠管疝入补片内风险；③补片边缘处理不当易切割肠管导致肠梗阻或肠瘘风险。但上述缺点随着近年来补片技术的发展，尤其是防粘连涂层微孔补片的发展而逐渐被攻克。

IPOM技术又可分为Keyhole手术、Surgarbaker手术和Sandwich手术。Keyhole术式使用一种有领或无领、中央带孔洞的补片环绕造口肠管，并将补片与腹壁充分固定。Surgarbaker手术由Paul H. Sugarbaker教授于1985年提出，该术式使用补片在腹膜内覆盖缺损与造口肠管，并将其悬吊在腹壁，使造口肠管经横行通道与腹腔连接。Sandwich手术将Keyhole与Sugarbaker术式联合，使用两张补片进行造口疝修补，理论上能够降低造口疝的复发，但该技术存在花费较大的缺点。根据完成IPOM的途径不同，IPOM技术可分为开腹IPOM和腔镜下IPOM。笔者所在单位近年来已将腹腔镜IPOM作为造口旁疝修补标准术式，腹腔镜造口旁疝IPOM修补避免了新的切口，进而减少了术后再发切口疝的风险。尽管有部分观点认为腹腔镜IPOM术后手术部位感染风险较开腹IPOM更高，且Leblanc教授建议认为若修补过程中有肠管损伤伴肠内容物漏出时应放弃腹腔镜修补并改为开放手术或几天后再行手术修补，但笔者所在中心近年来对大量腹腔镜IPOM修补复杂、复发造口旁疝的经验认为：即便存在肠管破损，在能保证肠管修补满意的情况下继续行腹腔镜IPOM仍然是可行的，即便在术后存在补片感染，笔者所在中心也有部分成功保补片的案例。

六、总　　结

肠造口是结直肠外科难以避免的话题，尽管部分造口是以临时性造口为目的，但仍有部分患者因种种原因导致造口难以还纳。造口的制作破坏了腹壁的力学结构，随着腹内压增高，造口旁疝发生率不容小觑。造口旁疝的治疗需要根据患者的症状进行抉择，对于严重影像生活或发生严重并发症的患者，手术治疗是值得考虑的手段。目前对于造口旁疝修补更推荐进行腹腔镜IPOM修补，该法具有效果确切、并发症少等优点。需要认识到的是，精湛的外科技术是对造口旁疝预防及治疗的重要手段之一。

（刘一博　路夷平）

参考文献

[1] CARNE P, ROBERTSON G, FRIZELLE F. Parastomal hernia. Journal of British Surgery [J]. 2003; 90(7): 784-793.

[2] PILGRIM CH, MCINTYRE R, BAILEY M. Prospective audit of parastomal hernia: prevalence and associated comorbidities [J]. Diseases of the colon & rectum. 2010; 53(1): 71-76.

[3] 黄泳霖, 王林, 赵鸣鹤, 等. 肠造口管理现况及专项培训的必要性: 基于一项全国性问卷调查研究 [J]. 中华胃肠外科杂志. 2022; 25(11): 7-10.

[4] GIL G, SZCZEPKOWSKI M. A new classification of parastomal hernias--from the experience at Bielański Hospital in Warsaw [J]. Polski przeglad chirurgiczny. 2011; 83(8): 430-437.

[5] KINGSNORTH AN, LEBLANC KA. Management of abdominal hernias [J]. Springer Science & Business Media 2013.

[6] RUBIN MS, SCHOETZ DJ, MATTHEWS JB. Parastomal hernia: is stoma relocation superior to fascial repair [J]. Archives of surgery. 1994; 129(4): 413-419.

[7] SEO SH, KIM HJ, OH SY, et al. Computed tomography classification for parastomal hernia [J]. Journal of the Korean Surgical Society. 2011; 81(2): 111-114.

[8] ŚMIETAŃSKI M, SZCZEPKOWSKI M, ALEXANDRE J, et al. European Hernia Society classification of parastomal hernias [J]. Hernia. 2014; 18: 1-6.

[9] MARINEZ AC, GONZÁLEZ E, HOLM K, et al. Stoma-related symptoms in patients operated for rectal cancer with abdominoperineal excision [J]. International journal of colorectal disease. 2016; 31: 635-641.

[10] RIPOCHE J, BASURKO C, FABBRO-PERRAY P, et al. Parastomal hernia. A study of the French federation of ostomy patients [J]. J Visc Surg. 2011; 148(6): e435-441.

[11] RUBIN MS, SCHOETZ DJ, JR., MATTHEWS JB. Parastomal hernia. Is stoma relocation superior to fascial repair [J]. Arch Surg. 1994; 129(4): 413-418; discussion 418-419.

[12] ALLEN-MERSH TG, THOMSON JP. Surgical treatment of colostomy

complications [J]. Br J Surg. 1988; 75(5): 416-418.

[13] HANSSON BM, SLATER NJ, VAN DER VELDEN AS, et al. Surgical techniques for parastomal hernia repair: a systematic review of the literature [J]. Ann Surg. 2012; 255(4): 685-695.

[14] SUGARBAKER PH. Peritoneal approach to prosthetic mesh repair of paraostomy hernias [J]. Ann Surg. 1985; 201(3): 344-346.

[15] LOH C, TAN L, WIJERATHNE S, et al. Open versus laparoscopic intraperitoneal on-lay mesh repair: A comparison of outcomes in small ventral hernia [J]. Asian J Surg. 2023; 46(2): 712-717.

第十五章

造口癌

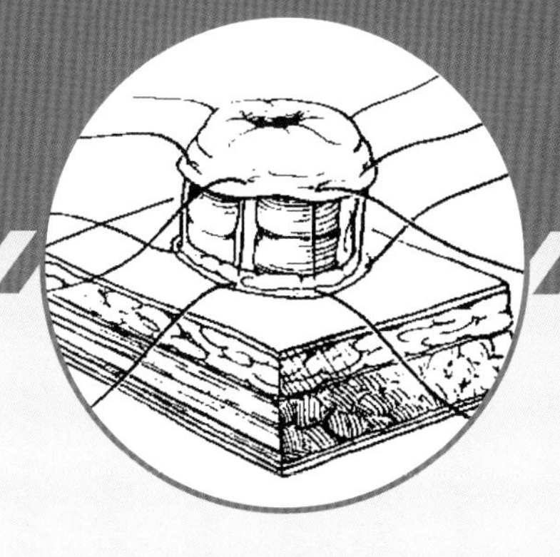

目前对于“造口癌”的临床概念，国内外尚未达成一致。一般来说，对于发生于造口肠管及造口周围组织的癌称之为造口癌。造口癌作为肠造口的一种罕见晚期并发症，其发病机制和临床特征尚未完全清晰。现有文献报道末端回肠造口癌发病率高于结肠造口癌。

造口癌发病率整体较低，Morgan于1966年报道了一例溃疡性结肠炎患者结肠造口癌，Sigler于1969年报道了一例回肠造口癌。截至目前，造口癌相关报道仍较少，目前尚无关于造口癌的大样本研究，因此对于其发病机制的探讨尚不明确，有待进一步研究。

一、造口癌临床表现

造口癌根据发病位置不同，其临床表现也有所不同。对于发生于造口肠管的造口癌，其表现常为造口处新生物，伴或不伴出血症状、刺激症状等；一部分发生于造口肠管的造口癌患者可表现为造口狭窄，甚至伴有排气排便停止、腹痛和腹胀等肠梗阻表现；对于发生于腹壁的造口周围癌，其表现常为造口周围腹壁质韧肿物，伴或不伴皮肤破溃；在一些患有造口旁疝的患者，其造口癌的发生可能极具隐匿性，这部分患者的出血、梗阻及腹壁肿物的症状可能会被造口旁疝所掩盖，且行肠镜检查时难以发现造口肠管黏膜病变，影像学检查由于造口周围原有解剖层次紊乱而极易出现漏诊。造口癌是造口晚期的罕见并发症之一，临床医师对该并发症关注较少，对患者科普教育也相对不足，因此极易出现漏诊误诊。

二、回肠造口癌

一般而言回肠造口多为临时性造口，而造口癌是一种造口相关的远期并发症，因此对于临时性回肠造口而言，其发生造口癌的风险并不高。然而并非所有回肠造口均为保护性造口，如FAP患者、溃疡性结肠炎或克罗恩病患者接受全结肠切除术后的永久性回肠造口；在回肠造口癌中，最常见的病理类型为腺癌（76.9%）、鳞癌（11%），其他的少见病理类型包括淋巴瘤、黑色素瘤、神经内分泌肿瘤及疣状癌等。Morada等的一项Meta分析汇总了79例回肠造口癌患者的临床资料，认为造口腺癌平均发生于造口术后4.11年，且FAP患者术后发生造口癌的年限（8.31年）晚于炎症性肠病患者（4年）。

对于回肠造口癌发生的机制目前尚未完全明了，目前对其发生机制的推断主要包括以下几种：①造口黏膜与皮肤的反复摩擦与慢性炎症刺激诱发上皮组织癌变；②造口术后反流，致使回肠黏膜结肠化生；③遗传相关因素，统计显示94.7%的FAP患者最终发展为腺癌，提示部分基因突变情况与造口癌发生发展具有潜在相关性。但即便如此，上述潜在发病机制尚未得到实验数据验证，仍需谨慎对待。

三、结肠造口癌

一般认为，结肠造口癌发病率较回肠造口低。目前大多数报道均为个案报道，Choi等对结肠造口癌相关文献进行汇总时发现造口位置肿瘤生长多发生于原发肿瘤切除后4～30年内，提示结肠造口癌发生机制或有别于传统肿瘤复发。对于发生于结直肠恶性肿瘤术后的造口癌，目前推测可能机制为：①原发肿瘤切缘过近导致的肿瘤造口处复发；②系膜的淋巴引流；③肿瘤术中腹腔播散或腹膜种植；④造口黏膜腺瘤性息肉恶变。对于良性疾病术后发生的结肠造口癌，其发病机制可能为造口处肠管受挤压、摩擦而导致的肠粘膜损伤修复导致肿瘤发生（图15-1）。

四、造口癌治疗原则

对于源自造口肠管处的造口癌，治疗原则应遵循肠癌的一般规范，强调对于肠管周围及血管根部淋巴结再次进行规范清扫，如肠系膜下动脉根部淋巴结及左结肠血管根部淋巴结的清扫。除需遵循肠癌的手术原则外，对于造口癌的治疗同样需要满足腹壁肿瘤治疗的规范，即需同时切除癌变造口及造口周围腹壁，并对腹壁切缘送检，确保切缘阴性。

对于造口癌术后造口位置的选择，目前尚无统一意见。有学者认为造口癌术后需行造口移位，但我们一般认为对于大多数患者，选择原位造口即可达到较为满意的疗效，仅对于部分造口癌较晚的患者可选择造口移位。由手术切除了部分造口周围腹壁，原位造口一般面临着腹壁缺损较大、造口疝发生率较高的问题，对于这部分病人，我们可以选择使用补片修补或转移皮瓣修补腹壁缺损，相较于转移皮瓣修复缺损，我们更推荐选择Sugarbaker法进行预防性修补。

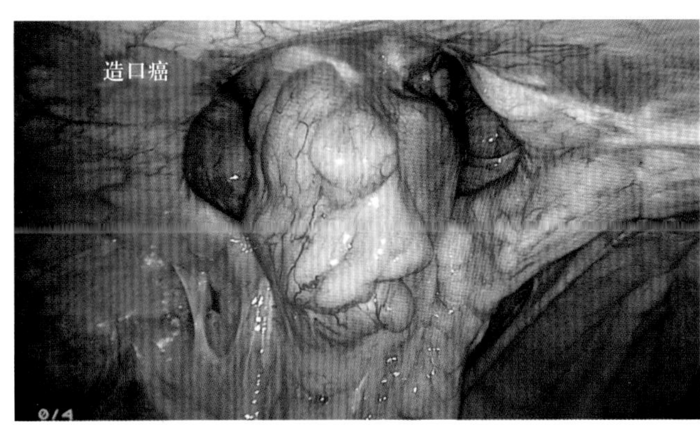

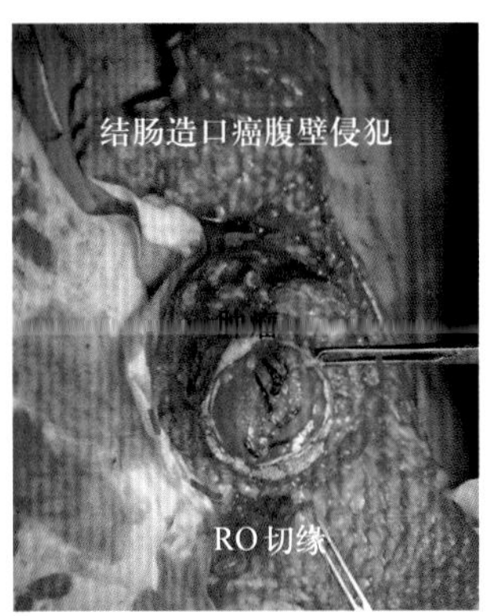

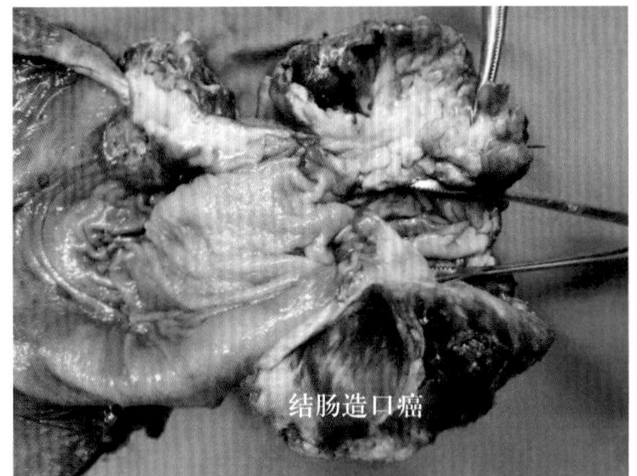

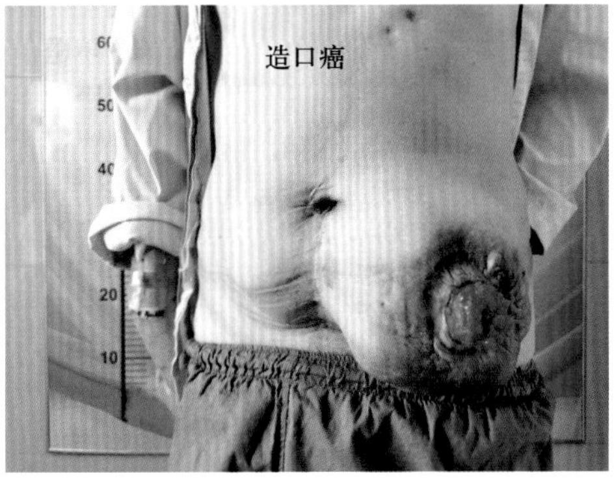

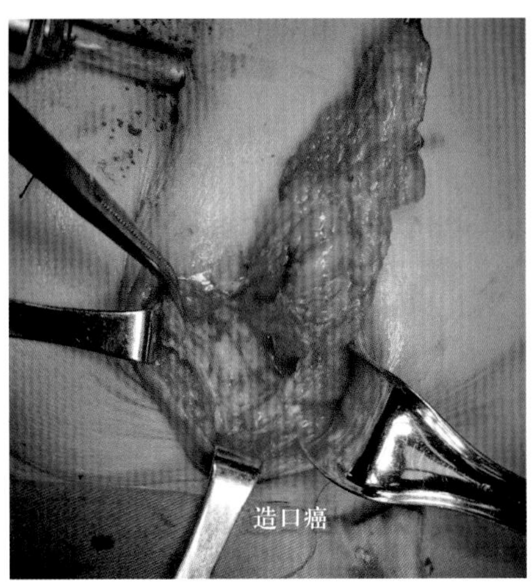

图 15-1　造口癌

同样对于行造口移位的患者，原造口处的腹壁缺损同样建议采用补片加强腹壁进行修补。

（刘一博　路夷平）

参考文献

[1] MORGAN M, LEE ES. Carcinoma in a caecostomy in longstanding ulcerative colitis [J]. SAGE Publications 1966.

[2] SIGLER L, JEDD FL. Adenocarcinoma of the ileostomy occurring after colectomy for ulcerative colitis: report of a case [J]. Diseases of the Colon & Rectum. 1969; 12 (1): 45-48.

[3] MORADA AO, SENAPATHI SH, BASHIRI A, et al. A systematic review of primary ileostomy site malignancies [J]. Surgical Endoscopy. 2022; 36 (3): 1750-1760.

[4] ROBERTS PL, VEIDENHEIMER MC, CASSIDY S, et al. Adenocarcinoma arising in an ileostomy: report of two cases and review of the literature [J]. Archives of Surgery. 1989; 124 (4): 497-499.

[5] ATTANOOS R, BILLINGS P, HUGHES L, et al. Ileostomy polyps, adenomas, and adenocarcinomas [J]. Gut. 1995; 37 (6): 840-844.

[6] REISSMAN P, AVROUTIS O, COHEN D, et al. Ileostomy-site colonic metaplasia with adenocarcinoma after proctocolectomy for ulcerative colitis [J]. The American journal of gastroenterology. 1997; 92 (10): 1932-1933.

[7] SCHLIPPERT W, MITROS F, SCHULZE K. Multiple adenocarcinomas and premalignant changes in "backwash" ileitis [J]. The American Journal of Medicine. 1979; 66 (5): 879-882.

[8] CHOI YS, LEE KY, PARK YY, et al. Metachronous carcinoma at the colostomy site after abdominoperineal resection of rectal cancer: a case report [J]. Ann Coloproctol. 2023; 39 (2): 175-177.

第十六章

肠造口脱垂

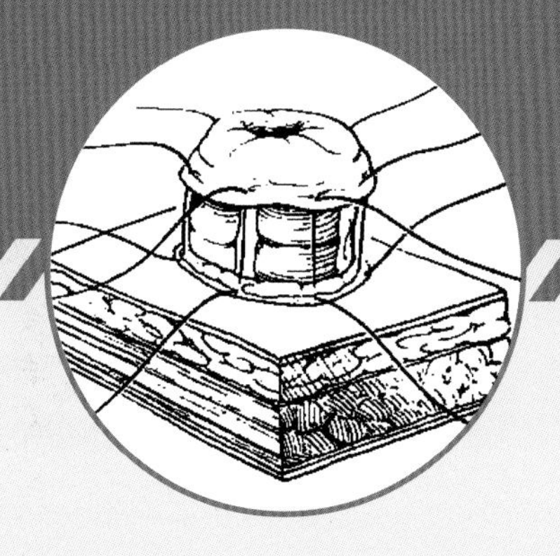

一、概　　述

肠造口脱垂指肠管全层通过造口部位由内向外翻出，穿过腹壁（皮下脱垂）或者皮肤（外部造口脱垂），脱出的长度不等（图16-1）。任何类型的肠造口均可发生造口脱垂，但是袢式造口比单腔造口发生率更高，总体发病率在2%～26%，其主要原因为造口孔径过大（尤其是在急诊手术中行肠造口）、造口肠壁固定不牢靠、腹内压过高、肥胖、造口部位没有经过腹壁肌肉等。其中，横结肠袢式造口最容易发生脱垂，其脱垂率可达7%～26%，常发生在远端去功能化的肠管。另外，回肠造口术后脱垂率为0～11%，乙状结肠造口术后脱垂率为2%～12%。造口脱垂可分为滑动型（造口脱垂随着腹内压升高而间歇性发生）和固定型（造口脱垂持续存在）两种。造口脱垂常伴有造口水肿、出血、溃疡、造口旁疝等，严重时可发生肠扭转、肠梗阻甚至缺血坏死。这些都会给患者带来极大的心理负担，同时给患者的自我护理带来不便。

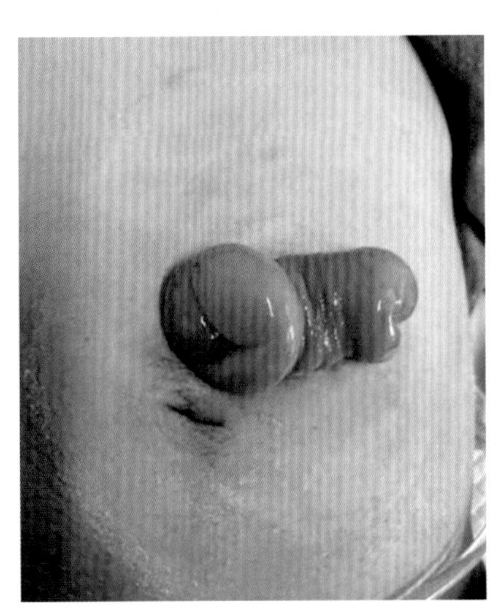

图16-1　肠造口脱垂

二、肠造口脱垂的原因

1. 手术因素　主要有以下因素：包括腹壁开口过大，导致肠壁与腹壁间固定不牢靠；肠壁外翻过多，术后形成造口脱垂；肠造口位置不恰当，肠造口没有经过腹壁肌肉，缺乏腹壁肌肉保护。

2. 患者因素　腹壁薄弱：患者因年老、肥胖、多次手术等因素造成腹壁薄弱，可导致肠造口黏膜从腹壁薄弱处脱出，脱出肠袢的长度随着腹内压力增加而加重；腹压升高：各种引起腹内压增高的因素均有可能诱发肠造口脱垂的发生，如妊娠、慢性咳嗽、前列腺增生、提举重物、剧烈呕吐等。

三、肠造口脱垂的治疗

当出现造口脱垂时，首先应当确认是否可以还纳造口及重建肠道连续性，如果可以安全做到这一点，行造口还纳应该作为首先选择，即使还纳的时间早于原定计划时间。如果不能行造口还纳，大多数单纯的造口脱垂通常不需要外科手术介入，多数情况下可以自行复位或者通过手法复位。

1. 非手术治疗

（1）指导患者避免增加腹压的活动，加强自我观察。选择一件式造口袋，调整造口袋的大小以避免肠黏膜的创伤。宜佩戴造口弹力腹带减轻腹部压力来预防脱垂的加重。

（2）脱垂的肠黏膜出现糜烂、渗血的局部处理：出血糜烂的肠造口黏膜，应加强局部清洁，可用温水每日清洁，禁忌应用消毒剂如碘酒、酒精等刺激性溶液。可局部使用造口保护粉促进止血、愈合。

（3）减轻肠造口的水肿：对于肠脱垂合并严重水肿患者，可在肠黏膜表面撒上蔗糖以利于脱水并减轻水肿，或给予50%硫酸镁溶液湿敷20～30分钟，以减轻肠黏膜肿胀。

（4）严重造口脱垂，或者发生造口嵌顿而没有发生坏死患者，可将脱垂的肠管从肠造口回纳至肠腔内。可嘱患者平躺放松，缓慢将脱垂的肠黏膜顺肠腔方向推回腹腔内。若脱垂的肠造口为袢式造口的远端肠管，脱垂的肠管回纳后可用奶嘴填塞固定远端造口，脱垂的肠管回纳后使用腹带固定，但往往会影响肠造口排便，若反复脱垂，最好通过手术治疗。

2. 手术治疗 对于反复发作的造口脱垂和（或）伴有坏死的造口脱垂，通常需要手术处理，但是其占比不超过10%。对于单腔造口并且无造口坏死的造口脱垂患者，通常不需要进行开腹手术。如果术后早期发生造口脱垂，可在皮肤黏膜交界处切开，游离并切除多余肠管，重建造口（图16-2）。如果造口脱垂发生在术后数月，再次手术应当切开的肠管黏膜，而非皮肤，切除多余肠管后将肠管

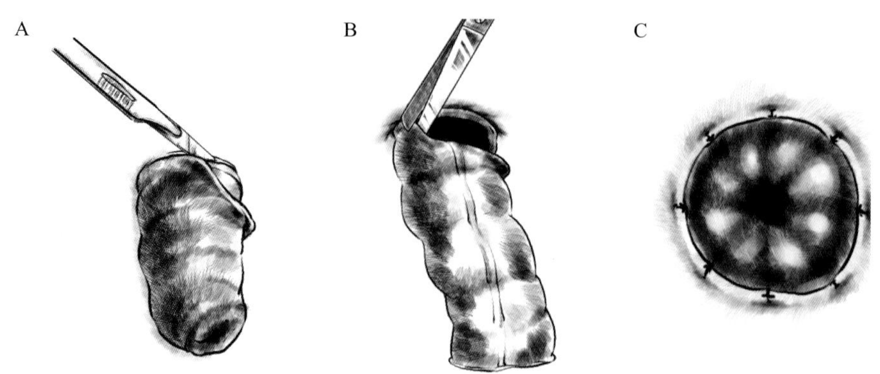

图16-2　手术后早期修复造口脱垂

A．切开皮肤黏膜连接处；B．切除多余肠管；C．完成造口重建

残端与残留黏膜进行吻合重建造口（图16-3）。这一技术细节非常重要，因为如果在皮肤上做切口，重建后造口开口会过大，导致复发。

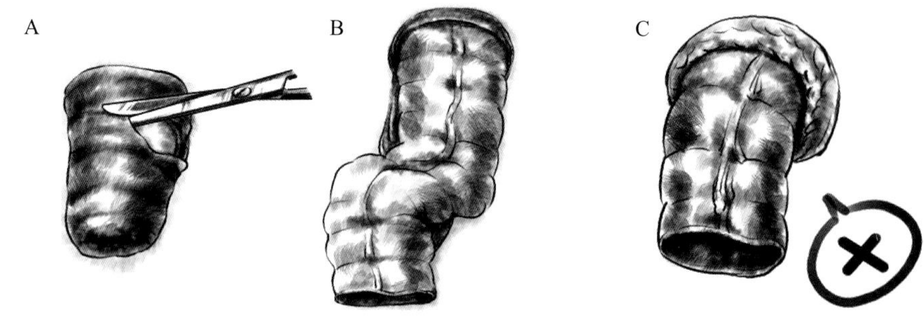

图16-3　手术后数月修复造口脱垂

A．切开黏膜而非皮肤黏膜连接处；B．多余肠管由腹壁拉出并切除；
C．皮肤切口不正确造成很大的创口

对于袢式造口脱垂并且无造口坏死的造口脱垂患者，Zinkin和Rosin将古老的“纽扣式肠固定术”进行了改良，并且广泛应用于临床。该手术可通过门诊或者日间手术完成。具体操作方式：将手指伸入肠腔内，将近端及远端肠袢压向腹壁，然后用系在纽扣上的不可吸收丝线将肠袢缝合固定于腹壁上（图16-4）。另外一个处理脱垂的方式是对远端肠道进行环切，切断肠管，将其残端封闭，然后对近端肠管重新进行造口，此手术通常也可通过局部麻醉完成（图16-5）。

对于有造口坏死患者，需要通过局部或者开腹手术，切除坏死肠段，进行造口重建。

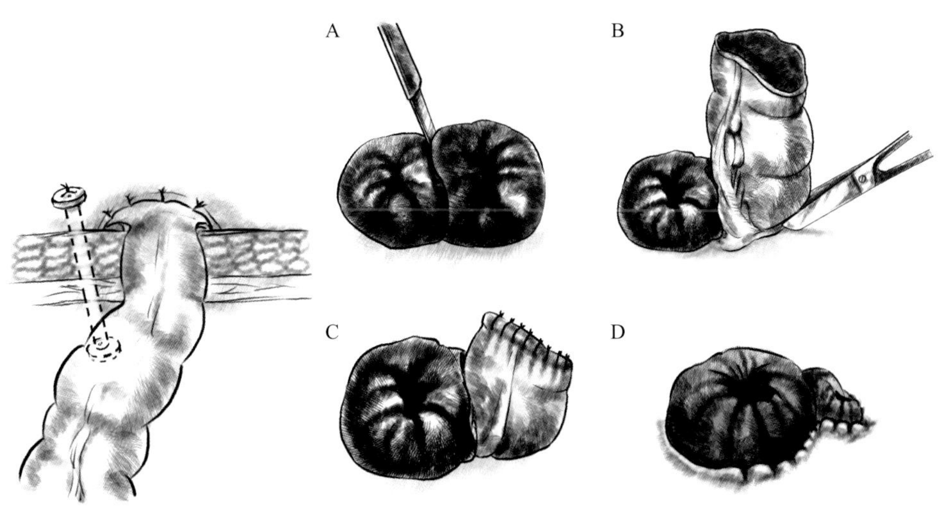

图16-4 纽扣式肠固定术

图16-5 处理袢式造口脱垂

A. 切开远端肠管黏膜；B. 切断肠管；

C. 缝合远端肠管断段；D. 完成造口重建

四、肠造口脱垂的预防

1. 肠造口术前定位 肠造口脱垂应以预防为主，肠造口手术前做好充分的术前准备，选取合适的位置进行肠造口定位，建议参考克利夫兰医学中心肠造口位置推荐进行术前造口定位标记。

2. 避免导致腹压增高的因素 尽量减少提重物及进行增加腹压的运动；慢性咳嗽、长期便秘、排便困难等症状应给予重视，积极处理；指导患者咳嗽或打喷嚏时用手按压肠造口部位。

3. 腹带减压 对于老年、肥胖等腹壁肌肉薄弱者宜使用腹带或束裤加以支持固定，但是尽量避免腹带压迫造口造成造口肠黏膜损伤或者坏死。

（刘 超 祁柳倩 潘 涛）

参考文献

[1] SHELLITO PC. Complications of abdominal stoma surgery [J]. Dis Colon Rectum, 1998, 41(12): 1562-1572. DOI: 10.1007/BF02237308.

[2] HUSAIN SG, CATALDO TE. Late stomal complications [J]. Clin Colon Rectal Surg, 2008, 21(1): 31-40. DOI: 10.1055/s-2008-1055319.

[3] KRISHNAMURTY DM, BLATNIK J, MUTCH M. Stoma complications [J]. Clin Colon Rectal Surg, 2017, 30(3): 193-200. DOI: 10.1055/s-0037-1598160.

[4] BELLATO V, TANIS PJ, HOMPES R, et al. The "Phillips"ileostomy correction technique for prolapsed stoma [J]. Dis Colon Rectum, 2022, 65(3): 176-178. DOI: 10.1097/DCR. 000 0000000002150.

[5] MITTAL R, JALOUTA T, LUCHTEFELD M, et al. Surgical management of stomal prolapse-Is there a superior approach to repair? [J]. Am J Surg, 2020, 220(4): 1010-1014. DOI: 10.1016/j. amjsurg. 2020. 02. 031.

[6] GÜENAGA KF, LUSTOSA SA, SAAD SS, et al. Ileostomy or colostomy for temporary decompression of colorectal anastomosis [J]. Cochrane Database Syst Rev, 2007, (1): CD004647. DOI: 10.1002/14651858. CD004647. pub2.

[7] KROESE LF, DE SMET GH, JEEKEL J, et al. Systematic review and meta-analysis of extraperitoneal versus transperitoneal colostomy for preventing parastomal hernia [J]. Dis Colon Rectum, 2016, 59(7): 688-695. DOI: 10.1097/DCR. 0000000000000605.

[8] COLWELL J. Stomal and peristomal complications. In: Colwell J, Goldberg M, Carmel J, editors. Fecal and urinary diversions: management principles [M]. St. Louis: Mosby, 2004.

[9] MAEDA K, MARUTA M, UTSUMI T, et al. Local correction of a transverse loop colostomy prolapse by means of a stapler device [J]. Tech Coloproctol 2004, 8: 45-6.

[10] TEPETES K, SPYRIDAKIS M, HATZITHEFILOU. Local treatment of a loop colostomy prolapse with a linear stapler [J]. Tech Coloproctol, 2005, 9: 156-158.

[11] TAKAHASHI H, HARA M, TAKAYAMA S, MATSUO Y, et al. Simple laparoscopic technique of transverse loop colostomy prolapse [J]. Surg Laparosc Endosc Percutan Tech. 2012, 22: e263-4.

第十七章

肠造口术前定位

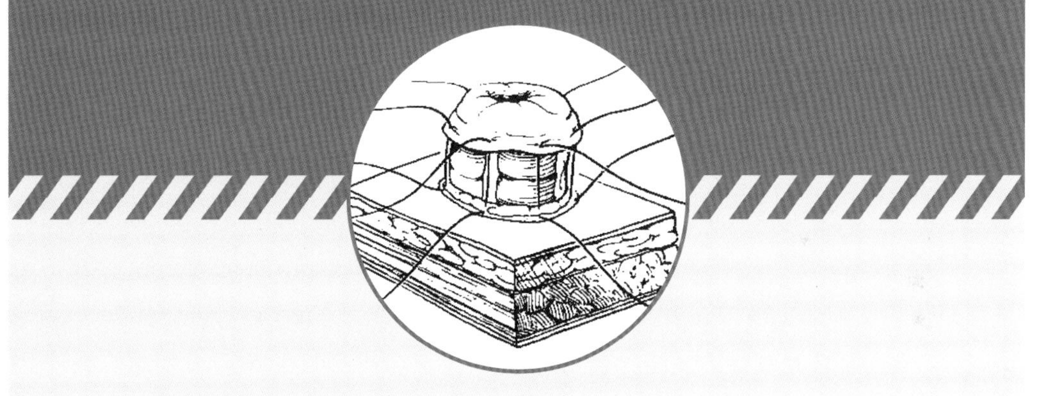

一、概　　念

肠造口术前定位是指手术前由造口治疗师、护士或者医生以患者病情、手术及生活方式等个体差异化因素为参考依据，选择最理想的造口位置并在皮肤上标记的过程。

二、目　　的

1. 便于自我护理　造口将伴随造口患者一段时间甚至余生。所以只有能够自我护理，患者才会对以后的生活更有信心。如果造口位置不当，患者看不到造口，便无法完成自我护理造口，因此造口定位的首要目的是使造口的位置更便于患者自我护理。

2. 便于造口用品使用　造口没有括约肌，无法自我控制排便，需要通过造口袋来收集管理，所以要选择合适的造口的位置便于造口袋的粘贴。避免因造口渗漏而频繁更换增加患者的经济和心理负担。

3. 预防并发症的发生　造口位置不当，会给造口护理造成困难，甚至引起一些与造口位置有关的并发症，如造口脱垂、造口旁疝、皮肤问题等，会加重患者的痛苦。因此，合适的造口位置在预防造口并发症方面有着十分重要的作用。

4. 尊重患者的生活习惯　造口不应该改变患者的生活习惯，最终目的是使造口者回归社会，像正常人一样工作和生活，术前定位应充分尊重患者的各方面需求，在不影响治疗的前提下，以患者的需要而定位。

三、造口定位原则

1. 患者能看清楚造口，便于自己护理造口 患者取不同体位时均能看清楚造口，尤其是半卧位、坐位、站立位。肥胖患者如造口位置过低，易被腹部脂肪挡住视线，无法看到造口时，造口护理问题将对患者造成困扰，也给家庭增加了负担。所以患者能够看清楚造口是参与自我护理的重要条件。

2. 造口周围皮肤平整，便于造口用品使用 造口应位于平整皮肤的中央，皮肤健康，无凹陷、瘢痕、皱褶、骨性突起等。造口排泄物是通过造口袋来收集管理。造口袋通过有黏性的底盘，能较长时间地固定于皮肤上，从而收集各种形态的排泄物。如果粘贴处的皮肤不平整，底盘不能紧贴皮肤，易导致排泄物渗漏。所以避开不健康和不平整的皮肤是延长造口袋佩戴时间的关键。

3. 造口位于腹直肌处，预防并发症的发生 造口是在腹壁上的开口，使腹壁多了一个薄弱处。随着术后时间的延长，再加上外因如术后体重增长过快、慢性咳嗽、排尿困难、重体力劳动、抬举重物、腹水等导致的腹内压增高的情况，腹腔内活动度较大的内脏如小肠、大网膜易通过造口薄弱处向体外突出，形成造口旁疝。造口旁疝是造口常见的并发症之一，随着患者生存期的延长，造口旁疝的发生率也有上升趋势。

腹直肌的作用是保护腹腔脏器及维持腹内压，保持腹腔脏器位置的固定。它位于腹前壁正中线的两旁，居腹直肌鞘中，为上宽下窄的带形腹肌，起自耻骨联合和耻骨嵴，肌束向上止于胸骨剑突和第5～7肋软骨的前面。腹直肌与深层的腹外斜肌、腹内斜肌、腹横肌共同组成腹前外侧肌群。造口位于腹直肌处，可使造口平时处于轻微关闭状况，能预防造口脱垂及造口旁疝的发生。

4. 不影响患者生活习惯 日常生活中每个人穿戴衣习惯有所不同。一般男性的裤腰带扎在平脐或脐以下，女性的裤腰带则多扎在脐上，造口的位置应以不影响系腰带，在裤腰带下方为最宜；体力劳动者经常需要弯腰活动，造口位置宜低一点；久坐者或坐轮椅者则造口位置宜高一点；脊柱侧凸者的造口位置应在凸侧；上肢功能不全者造口位置应适应患者的需求。总之，定位时要尊重患者的要求，不改变其生活习惯。

四、肠造口定位方法

（一）定位时间

时间选在手术前24～48小时，定位时间过早，穿衣、沐浴等擦拭会影响定位标志的清晰度；定位时间过晚，如术晨定位时间紧迫，不利于对患者进行全面的评估指导。

（二）定位前评估

1. 手术方式 造口的位置根据疾病、手术方式、患者个体差异而决定。在定位前了解患者将要施行的手术方式及术后造口的类型。

2. 患者的一般情况 包括文化程度、职业、宗教信仰（是否有对排泄物的限制，是否有鞠躬、弯腰和跪拜祈祷等）、营养状况、体型、腹部情况（是否有皮肤病、手术瘢痕、腹部毛发等情况）、合作程度、手灵活程度、视力等。评估患者心理接受的程度和相关知识了解情况。

（三）理想造口位置

应位于腹直肌内，最大限度避开瘢痕、皱褶、皮肤凹陷、脐部、腰部、髂骨、耻骨、肋骨、腹直肌外、现有疝气的部位、手术切口、慢性皮肤病等，患者自己能看见并且手能触及，患者坐、立、躺、弯腰、左右倾斜均感舒适。理想的造口位置应为脐、左右髂前上棘和耻骨形成的菱形区域内。乙状结肠造口选择在左下腹，回肠和泌尿造口选择在右下腹。横结肠造口在剑突至脐连线中点的左侧或者右侧旁开两横指。

（四）定位操作流程

1. 准备用物 记号笔、手术记号笔、75%的乙醇、棉签、量尺均为清洁备

用状态

2．患者准备 向患者讲解定位的目的及必要性，患者取平卧位，暴露腹部皮肤，注意保护患者的隐私及保暖。操作者站于患者定位侧（回肠造口、横结肠造口和尿路造口时操作者站在患者右侧，乙状结肠造口时操作者站在患者左侧。）嘱患者全身放松，观察胸部和腹部轮廓，注意陈旧瘢痕、肚脐、腰围线和骨骼边缘位置。

3．造口位置选择

（1）乙状结肠造口

【方法1】传统定位法

①寻找腹直肌，指导患者平卧，头部抬起30度左右，双手掌十指交叉放在枕后，让患者做咳嗽动作，此时在患者脐部两侧的腹壁可触及到较坚硬的组织随着咳嗽动作起伏，在这个范围内至脐部两侧标记为腹直肌的位置。也可以让患者双手放于枕下，嘱患者逐渐抬头眼睛注视脚尖，同时操作者的手向患者腹部外侧滑动，此时应能摸到一条纵行收缩的肌肉，即为腹直肌。用记号笔在腹直肌外缘的位置标记出虚线。造口位置应选在腹直肌上（图17-1），可减少造口脱垂及造口旁疝的发生。

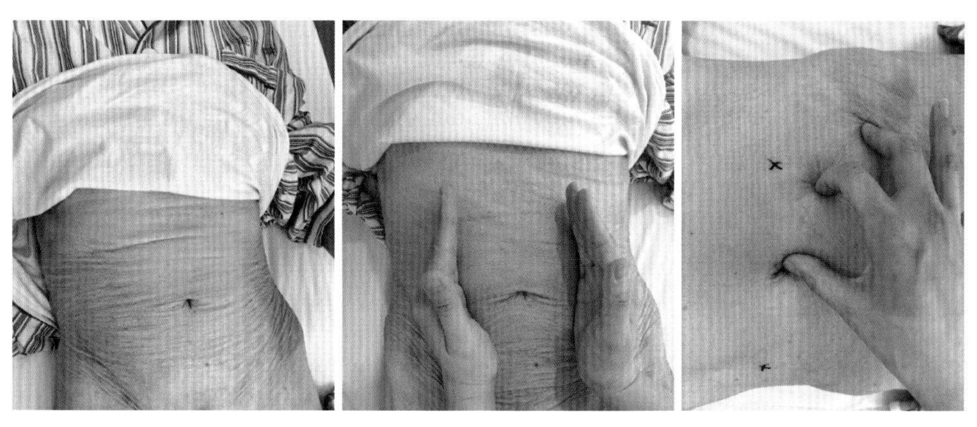

图17-1　寻找腹直肌

②预计造口位置：左下腹部脐与髂前上棘连线的中上1/3交界处，确定位置后，用记号笔标记出预计造口位置。③实际造口位置：要求患者取站位、坐直、放松坐、后仰、向前弯腰、向左右弯腰时位置是否处于腹部脂肪高点，是否可以看清楚造口位置等，同时充分考虑患者的生活习惯，宗教信仰等自我要求等。最后将造口底盘放于此位置，观察底盘与脐、切口、皮肤皱着、髂前上

棘、腰带的位置关系进行调整。调整时注意造口位置必须在腹直肌标注虚线范围内（图17-2）。

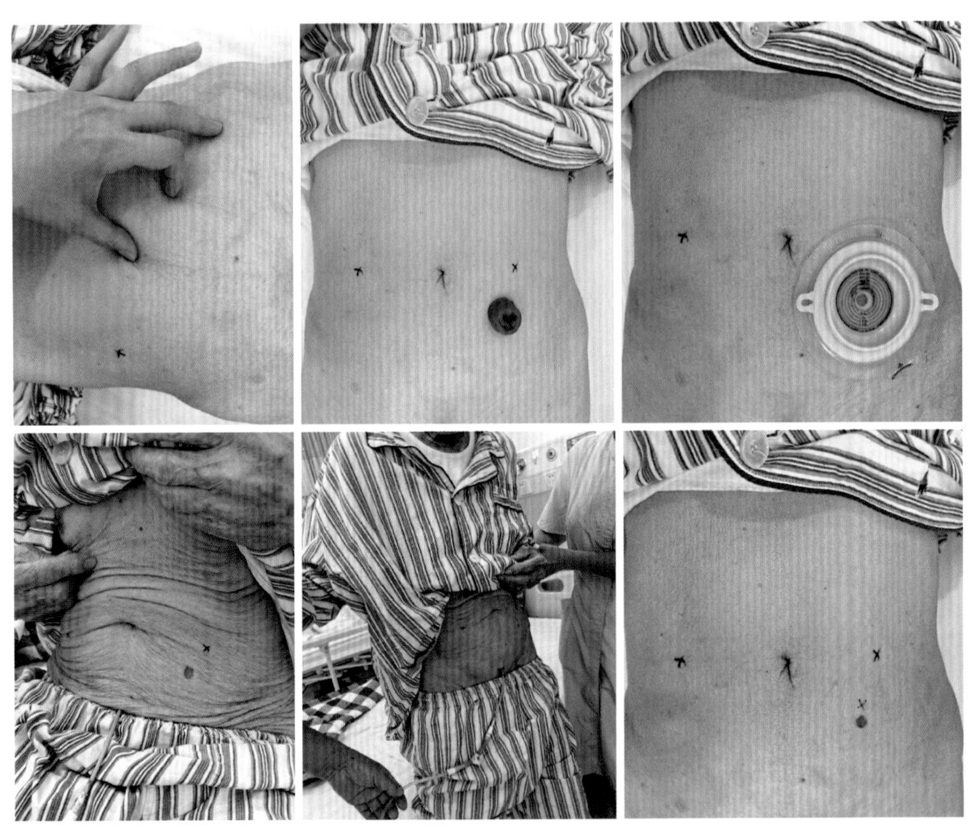

图17-2 造口位置设计

【方法2】三角法

①脐、左髂前上棘、耻骨联合三点形成的三角形，该三角形的三条中线相交点为预计造口位置，用记号笔做好标记。②实际造口位置，按照［方法1］进行调整到合适的位置（图17-3）。

（2）回肠造口和回肠导管术（泌尿造口）

【方法1】首先按照乙状结肠定位法寻找腹直肌，确定右下腹部脐与髂前上棘连线的中上1/3处，确定位置后，用记号笔标记出预计造口位置。再按照上面方法进行调整到合适位置（图17-4）。

【方法2】三角法

脐、右髂前上棘、耻骨联合三点形成的三角形的三条中线相交点，用记号

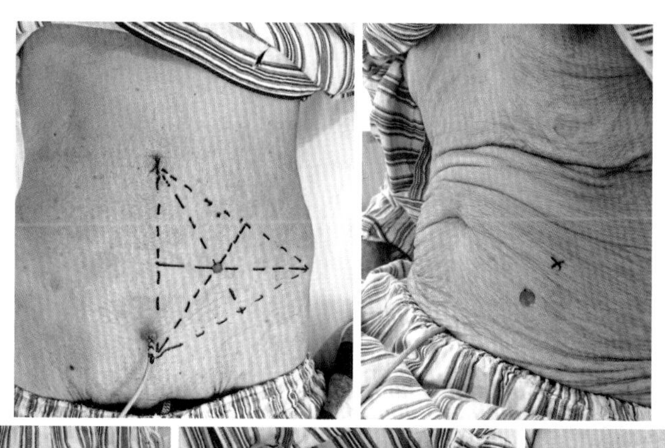

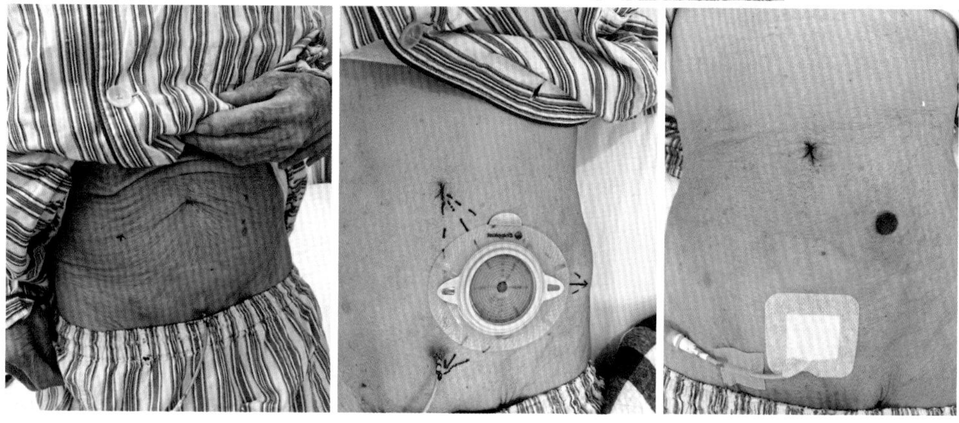

图 17-3　三角法乙状结肠造口设计

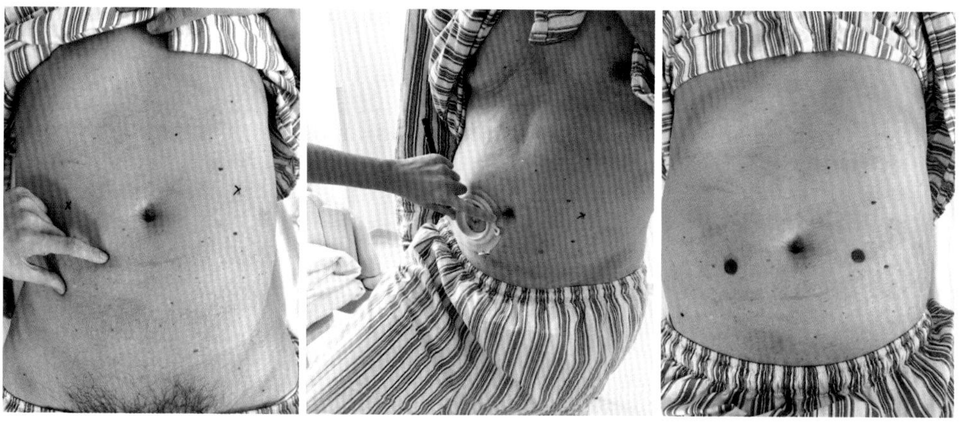

图 17-4　回肠造口位置设计

笔标记出预计造口位置。再按照上面方法进行调整到合适位置。

（3）横结肠造口：剑突至脐连线中点的左侧或者右侧，旁开中线两横指。

4. 造口标记　以上造口位置均应选择在腹直肌范围内。选择一款造口产品进行试戴，观察造口产品与腹部体表标志、瘢痕、皱褶、骨隆突等处的关系，初步选择好位置用手术记号笔画直径为2cm左右实心圆标记造口位置，备术中使用。

（五）造口定位后健康宣教

嘱患者可以正常沐浴，但不要用力擦洗标记部位，如若术前标记颜色变淡或者模糊，应及时告知护士进行加固。

五、造口定位的注意事项

（1）造口定位宜在肠道准备之前进行，以免因排空肠道会使患者腹部外形发生变化。

（2）造口定位一般由造口治疗师、专科护士或者有经验的护士执行，定位前应和主管医师了解患者病情，了解患者及家人对疾病的了解程度，最大程度上取得患者及家属的理解和配合。

（3）如有术前时间允许，取得患者同意的前提下，可以在术前让患者进行试戴造口袋。24小时后，充分了解患者感受，并适当调整造口位置。

六、特殊患者的造口定位

（1）肥胖或腹部脂肪充盈者，造口位置宜定在腹部隆起的最高处（图17-5）。

（2）长期坐轮椅的患者须坐在自己的轮椅上来评估造口的位置是否合适。

（3）穿戴义肢或上肢功能不全的患者需让患者穿戴好辅助器材后才评估造口的位置，使患者能看得见并触摸到造口。

（4）脊柱侧弯的患者造口位置应在凸侧并选择腹部较平坦、皱褶较少的位置。

（5）患儿可选在腹部中央或脐部与肋缘连线的中线。较大儿童则选在脐部下方。若幼儿患者因成长而发生体型改变时，造成造口护理上的困扰时，应考

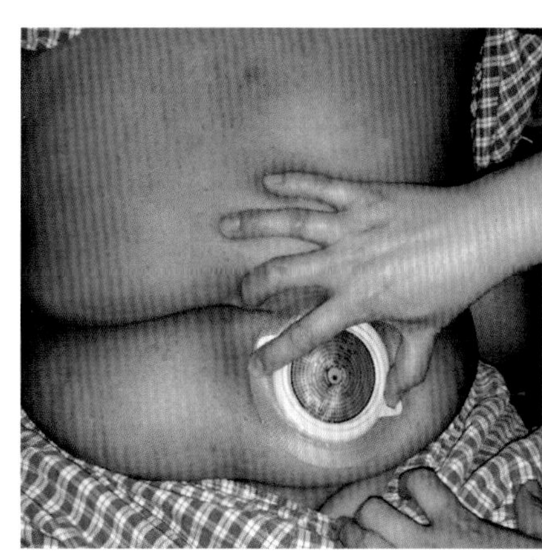
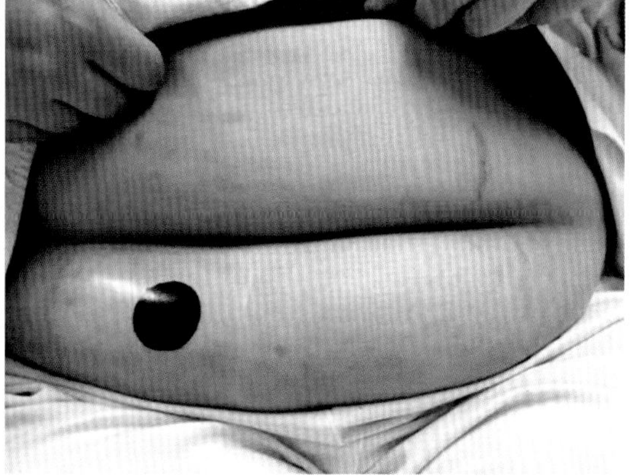

图17-5　特殊患者的造口定位

虑重新选择造口部位，新的造口位置与原先造口位置之间间隔至少5cm，以防原先的造口愈合后所产生的瘢痕收缩而导致新造口周围皮肤的不平整，影响日后的护理。

（6）若须同时做两个永久性肠造口，即泌尿造口和结肠造口所选位置最好在左、右两侧各一个肠造口，并且不要把两个造口做在同一水平线上，泌尿造口和回肠造口位置最好是设置于上方，而结肠造口位于下方，以免患者日后需佩戴腰带时对另一造口产生压迫。造口之间相距5～7cm。

（李菁菁　杨　慧　赵　芬）

参考文献

［1］ 丁炎明 . 造口护理学 [M]. 北京 : 人民卫生出版社 , 2017.

［2］ 张卫 , 姚琪远 , 楼征 . 肠造口手术治疗学 [M]. 上海 : 上海科学技术出版社 , 2019

［3］ 徐洪莲 , 傅传刚 . 造口术前定位的护理现状 [J]. 中华现代护理杂志 , 2013, 33 (19): 4065-4068.

［4］ 唐佳玉 , 何玉霞 , 唐婕 . 直肠癌 Miles 术的造口定位与护理 [J]. 第三军医大学学报 , 2011, 33 (18): 1993-1994.

［5］ 胡爱玲 , 郑美春 , 李伟娟 . 现代伤口与肠造口临床护理实践 [J]. 北京 : 中国协和医科大学出版社 , 2010: 283-286.

［6］ KOC MA, AKYOL C, GOKMEN D. Effect of Prehabilitation on Stoma Self-

Care, Anxiety, Depression, and Quality of Life in Patients With Stomas: A Randomized Controlled Trial [J]. Dis Colon Rectum. 2023 Jan 1; 66 (1): 138-147.

[7] GLOBALSURG COLLABORATIVE. Global variation in anastomosis and end colostomy formation following left-sided colorectal resection [J]. BJS Open. 2019 Feb 28; 3 (3): 403-414.

[8] LINDA S MCKENNA, ELIZABETH TAGGART, JOYCE STOELTING. The Impact of Preoperative Stoma Marking on Health-Related Quality of Life: A Comparison Cohort Study [J]. J Wound Ostomy Continence Nurs. . 2016 Jan-Feb; 43 (1): 57-61.

[9] KIM YM, JANG HJ, LEE YJ. The effectiveness of preoperative stoma site marking on patient outcomes: A systematic review and meta-analysis [J]. J Adv Nurs. 2021 Nov; 77 (11): 4332-4346.

[10] AMBE PC, KUGLER CM, BREUING [J]. The effect of preoperative stoma site marking on risk of stoma-related complications in patients with intestinal ostomy - A systematic review and meta-analysis [J]. Colorectal Dis. 2022 Aug; 24 (8): 904-917.

[11] AROLFO S, BORGIOTTO C, BOSIO G. Preoperative stoma site marking: a simple practice to reduce stoma-related complications [J]. Tech Coloproctol. 2018 Sep; 22 (9): 683-687.

[12] FOSKETT K. The role of the coloretal and stoma clinical nulespecialist [J]. J Community Nurs, 2012, 26 (6): 11-12.

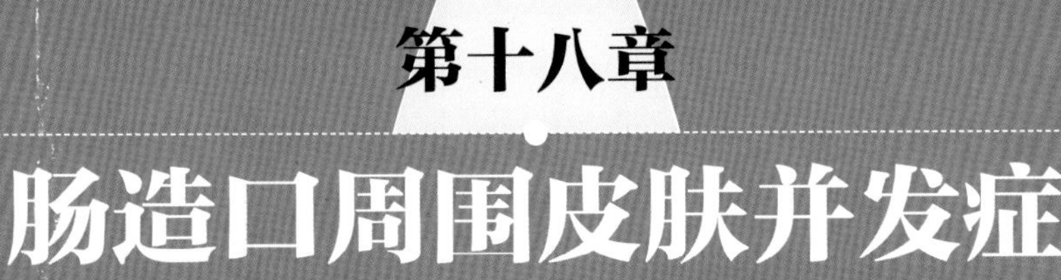

第十八章 肠造口周围皮肤并发症

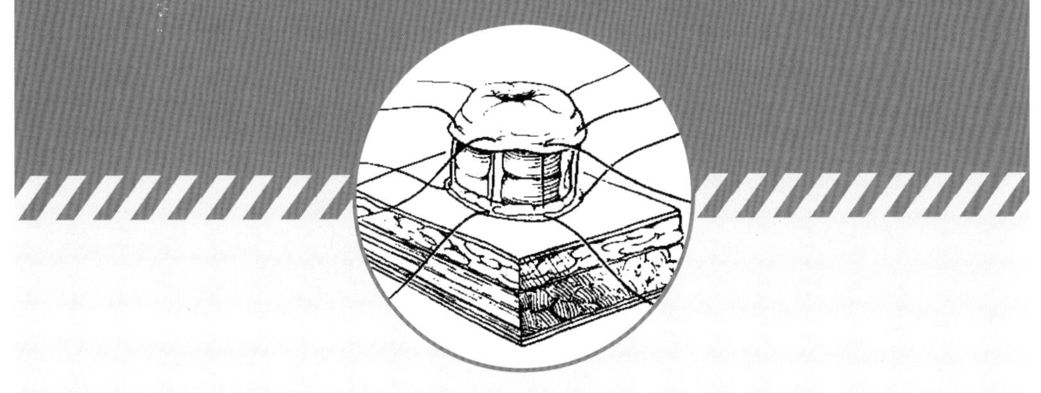

肠造口术后，患者发生造口并发症的发生率为14%～79%，包括造口和造口周围皮肤的病变。在本章中，主要介绍肠造口周围皮肤并发症（peristomal skin complications，PSCs）的观察与护理。肠造口周围皮肤并发症表现为肠造口周围皮肤受损，严重程度不一，包括机械性损伤、造口周围潮湿相关性皮肤损伤、过敏、溃疡、红斑、浸渍（侵蚀）和坏疽性脓皮病等。肠造口周围皮肤并发症可发生于肠造口术后早期或晚期，相比结肠造口更常见于回肠造口。肠造口周围皮肤并发症可引起患者疼痛、睡眠中断、感到受挫和压力、被迫改变计划、影响居家生活、无法外出见亲友等，从而严重影响生活质量，还会增加社会经济负担。

一、肠造口周围皮肤并发症相关风险因素

一项覆盖13个国家4235名造口患者的大规模研究表明，除了底盘渗漏之外，其他因素如年龄、性别、造口类型等都是造口周围皮肤并发症的风险因素。造口底盘一旦渗漏，可引起皮肤角质层结构松散，排泄物中的有害物质和细菌穿透角质层，使皮肤促炎细胞因子增加，同时潮湿可造成角质层过度水合和经皮失水率的升高，从而进一步引起皮肤角质层剥脱的发生发展，严重影响患者的生活质量（图18-1所示）。因此，提高造口患者对肠造口周围皮肤并发症相关风险因素的认识，有助于预防肠造口周围皮肤并发症的发生。

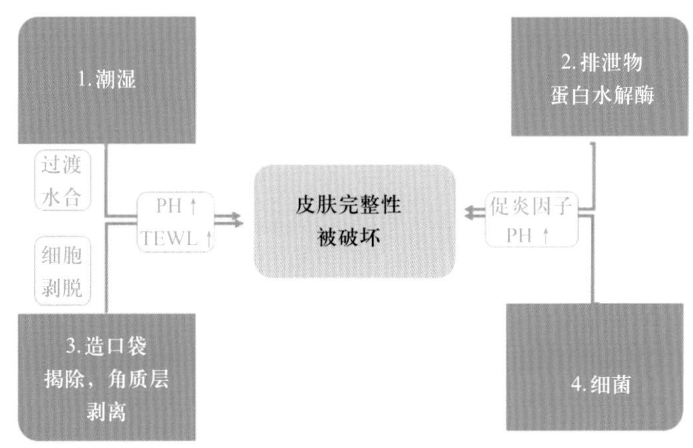

图18-1　肠造口周围皮肤并发症发生机制

二、肠造口周围皮肤并发症相关评估工具

（一）造口周围皮肤评估工具

为实现造口周围皮肤并发症的有效监测和评估，便于造口专科护士进行专业护理治疗和学术交流，相关学者对肠造口周围皮肤评估工具进行了研发。

1. 造口周围皮肤问题研究工具 造口周围皮肤问题研究工具（Study on Peristomal Skin Disorders）又名SACS工具，是意大利PSCs研究团队于2007年开发，该造口周围皮肤损伤分为5类，包括L1：皮肤发红，但没有破溃；L2：皮肤有破损，但未透过真皮层；L3：皮肤有破溃，且穿透真皮层；L4：皮肤破溃，有坏死性病变；L5：皮肤增生（肉芽肿、草酸结晶等）。

SACS工具用T代表的象限来表示皮肤损伤的位置。即以造口为中心，将造口周围皮肤分为4个象限，TⅠ：左上象限（12点到3点）；TⅡ：左下象限（3点到6点）；TⅢ：右下象限（6点到9点）；TⅣ：右上象限（9点到12点）；TⅤ：所有象限。如图18-2所示，患者皮肤有破溃且穿透真皮层，但无失活组织，损伤位置为左、右下象限，则表示为L 3TⅡTⅢ（图18-2）。

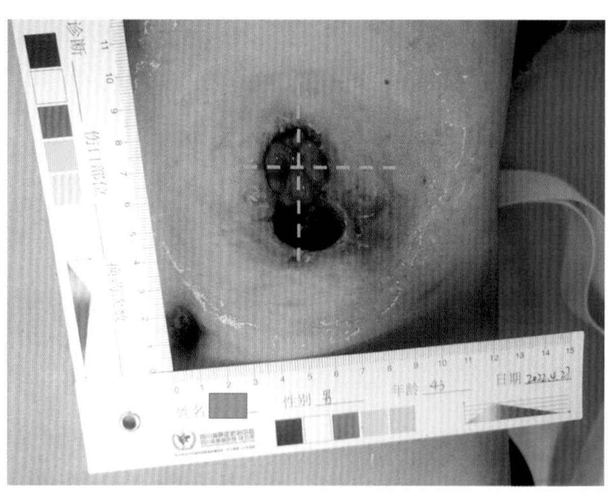

图18-2 使用SACS工具来评价造口周围皮肤损伤

2. 造口皮肤评估工具 造口皮肤评估工具（Ostomy Skin Tool，OST）工具包括DET（discoloration，erosion，tissue overgrowth）评分及AIM护理指南两部分，其中DET评分主要是针对造口周围皮肤情况进行评估，包括OST对变色（discoloration，D）、侵蚀（erosion，E）、组织增生（tissue overgrowth，T）的面积和严重程度进行评价。其中皮肤损伤面积的百分比是指造口周围皮肤损伤的面积与造口底盘所覆盖的造口周围皮肤面积的比值。0%计为0分，25%以内计为1分，25%～50%计为2分，50%以上计为3分。皮肤损伤的严重程度用1分和2分来表示。当皮肤损伤的面积为0%时，则不用考虑其严重程度，得分为0分。3种维度的皮肤评分相加即为DET总分，得分范围为0～15分，0分为无异常，1～3分为轻度损伤，4～6分为中度损伤，7分及以上为重度损伤。

如图18-3所示，2个绿色虚线圈内区域表示造口底盘覆盖皮肤，变色皮肤面积小于25%，记为1分，严重程度记为1分，合计2分；侵蚀皮肤面积小于25%，记为1分，严重程度记为2分，合计3分；组织增生面积为0%，记为0分。综上所述，图18-3展示的造口周围皮肤损伤的DET评分为D2E3T0合计为5分，为造口周围皮肤中度损伤。相比SACS工具，DET评分更能反应造口周围皮肤损伤的程度，但是不能反映受损的部位，建议结合使用。

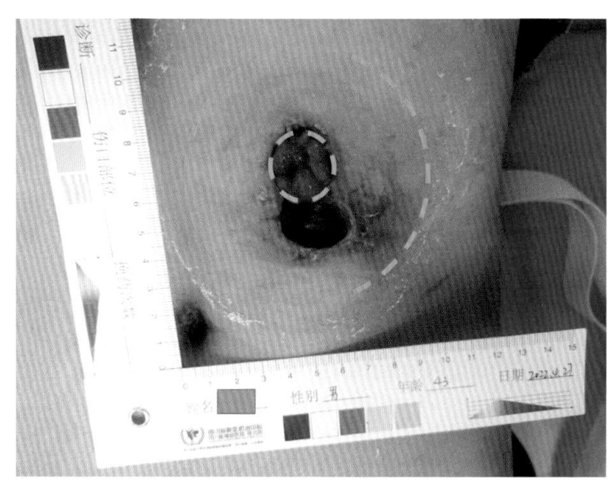

图18-3　使用OST工具来评价造口周围皮肤损伤

3. ABCD-造口评估表　ABCD-Stoma是由日本创伤、伤口及失禁管理学会开发的，该工具将造口周围皮肤分为A、B、C三个部分，分别评估各部分的皮肤问题严重程度，同时评估A、B、C三个区域的皮肤颜色变化，用D表示。相邻部：A（Adjacent，A）指从造口到造口底盘之间的部分；底盘部：B（Barrier，B）指粘贴造口底盘的部位；外部：C（Circumscribing，C）指医用胶布、造口袋等附属用品接触的范围（如图18-4所示）。工具将造口周围皮肤问题分为急性损伤和慢性损伤，急性损伤包括3个等级：红斑、糜烂、水疱或脓疱，分别记1～3分；慢性损伤包括溃疡或组织增生，记15分。D（Discoloration，D）表示A、B、C三个区域皮肤的颜色变化，没有颜色改变记为0分，色素沉着记为P（Pigmentation，P），色素脱失记为H（Hypopigmentation，H）。该工具的评分结果表示为：A__B__C__：__（A、B、C三个部分总分）；D__P__。

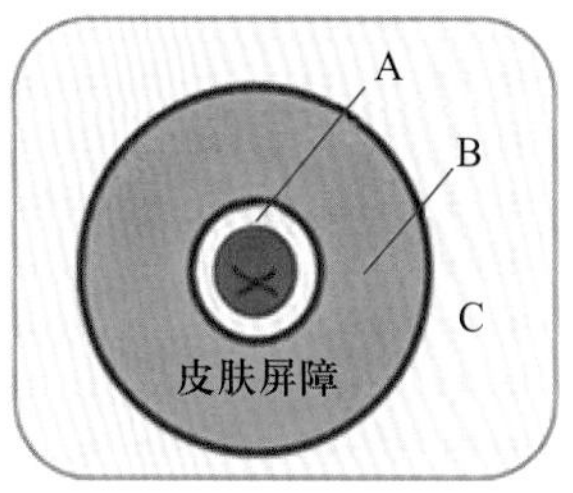

图18-4　ABCD-Stoma皮肤分区示图

如图18-5所示，患者A部位有红斑，记为1分；B部位有溃疡，记为15分；C部位无损伤，记为0分。A、B、C整个区域皮肤有颜色改变和色素沉着，分别记为1分；则该患者的评分结果为：A1B15C0：16D1P1。

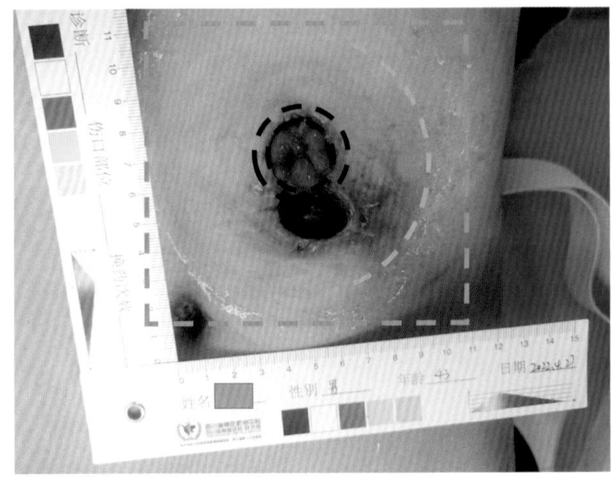

图18-5　使用ABCD-Stoma工具来评价造口周围皮肤损伤

三、肠造口周围皮肤并发症的观察与护理

（一）机械性创伤

1. 定义　机械性创伤通常表现为肠造口周围皮肤因机械性牵拉等作用出现斑片状皮肤剥脱，常见于反复移除黏附性造口护理用品或过于激进的清洗方法所导致。

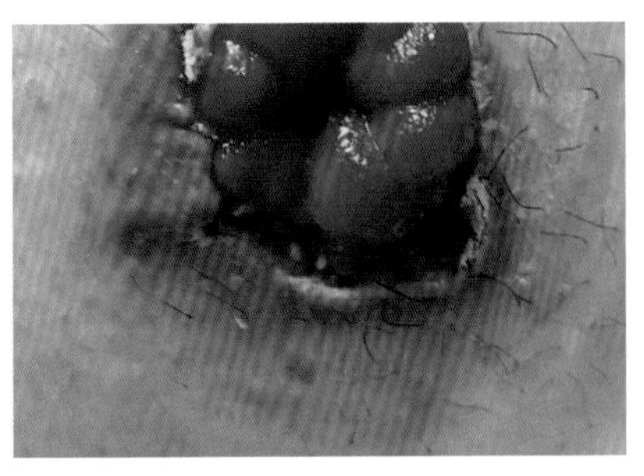

图18-6　周围皮肤毛发丰富的肠造口

2. 预防　对于肠造口周围有毛发的患者（图18-6），应告知其至少每周修剪一次造口周围皮肤的毛发以防止对毛囊造成机械性损伤，并小心、轻柔地清洁造口周围皮肤。

3. 治疗　治疗方法包括去除诱发因素，根据受损情况进行伤口治疗，促进表皮修复。

（二）造口周围潮湿相关性皮肤损伤

1．定义 由于回肠造口排泄物偏碱性、富含蛋白分解酶、排泄量大，肠造口周围潮湿相关性皮肤损伤（peristomal moisture-associated skin damage，PMASD）更常见于回肠造口患者，是指由于长期暴露于各种潮湿源（如粪便、汗液、伤口渗出物）。

皮肤损伤从造口与皮肤交界处开始，并向外延伸半径为4cm，与潮湿有关的表皮不完全性、局限性的缺失，有时可深及真皮层，受损部位常感觉剧烈、持续的疼痛并伴有灼烧和瘙痒感。

2．预防 采用凸面造口底盘配合造口腰带，使回肠造口突出腹壁2～3cm可优化造口袋的贴合度，便于造口排泄物及时进入造口袋，可尽量减少排泄物与皮肤接触的最佳方法。

3．治疗

（1）屏障保护：更换造口袋时，涂抹适量造口护理粉于受损皮肤处吸收水分，刷掉多余的造口护肤粉，再喷涂一层皮肤保护膜喷剂。如果皮肤损害严重，可重复喷几次皮肤保护膜喷剂。如果皮肤损伤较大和（或）高度渗出性，在使用造口袋之前，考虑使用水胶体敷料。

（2）造口用品调整：调整造口底盘口径大小，避免造口底盘渗漏。一件式造口袋频繁更换将导致皮肤剥脱，可以考虑使用两件式造口底盘配合造口腰带，如果造口黏膜低平或收缩到腹部皮肤水平以下，则选择使用凸面底盘必要时可选择凸面底盘，必要时使用防漏贴环等填充皮肤皱褶处。

（3）延续性护理：由经过培训的专业医护人员对患者进行造口居家护理健康教育及门诊复查服务。建议造口护士在患者出院后4周内进行电话随访或通知患者进行门诊复查。

4．回肠造口周围潮湿相关性皮肤损伤伴回缩的护理步骤 据文献报道，造口回缩的发生率从1%到32%不等，而回缩造口更容易发生造口周围刺激性皮炎（图18-7），患者发生回肠造口周围潮湿相关性皮肤损伤伴回缩的具体护理步骤如下。

（1）撕取底盘：由于患者造口周围皮肤有重度皮炎，在撕去原有的造口底盘时，应该动作轻柔，时刻询问患者是否有疼痛。当撕取底盘遇到阻力时，切

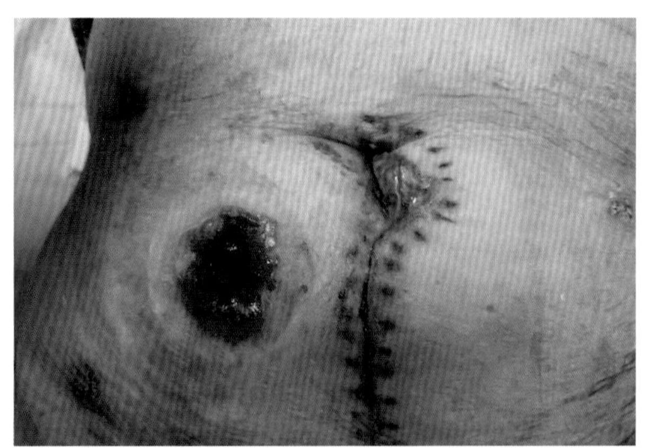

图 18-7 回肠造口周围潮湿相关性皮肤损伤伴回缩

勿暴力撕取，以免造成皮肤撕脱伤，加重造口周围皮肤的损伤，可给予石蜡油浸润造口底盘，使得底盘黏胶软化，更易撕脱。必要时，可喷洒专用的底盘黏胶去除剂。撕下底盘后，造口治疗师应该翻转底盘，评估底盘渗漏的面积、方向，判断造口底盘最易渗漏的点，以便制订造口防漏计划。

（2）清洗皮肤：由于重度皮肤损伤，应选用温和无刺激的中性清洗剂，如37℃的生理盐水。在清洗时，造口治疗师应当注意用手展开患者的皮肤褶皱处和造口周围凹陷的皮肤，彻底清洗，以免残留排泄物。在护理回肠造口时，很容易排泄，污染皮肤。因此，可采用卫生棉条或者妇科棉签塞入回肠造口的近端，以吸收排泄物，防止污染清洗后的皮肤。

（3）治疗皮炎：清洗皮肤后，待干，在皮炎处喷洒造口护肤粉，并用棉签均匀捍匀，等待3分钟后，扫去浮粉。采用无酒精的皮肤保护膜喷剂进行喷洒，待干形成一层薄膜后，再次喷洒，形成双层皮肤保护膜保护受创皮肤。

（4）防漏处理：根据患者造口底盘易发生渗漏的部位及皮肤凹陷的部位，采用造口防漏贴环进行填补。必要时，可采用双层防漏贴环进行填补，使得造口底盘能在一个水平面上粘贴。特别需要注意，由于造口黏膜低平回缩，应选用薄型造口防漏贴环。对于防漏贴环与造口黏膜之间的细小缝隙，则采用防漏膏，进行填补，应注意将防漏膏进行拉扯，尽量使挤出的膏体变得细窄，以免过多地抬高底盘，形成“盆地”，使造口排泄物滞留在造口黏膜周围，无法排放入造口袋。

（5）底盘贴合：为了更好地收集造口排泄物，需要将患者原有的造口底盘更换为深凸造口底盘，以便将造口适当挤压出来。造口治疗师应根据造口大小进行裁剪，并适当超出造口尺寸1mm，以免底盘过小或者刚刚好，摩擦造口黏膜，造成造口出血。如果造口附件靠近肋骨边缘等，在裁剪时，应采用偏中心裁剪法。即在靠近肋骨边缘的底盘处，尽量多裁剪一些，这样在佩戴时，就可以下移，尽量避开肋骨边缘，以便底盘粘贴。裁剪后，撕下底盘塑料纸，在撕取时尤其注意双手只能拿住底盘腰带锁扣，切勿用手接触底盘粘胶，以免影响底盘的黏性。在粘贴底盘时，一定要注意将造口底盘腰带锁扣保持水平方向，以免歪斜，影响造口腰带的使用。粘贴后，造口治疗师应当使用小棉签，沿着造口底盘中间和边缘螺旋式进行按压约3分钟，通过摩擦，使得底盘粘贴更为紧密。

（6）底盘加固：如果患者为回肠造口，为高排泄量，为了底盘能够使用3天不脱落，还应当进行底盘的加固。可使用10cm的弹力胶带，每隔1cm进行放射性裁剪，然后再沿着造口底盘的边缘进行弧形粘贴，形成双重固定。患者经济可承担的情况下，可直接使用2个造口底盘弹力贴环替代自制的弹力绷带进行双重固定。在此基础上，再佩戴造口腰带，增加底盘的牢固性，增强患者安全感，提升舒适度。调整造口腰带松紧，约为1根手指可以穿过，询问患者是否舒适。如果患者觉得造口腰带的塑料配件太硬不舒适，可以选用柔软的毛巾进行垫衬，缓冲压力，以免压力性损伤。

（三）造口周围接触性皮炎

1. 定义 任何接触造口周围皮肤或保证造口系统黏附的产品都可能导致造口周围皮肤过敏反应发生，表现为接触致敏物的皮肤区域出现瘙痒、红斑、水疱，与未接触区域有明确界限，如图18-8所示。

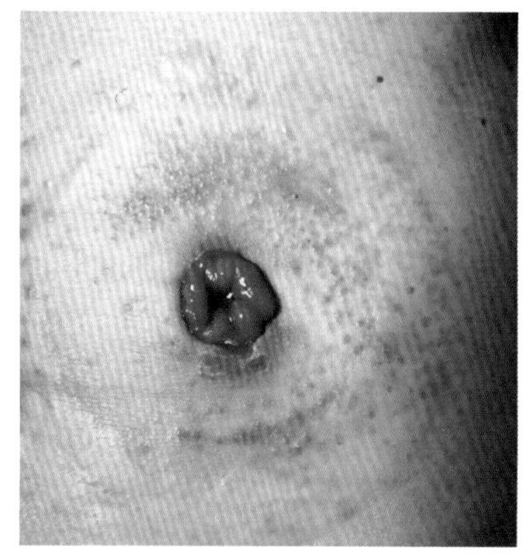

图18-8 造口周围接触性皮炎

2. 预防 对于过敏体质的患者，指导患者在使用新的造口护理用品前，在前臂皮肤进行试用，如果有过敏反应，则建议更换造口护理用品。

3. 治疗 造口周围接触性皮炎治疗方法包括识别和纠正诱发因素、消除变应原，应用抗真菌粉（如，制霉菌素或咪康唑）涂抹皮肤剥脱区域，重度反应有时可能需要使用局部用类固醇软膏（如，醋酸地塞米松软膏等）。

（四）造口周围坏疽性脓皮病

1. 定义 造口周围坏疽性脓皮病是一种原因不明的嗜中性皮肤病，表现为造口周围皮肤全层溃疡、疼痛和变态反应性，通常发生于炎性肠病（inflammatory bowel disease，IBD）患者的造口部位，在回肠造口、结肠造口和其他造口（输尿管造口）中，造口周围坏疽性脓皮病的发生率分别为78%、16%和6%。

2. 诊断 由于没有确定的诊断性检查，造口周围坏疽性脓皮病的临床诊断通常采用排除性诊断。该病变易被误诊为缝线脓肿、接触性皮炎、尿瘘或粪瘘、克罗恩病蔓延或伤口感染。疑似造口周围坏疽性脓皮病的患者应转至皮肤科，以便在需要时进行活检。皮肤病变活检不具有诊断意义，但却有助于排除某些病变（如，癌症、克罗恩病）。活检方法是在溃疡前缘行直径为4～6mm的钻孔活检。活检时应小心，以免扩大伤口。与此同时，还应行组织培养以评估是否有感染性病原体。造口周围坏疽性脓皮病不会培养出细菌，或只会培养出皮肤或肠道共生菌群。

3. 预防与治疗 选择一段未发生炎症性肠病的肠段行肠造口手术，是预防造口周围坏疽性脓皮病的最佳方法。造口周围坏疽性脓皮病治疗原则是使用全身性、病灶内和（或）局部用抗炎药物，具体取决于病变的严重程度。其中，伤口护理对造口周围坏疽性脓皮病的治疗至关重要。伤口治疗的总体目标是提供清洁的伤口环境、吸收渗出物、保持湿润及预防进一步的皮肤损伤。

（1）无活动性全身性疾病的轻度造口周围坏疽性脓皮病。可使用局部用药物治疗，包括糖皮质激素和钙调磷酸酶抑制剂（如他克莫司），其临床效果相近（62% *vs* 56%）。病灶内注射糖皮质激素的效果较差，在某些患者中还可能加重PPG。

（2）更严重或进展更迅速的造口周围坏疽性脓皮病。需使用全身性药物，甚至手术干预。糖皮质激素是最常用的全身性药物，据报道，146例患者使用后的完全缓解率为52%。其他缓解率相近的全身性药物包括环孢素和氨苯砜。其次也可全身性使用甲硝唑、硫唑嘌呤、柳氮磺吡啶和他克莫司。英夫利西单抗和阿达木单抗等TNF-α抑制剂适合合并活动性炎性肠病的造口周围坏疽性脓皮病患者，也可用于难治性造口周围坏疽性脓皮病患者。

四、造口患者教育

造口患者自我护理能力越低，其造口周围皮肤并发症发生率越高。研究表明，自护能力高的患者造口周围皮肤并发症发生率仅为6.82%，明显低于自护能力低的造口患者。

（一）造口专科教育内容

造口专科教育内容包括：造口用品的使用规范及更换流程，造口周围皮肤评估及并发症风险认识，并在出院前对患者造口自我护理的能力进行评估。

（二）造口患者日常生活教育内容

造口患者日常生活教育内容包括：造口气味处理、性行为、旅行和膳食限制等方面的问题。膳食调整及减少气体的非处方药物有助于减少排气量。其他气体控制策略包括“消声”“排气”和改变肠胃气胀“时机”的措施。若持续存在每日造口排出量大于1500ml的情况，建议使用可溶性纤维补充剂或抗动力药。虽然降结肠或乙状结肠造口患者没有绝对的膳食限制，但应鼓励患者摄入足够纤维（20～35g/d）和液体（至少1.5～2L/d）以预防便秘。

总而言之，出现肠造口周围皮肤问题的患者应接受造口专科护士的诊治。对于存在难治性造口周围皮肤破坏的患者，应及时转诊至有造口管理经验和专业知识的外科医师。例如，对于造口术后出现体重或体型改变的患者，建议由整形外科医师进行脂肪移植、聚焦抽脂、瘢痕松解或多余皮肤切除等，以帮助造口患者维持良好的腹部体型，缓解造口周围皮肤问题。

（杨　慧　刘　超　李菁菁）

参考文献

[1] 李加敏，庞冬，张剑锋等．造口周围皮肤评估工具的研究进展 [J]. 护理研究，2019, 33 (24): 4267-4270.

[2] 王蒙蒙，冯尘尘，程静霞．造口周围皮肤评估工具的研究进展 [J]. 护士进修杂志，2018, 33 (18): 1656-1658. DOI: 10. 16821/j. cnki. hsjx. 2018. 18. 008.

[3] 丁敏，吴燕．肠造口患者自我管理评估工具研究进展 [J]. 全科护理，2021, 19 (25): 3481-3485.

[4] 李牧玲，甄莉，朱木兰等．肠造口患者造口周围潮湿相关性皮肤损伤预防及护理的最佳证据总结 [J]. 护理学报，2023, 30 (01): 41-46.

[5] 陈海婷，蔡朋株，梁霞等．成人肠造口患者造口周围刺激性皮炎预防与管理循证实践 [J]. 护士进修杂志，2021, 36 (19): 1729-1734.

[6] 司龙妹，李朝煜，张萌等．《国际造口指南（第 2 版）》解读 [J]. 中国护理管理，2021, 21 (10): 1584-1587.

[7] O'BRIEN SJ, ELLIS CT. The Management of Peristomal Pyoderma Gangrenosum in IBD [J]. Dis Colon Rectum, 2020, 63: 881-883.

[8] AFIFI L, SANCHEZ IM, WALLACE MM, et al. Diagnosis and management of peristomal pyoderma gangrenosum: A systematic review [J]. J Am Acad Dermatol, 2018, 78: 1195-1197.

[9] SHIRAISHI T, NISHIZAWA Y, NAKAJIMA M, ITO M. Risk factors for the incidence and severity of peristomal skin disorders defined using two scoring systems [J]. Surg Today, 2020, 50 (3): 284-291.

第十九章

造口患者生活质量评估

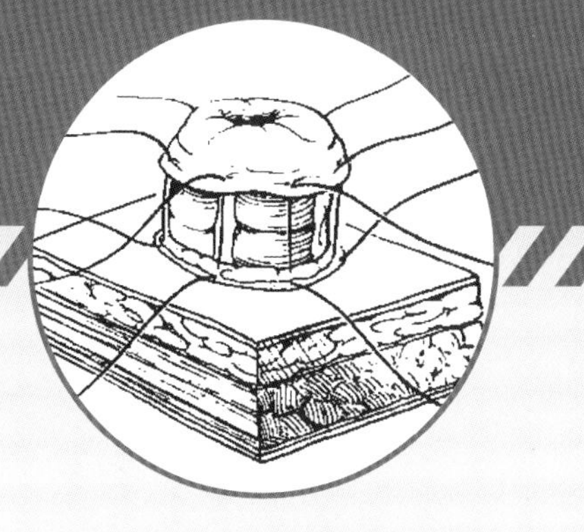

结直肠癌（colorectal cancer，CRC）是临床常见的消化道肿瘤，临床上主要表现为排便习惯改变、出现排便不尽感、便中带血等。据全球癌症统计中心报道，结直肠癌在全球的发病率位居全球第三，2020年全球因CRC死亡人数高达93.5万。肠造口术是挽救CRC患者生命的重要手段，通过外科手术对分离肠管，将肠管的一端移至腹壁形成一个开口，使其恢复通畅，从而维持基本生理功能。目前，我国永久性肠造口患者近100万例，每年新增约10万例，且有逐渐增加的趋势。而造口术在提高患者生存率的同时，不可避免地给患者的日常生活、身体、心理及社会交往等方面带来巨大的影响，加之造口护理链发展并不完善，严重影响患者的生活质量。

一、生活质量的概念

生活质量（Quality of Life，QOL）又称生存质量、生命质量，1993年，WHO明确指出：生活质量是一个宽泛的概念，受各种复杂的因素影响，包括个体生理健康、心理状态、独立水平、社会关系、个人信仰及他们周边环境等。即个人在其所处的社会文化背景和风俗习惯下，由生存的水平、目标所决定的对自己目前所处的社会地位、生存状况的认知情况和满意程度。将生存质量引入肠造口患者治疗效果的评价真正体现了"以人为本"的理念，是对康复和健康观念理解的一大进步。美国造口师Fumbull曾著文提出，我们不仅要让造口患者活着，还要让他们有尊严地活着，有生命质量的活着。肠造口患者手术成功后回归家庭、社会，仍面临着各种生理、心理及社会的不适，造口患者生活质量是针对行肠造口术这一特定因素影响下，患者的身心、社会适应及功能水平和对疾病治疗相关症状控制的满意程度。相关研究显示，与正常人群生活质量相比，肠造口患者的生活质量整体水平偏低。

二、造口患者生活质量的测评工具

1. 造口患者生活质量量表 造口患者生活质量量表（Stoma Quality of Life，Stoma-QOL）由普里托（Prieto）等于2005年研究编制，并在法国、西班牙、丹麦、德国等多个国家进行了跨文化研究，量表包含4个维度，20个条目，分别为睡眠、性生活、与家人和密友的关系以及与家人和密友以外的社会关系。采用Likert4级评分法，"总是、有时、很少、从不"分别赋值1～4分。总分范围20～80分，得分越高表示造口患者生活质量越好。该量表克龙巴赫α系数（Cronbach's α）为0.92。2011年，吴雪等对其进行了翻译汉化，包含4个维度，共20个条目。社会交往、造口袋对患者的影响、与家属和朋友的关系、身心状况，本量表的克龙巴赫α系数为0.893，重测信度为0.991，量表信度效度良好，适合对中国文化背景下造口患者生活质量的评估。

2. 造口患者的生活质量问卷 造口患者的生活质量问卷（City of Hope-Quality of Life-Ostomy Questionnaire，COH-QOL-OQ）是美国加利福利亚州霍普城市学院癌症研究中心的学者格兰特（Grant）和戴维斯（Davis）于1983年研究编制，共计43个条目，涵盖了生理、心理、社会、精神健康4个维度，原先的测评对象是肠造口特殊患者，格兰特等将其扩展用于各种原因导致的各种造口患者生活质量评估，并增加了人口学资料和部分调查项目。皋文君对量表进行了汉化和修订，结果显示量表的信度为0.84，4个维度的内部一致性系数克龙巴赫α系数分别是0.860、0.885、0.864和0.686，重测信度大于0.80，适合中国造口人群使用。

3. 肠造口术后患者生活质量量表 由周光霞参考EORTC QLQ-CR38量表、皋文君汉化的C-COH、吴雪汉化的Stoma-QOL量表等几个使用较为成熟的肠造口术后患者生活质量评估工具，结合我国文化背景编制了肠造口术后患者生活质量量表，量表包含生理、心理、社会3个维度，共30个条目，采用Likert5级评分法，“一点也不、有一点、有些、相当、非常”分别赋值1～5分，得分越高表示患者生活质量越好。本量表的克龙巴赫α系数为0.921，信度效度良好。

4. 欧洲癌症研究与治疗组织生活质量核心问卷 王岩等对欧洲癌症研究与治疗组织生活质量核心问卷（EORTC-QLQ-C30）进行了汉化编译，量表包括功能维度、症状维度、健康状况、单项问题、认识到疾病对个人经济的影响等，共30个条目，其中1～28个条目评分为1～4分，29～30个条目评分为1～7分，量表总评分可通过标准线性转换为0～100分，分值越高提示患者生活质量越好，量表克龙巴赫α系数为0.923，提示量表有良好信度效度。

5. 欧洲癌症研究与治疗组织大肠癌生活质量专用量表 荷兰学者斯普兰热（Sprangers）于1999年在共性量表QLQ-C30的基础上，根据大肠癌病种的特点增加了不同的特异性条目，制定了针对大肠癌的特异性量表：欧洲癌症研究与治疗组织大肠癌生活质量专用量表（EORTC QLQ-CR38），EORTC QLQ-CR38包含4个功能维度和8个症状维度，共38个条目，计分方式除第24个条目外，其余条目根据Likert4级评分法计分，从“完全没有”到“非常多”分别赋值1～4分，将得分按照配套手册或软件转换为标准分，其中功能维度得分越高，表示功能状况和生活质量越好，症状维度得分越高，表示症状越严重。量表经检验，信效度良好，作为大肠癌的特异性量表在我国被广泛应用。

三、造口患者生活质量的影响因素

1. 一般人口学因素 影响造口患者生活质量的人口学因素有：年龄、性别、文化程度、婚姻状况、经济水平。年龄小、文化程度高的造口患者生活质量相对较高，这与其接受造口相关知识信息的能力强、能尽快调节自己，适应自己新的身体形象有关。女性造口患者的生活质量低于男性，考虑原因可能是女性患者更在意自己的身体形象，造口给其带来的心理负担较重，影响生活质量。已婚的造口患者生活质量要低于未婚患者，这可能是由于已婚患者担忧自己的疾病给其配偶及家庭造成沉重负担，因而生活质量较差。家庭收入水平越高、医疗保险报销比例高的造口患者生活质量水平就越高，这是因为经济收入高的家庭拥有更丰富的医疗资源，有更多的途径获取造口相关信息，增加了患者适应造口的信心，而医疗保险直接缓解了患者的经济压力，故而这类患者的生活质量较高。

2. 排便是否规律 造口术改变了患者正常的排便途径，排便是否规律是影响患者QOL的重要因素。腹泻经常会引起渗漏，患者需要花费大量的精力与时间护理造口，若护理不当不仅导致粪水性皮炎的发生还会增加过敏性皮炎的风险，降低社会功能，影响患者的生活质量；部分造口带排气后会出现鼓胀限制的患者的穿衣自由，形象与自尊受损；同时，造口术后患者出现不同程度的器质性及心理性性功能障碍，影响了其亲密关系及性生活质量。

3. 造口相关并发症 李（Lee）等的研究指出，造口术后出现的各种并发症如造口缺血/坏死、黏膜分离、造口回缩、造口旁疝、脱垂等、造口周围皮肤并发症等会增加患者护理难度，同时会增加患者痛苦，给患者带来巨大的心理压力和经济负担，影响患者日常生活及生活质量

4. 造口时间及自我护理能力 相关研究指出，造口时间少于1年的患者生活质量水平相对较低，考虑原因可能是造口早期患者尚未适应排便方式的改变以及身体形象的改变，对造口知识及其护理知识不足，造口管理水平较低，故而影响其生活质量，而随着造口时间的延长，患者逐渐适应了它的存在及其带来的生理、心理变化，自我护理能力逐渐增强，生活质量也随之提高。

5. 心理因素 造口术后患者会出现一系列负性情绪，如自卑、无奈、恐惧、羞耻等，这些情绪会影响患者术后造口管理积极性及信心，导致患者消极应对术后造口管理，影响造口使用效果，从而降低患者术后生活质量，同时自我效能、焦虑水平等也会影响造口患者的生活质量。研究指出，患者社会心理适应性水平越高越有利于患者以积极的心态面对疾病，增强患者治疗信心。提示临床工作中，医护人员应关注造口术后患者的心理，及时给予针对性的心理疏导，减轻患者的负性情绪，提高成功管理造口的自我效能感，进而提高其生活质量。

6、社会因素 肠造口患者的社会支持包括获得的客观支持和主观支持，客观支持包括得到的物质支持，有医疗保险、社会对造口患者工作的聘用等，主观是造口患者体验到的情感支持，包括来源于家庭和社会对自身的接纳和认可。相关研究表明，造口患者得到社会支持程度越高（包括家人朋友、医护人员、同伴），其生活质量也就越高。

四、提高造口患者生活质量的措施

1. 术前造口定位 造口术前定位是造口专科护士或胃肠外科医生在手术前评估患者，并综合考虑到患者的躺、坐、站等各种姿势后，选择并标记出的造口区域。其具体方法为：①患者取去枕平卧位，暴露腹部皮肤。②确定腹直肌的位置：医务人员站于患者造口侧，手掌并拢，放于患者脐下腹白线处，指导患者双手并拢置于枕后，并逐渐抬头，眼睛始终注视脚尖（如仰卧起坐运动），与此同时操作者向外滑动手指可发现一条纵向收缩的肌肉，即腹直肌；③根据造口定位原则预计造口位置；④ 标记、确认造口位置：造口师于预计的造口位置用油性笔做标记后，让患者变换体位，如端坐、半卧、站立、下蹲、行走，以能清楚看到造口标记并且造口处周围有足够平坦的区域粘贴造口袋为宜，与患者交流，了解患者的想法，根据患者的感受适当调整造口位置。⑤ 确定的造口区域，用记号笔画一2cm的圆标记，贴透明薄膜保护。一个最佳的造口位置有助于患者的自我护理，提高其术后的生存质量。

2. 增强患者的自我护理能力 术后向患者发放《造口护理管理手册》，让患者阅读手册并向患者讲解造口护理相关知识，尤其是术后造口时间较短的患者更应提高其造口管理知识，使患者尽快适应造口的存在，另外，告知家属应提高患者造口管理能力，切忌事事包办，而应让患者学会自理，帮助患者掌握更换造口袋的方式及正确选择造口用品，增强患者自我护理的信心，减少对别人的依赖，使患者在自我护理中体会到生存的价值，尽快回归社会，改善造口患者的生活质量。

3. 提高社会支持 临床工作中，医护人员应全方位调动患者身边的力量，为患者提供强有力的社会支持系统，包括医务人员、家人、朋友、同伴等的支持。医护人员为患者及家属提供疾病知识及造口相关知识，对其不清楚的问题及时解答，避免信息差给患者带来的困扰；另外，鼓励家人朋友关心鼓励患者，为其提供实际的物质支持及精神心理支持，使患者感受到关爱与温暖，以避免因造口带来的身体形象紊乱造成的社会疏离。除此之外，大部分患者会因造口而羞于与别人交谈，而更愿意同病友交谈，故而医务人员应创造平台，如定期组织病友间的交流会或沙龙，分享造口管理的心得体会，或邀请造口管理好的患者分享经验，调动患者造口管理的积极性及信心，提高患者造口管理能力，优化生活质量。

4. 心理护理 造口术后因排便方式或身体形象紊乱等问题，会产生焦虑、羞耻等心理，直接影响造口患者的生活质量。临床工作中，医护人员应密切留意患者心理变化，对于存在负性情绪的患者可通过认知行为教育、音乐冥想等方式提高患者对疾病的认识，并转移患者注意力，从而减轻患者不良情绪，提高患者生活质量。

5. 出院后的延续性护理 传统的延续性护理大多依托医护人员入户随访或电话随访，随着信息技术的发展，我们应顺应互联网＋医疗健康的大趋势，利用互联网平台，跨越时间和地域的限制，通过及时的网络技术，提供清晰的图片、影像和视频，患者和家属出院后仍可以得到康复指导，使患者的问题及时得到专业人员的解答与帮助，改善造口患者的生存质量。

（宋丽娟　刘海义　李菁菁）

参考文献

[1] SUNG H, FERLAY J, SIEGEL R L, et al. Global Cancer Statistics 2020: GLOBOCAN Estimates of Incidence and Mortality Worldwide for 36 Cancers in 185 Countries [J]. CA Cancer J Clin, 2021, 71 (3): 209-249.

[2] SIEGEL R L, MILLER K D, GODING S A, et al. Colorectal cancer statistics, 2020 [J]. CA Cancer J Clin, 2020, 70 (3): 145-164.

[3] GENG Z, HOWELL D, XU H, et al. Quality of Life in Chinese Persons Living With an Ostomy: A Multisite Cross-sectional Study [J]. J Wound Ostomy Continence Nurs, 2017, 44 (3): 249-256.

[4] 陈如男，姚静静，刘砚燕，等 . 肠造口患者生活质量影响因素的研究进展 [J]. 解放军护理杂志，2012, 29 (15): 34-37.

[5] PRIETO L, THORSEN H, JUUL K. Development and validation of a quality of life questionnaire for patients with colostomy or ileostomy [J]. Health Qual Life Outcomes, 2005, 3: 62.

[6] 吴雪，金晓燕，尚少梅，等 . 造口患者生活质量量表中文译本的信度、效度分析 [J]. 中国护理管理，2011, 11 (07): 23-25.

[7] GRANT J S, DAVIS L L. Selection and use of content experts for instrument development [J]. Res Nurs Health, 1997, 20 (3): 269-274.

[8] 皋文君 . 肠造口患者自我效能感水平横断面调查及其影响因素分析 [D]. 上海：第二军医大学，2012.

[9] 周光霞 . 肠造口术后患者生活质量量表的研制与评价 [D]. 延安：延安大学，2019.

[10] 王岩，朱琳，陈鹏 . 肿瘤患者生命质量测定量表 EORTC QLQ-C30 维文版评价 [J]. 中国卫生统计，2015, 32 (03): 512-513.

[11] SPRANGERS M A, TE V A, AARONSON N K. The construction and testing of the EORTC colorectal cancer-specific quality of life questionnaire module (QLQ-CR38). European Organization for Research and Treatment of Cancer Study Group on Quality of Life [J]. Eur J Cancer, 1999, 35 (2): 238-247.

[12] KONG D, YANG Z, WANG Y, et al. Development and validation of a simplified chinese version of EORTC QLQ-CR38 to measure the quality of life of patients with colorectal cancer [J]. Oncology, 2012, 83 (4): 201-209.

[13] LEE J Y, LEE M K, KIM N K, et al. Serum chemerin levels are independently associated with quality of life in colorectal cancer survivors: A pilot study [J]. PLoS One, 2017, 12 (5): e176929.

[14] 黄丽娟，成晓凤，黄伟凤，等 . 永久性肠造口患者术后生活质量影响因素及干预措施 [J]. 国际护理学杂志，2023, (06): 995-998.

[15] 彭雪, 陈文宇, 王爽, 等. 直肠癌永久性结肠造口患者症状群及其自我效能感、生活质量研究进展 [J]. 护士进修杂志, 2018, 33 (21): 1953-1955.
[16] 吴爱凤. 肠造口病人生活质量与社会支持相关性研究及护理 [J]. 护理研究, 2009, 23 (33): 3037-3038.
[17] 马玲玲. 患者参与术前造口定位对术后造口相关并发症及其生活质量的影响 [J]. 中国肛肠病杂志, 2023, 43 (02): 56-58.

第二十章

肠造口相关护理产品

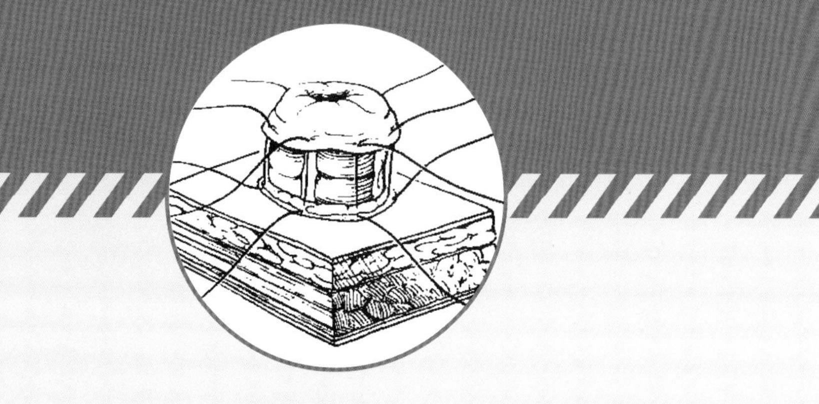

一、造口底盘、造口袋类别简介

1．造口底盘（平面）

（1）剪裁平面底盘（图20-1）

使用要点：配合尺寸匹配的造口袋使用；适用于高于皮肤造口，标准造口；因黏胶的热塑性，佩戴后需用手捂住几分钟，使粘贴更紧密。

（2）可塑平面底盘（图20-2）

使用要点：独特可塑技术，无需剪裁，操作方便，具有“龟颈”效应，回弹记忆技术。搭配无纺布软边，贴敷顺应性好。手指放在开口边缘向外翻卷，室温过低时可先用手捂热底盘。

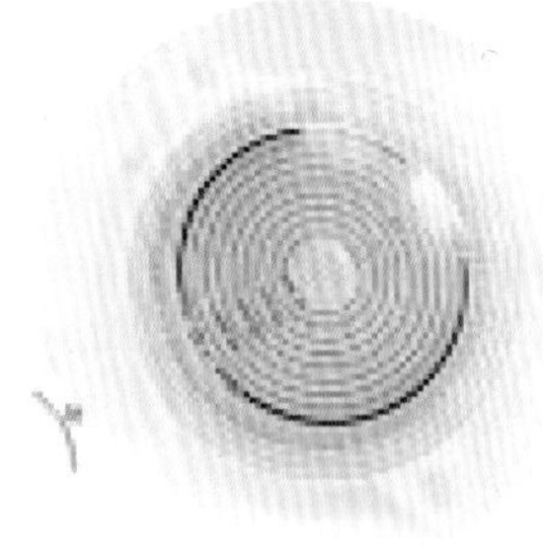

图20-1　造口底盘

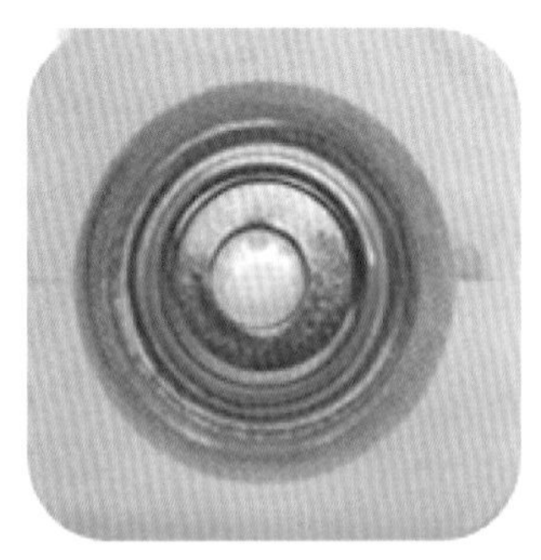

图20-2　可塑平面造口底盘

2．造口底盘（凸面）

（1）剪裁凸面底盘（图20-3）

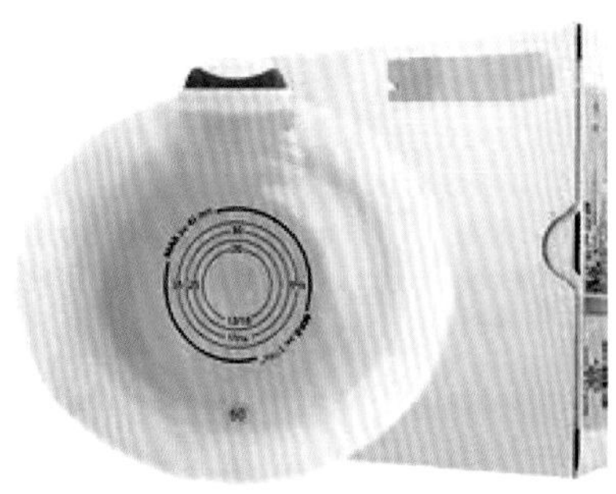

图20-3　凸面造口底盘

使用要点：可通过凸出的造口底盘在造口周围施加压力，帮助造口突出，减少渗漏。适合平齐或回陷的造口、造口周围皮肤内陷或有深褶皱的患者。使用时须联合造口腹带或造口腰带，注意预防医疗器械相关性压力性损伤。

（2）可塑凸面底盘（图20-4）

使用要点：可通过凸出的造口底盘在造

口周围施加压力，帮助造口突出，减少渗漏。独特可塑技术，无须剪裁，操作方便，具有“龟颈”效应，回弹记忆技术。搭配无纺布软边，贴敷顺应性好。适合平齐或回陷的造口、造口周围皮肤内陷或有深褶皱的患者。使用时须联合造口腹带或造口腰带，注意预防医疗器械相关性压力性损伤。

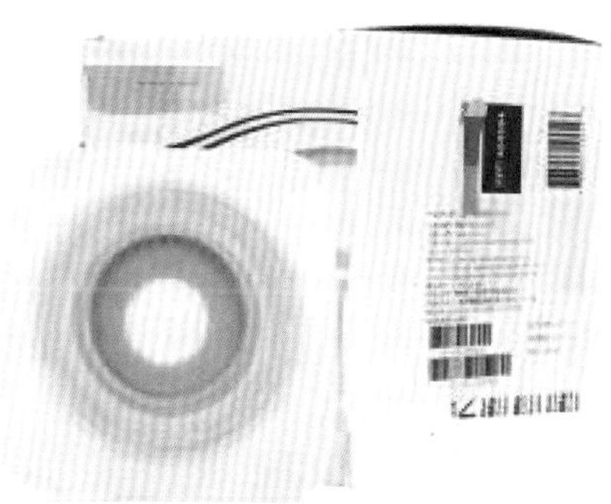

图20-4　可塑凸面造口底盘

3．底盘（风琴，图20-5） 使用要点：风琴拉环，轻松拉伸。可轻松卡扣在造口袋上，减轻患者疼痛。卡环弹性柔软舒适，不会对造口造成压力。适应各种造口形状，无需剪裁。衔接造口袋时，用拇指和示指将风琴卡环向上提拉，然后沿着卡扣扣合造口袋即可。扣合后，务必将风琴拉环缩放回造口底盘。

4．造口袋

（1）不可排气式造口袋（图20-6）

使用要点：配合平面造口底盘或特舒凸面造口底盘使用。因无自动排气功能，需要通过造口袋下方开口，进行手动放气。

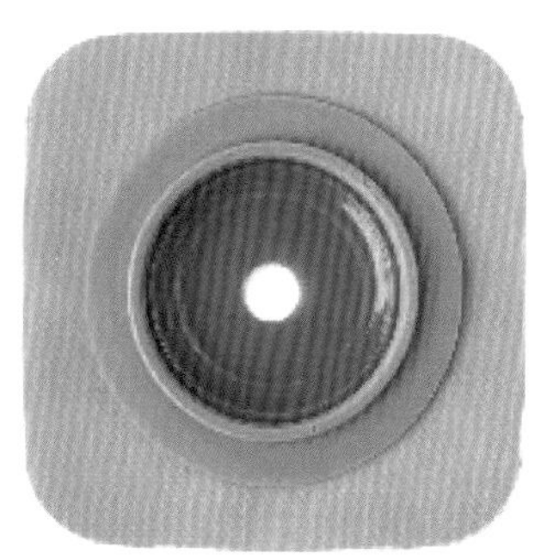

图20-5　风琴底盘

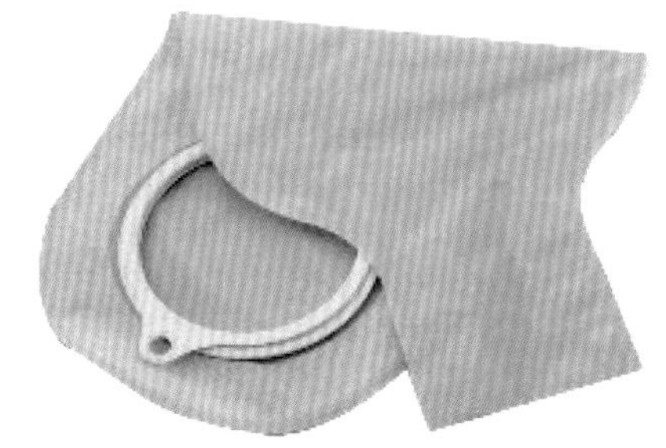

图20-6　造口袋

（2）可排气式造口袋（图20-7）

使用要点：配合平面造口底盘或凸面造口底盘使用。拥有先进的一体化过滤片，可自行将气体排出并无气味，可将涨袋风险降低29%。但使用时过滤片浸湿后将影响过滤排气功能。

（3）透明造口袋（图20-8）

使用要点：配合平面造口底盘或凸面造口底盘使用。透明色可直接观察分泌物性状。造口袋材质可隔除异味，柔软，无声响，增加隐秘性。适合术后早期排泄物的观察。

（4）不透明造口袋（图20-9）

使用要点：配合平面造口底盘或凸面造口底盘使用。肉色造口袋可遮盖排泄物，但不利于观察造口情况。

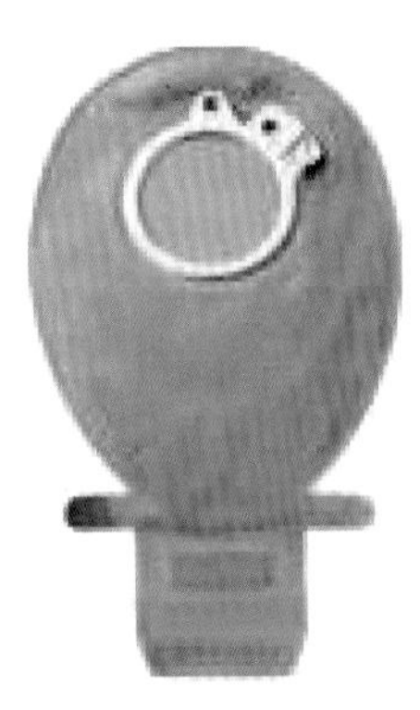

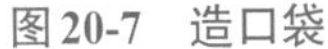

图20-7　造口袋

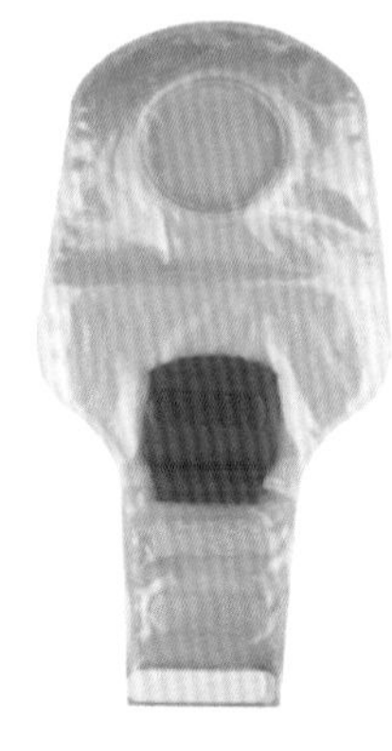

图20-8　造口袋

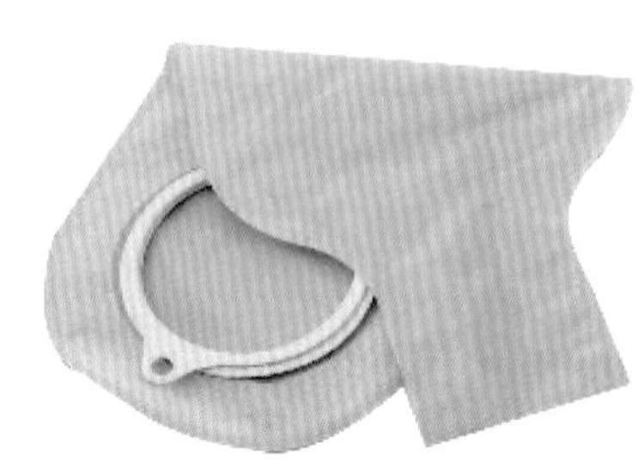

图20-9　造口袋

（5）尿路造口袋（图20-10）

使用要点：具有双层抗反流装置，防止排泄物逆流至造口周围引起皮肤浸渍。适用于排泄水样便和尿液的患者。

5. 一件式造口袋（图20-11） 使用要点：造口袋及底盘融为一体，直接粘贴于腹壁，使用方便，底盘柔软，顺应性好，一次性粘贴，适用于操作困难、较肥胖患者。注意：不能更换造口袋及方向。因佩戴时间短，更换较频繁，易造成皮肤损伤。

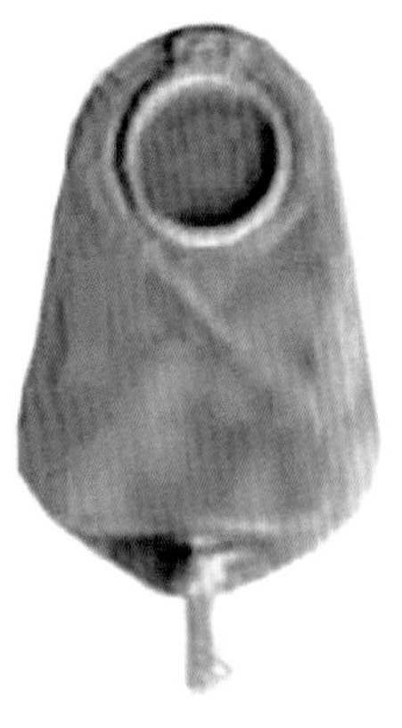

图20-10　造口袋

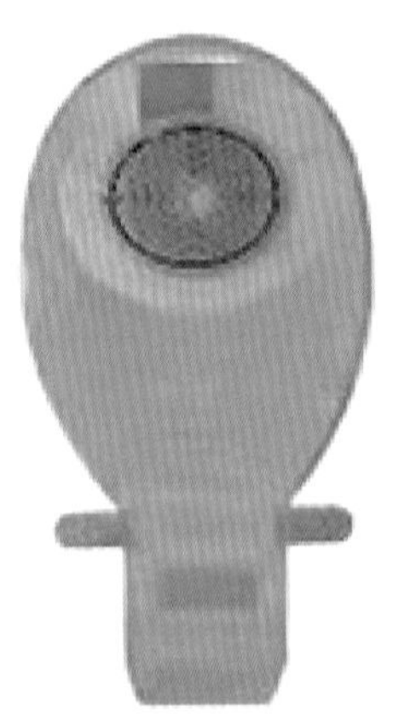

图20-11　造口袋

二、造口附件简介

1．防漏贴环标准型（2.0mm厚度，图20-12）

（1）特性：可塑性好，通过轻松拉伸灵活塑形，可紧密贴合在不同形状的造口周围，持久耐用，不易被排泄物分解或溶解，塑造平整皮肤表面，使底盘粘贴更牢固，有效预防渗漏。可以吸收皮肤及排泄物水分，保持造口周围皮肤干燥。

（2）使用要点：用手拉伸塑形到贴合造口及造口周围皮肤形状，调整使贴环内缘紧密贴合造口周围，抚平贴环外缘使其与皮肤形成平面。

2．防漏膏（图20-13）

（1）特性：填平凹陷或皮肤皱褶，保持造口周围皮肤平整，预防渗漏。可以吸收皮肤及排泄物水分，保持造口周围皮肤干爽。

（2）使用要点：将防漏膏涂抹在剪裁好的底盘上或造口周围，如有需要可用手指或湿润的棉签将防漏膏抹平，使皮肤与防漏膏形成平面。

3．造口护肤粉（图20-14）

（1）特性：吸收皮肤和排泄物的水分，保持皮肤干爽，减少潮湿对皮肤的刺激。促进受损皮肤愈合。

（2）使用要点：适用于造口周围皮肤保护、浅表伤口吸收少量收后，用干棉签擦去表面浮粉。

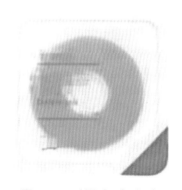

图20-12　防漏贴环标准型

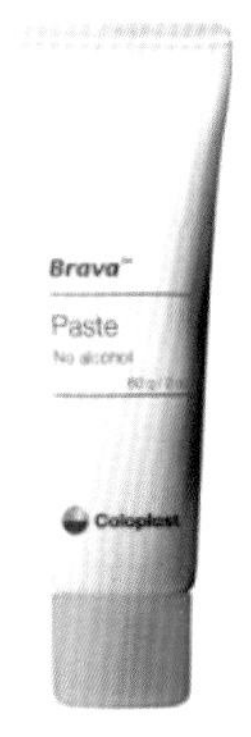

图20-13　防漏膏

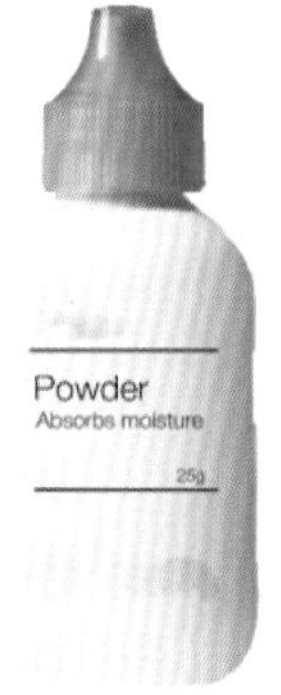

图20-14　造口护肤粉

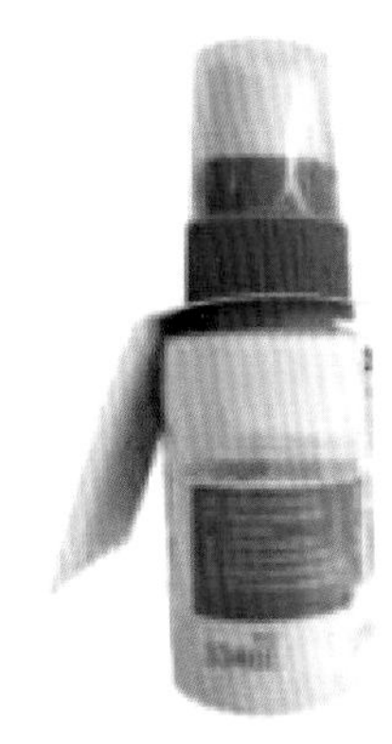

图 20-15　皮肤保护膜

4. 皮肤保护膜（图 20-15、图 20-16）

（1）特性：可在皮肤表面迅速干燥，形成膜状保护层，保护皮肤免受黏胶损害以及渗出物的侵蚀。

（2）使用要点：适用于造口周围皮肤保护。

5. 黏胶祛除剂（图 20-17）

（1）特性：不含酒精，对皮肤温和无刺激。轻柔揭除各类医用黏胶，避免疼痛，有效预防揭除损伤，有效祛除黏胶残留，保护皮肤健康。

（2）使用要点：适用于祛除造口底盘残留黏胶、膏药贴、创可贴、医用胶布。注意避免直接用于伤口、眼睛和黏膜上。使用时在造口底盘下方或皮肤有黏胶残留处进行喷洒或擦拭。

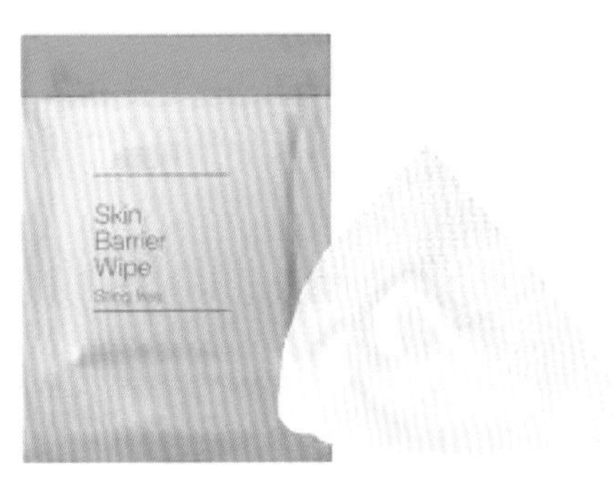

图 20-16　皮肤保护膜

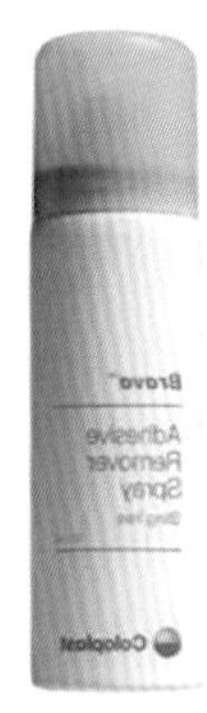

图 20-17　黏胶祛除剂

6. 造口腰带（图 20-18、图 20-19）

（1）特性：固定造口底盘，减少身体活动时对底盘的影响，增加患者的安全感；可增加腹部压力，配合凸面底盘使用。

（2）使用要点：根据腰围调整腰带的长度；腰带的卡扣朝外扣于造口底

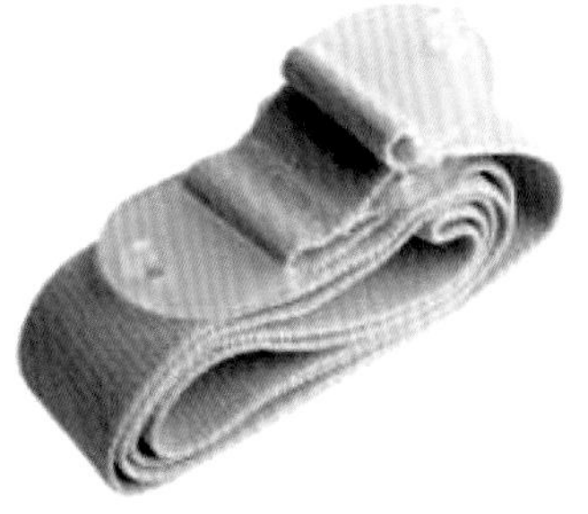

图 20-18　造口腰带

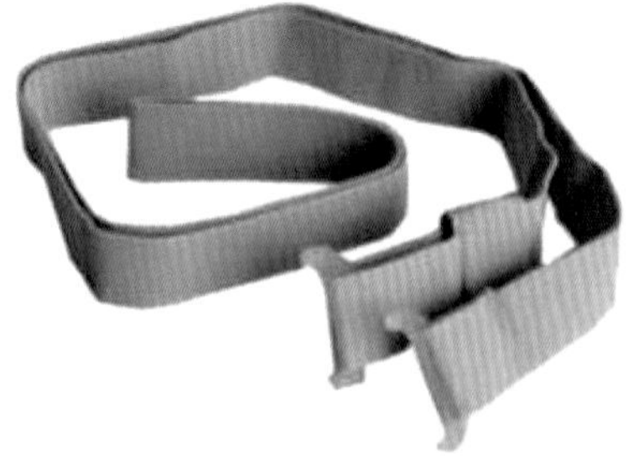

图 20-19　造口腰带

盘上。

7. 造口腹带（图20-20）

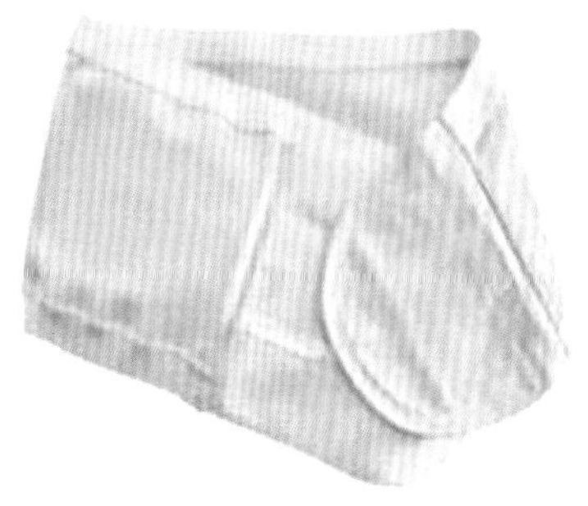

图20-20　造口腹带

（1）特性：A. 为有旁疝和腹部隆起的患者提供舒适支撑，预防或延缓造口旁疝的发生和进展。B. 采用高品质纤维面料：四向拉伸弹性好，压力均匀，贴合紧密，透气可呼吸，佩戴舒适不闷热。C. 特有可剪裁区域：特殊构造纤维面料，支撑性好。D. 可个性化剪裁造口袋专用孔，量身定制成有孔腹带。E. 人性化口袋式设计：方便扣合和打开；方便调节松紧程度。F. 硅胶底纹防滑设计：上下边缘均有硅胶底纹，避免腹带在身体运动时卷边或移位。

（2）使用要点：A. Brava腹部造口弹性绷带提供7种尺码，每种尺码有对应的建议腰围。B. 站立位测量最大腰围，根据最大腰围，从尺码表中选择建议的腹带尺码。C. 需卧位佩戴造口腹带。

（李　宁　周玉洁　李菁菁）